謊言之瓶

BOTTLE OF LIES

THE INSIDE STORY OF THE GENERIC DRUG BOOM

KATHERINE EBAN

學名藥奇蹟背後，全球製藥產業鏈興起的內幕、利益與真相

凱瑟琳・埃班——著
高子梅——譯

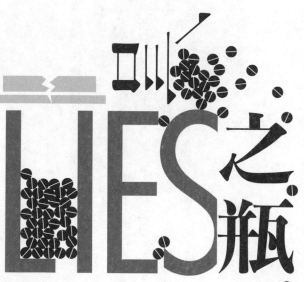

導讀 「法遵」為全球製藥之基石

文／黃文鴻（國立陽明交通大學退休教授、前行政院衛生署藥政處處長）

引言

乍看之下，《謊言之瓶》是一本對學名藥廠違反法遵（legal compliance），亦即藥廠未遵守監理法規、牽涉產製品質紀錄造假的指控。書中以印度學名藥品大廠蘭伯西（Ranbaxy）為主軸，穿插美國食品藥物管理局（FDA）的稽查官員查廠經緯，深入報導與分析印度學名藥廠造假詐騙美國學名藥品市場的來龍去脈。對印度學名藥廠違法與鑽法律漏洞的伎倆有所爬梳，中間也談及中國學名藥廠石葯集團中諾藥業（CSPC Zhongnuo Pharmaceutical）、投資蘭伯西成為大股東的日本第一三共藥廠（Daiichi Sankyo）、採用印裔做為高層主管的美國藥廠邁蘭（Mylan N.V.）、在東印度卡利尼設廠的瑞典藥廠費森尤斯卡比公司（Fresenius Kabi）皆身涉其中，可見規模之大。

作者對來自印度的美國學名藥品品質有所質疑，但對來自其他未與印度直接相關的學名藥品的品質，如加拿大、歐盟或台灣，並沒有相對的論述。因此，本書的核心是在對違反優良藥品製造標準法遵的學名藥廠的控訴，而非一竿子否認學名藥品在醫療體制裡的角色。學名藥在整體醫療體制下仍有正面價值，前提在於是否能遵守相關規範。

美國學名藥的發展與藥物品質管理

美國學名藥的發展，主要的轉折點來自一九八四年雷根總統時期，國會通過的「藥價競爭與專利期補償法案」（The Drug Price Competition and Patent Term Restoration Act），也就是有名的哈奇－韋克斯曼法案（Hatch Waxman Act）。這項法案是在原開發藥廠的專利保護期間，延長與鼓勵學名藥品早日進入市場、促進競爭之間的平衡，開啟美國學名藥品的新時代。

在哈奇－韋克斯曼法案通過之前，主管官署FDA對學名藥品的上市許可（marketing authorisation）審核文件要求，在檢附臨床試驗報告方面，仍然相當繁複，增加學名藥品開發的成本與上市時限。此法案則是大幅放寬學名藥品上市申請的文件，申請者只要檢附與對照樣品（原廠藥品）的生體相等性試驗（Bioequivalence，簡稱BE）報告，確認兩項藥品體內有效吸收濃度，沒有統計上的顯著差異，即可獲得上市許可。哈奇－韋克斯曼法案中並訂有鼓勵學名藥廠挑戰原廠提報的專利條文，一旦原廠所列專利無效，FDA核准上市許可時，除原開發廠外，學名藥廠可獲得一百八十天的市場獨占權，也就是製藥界所稱的「第四類聲明」（Paragraph IV certification）（見本書頁六〇）。

理論上，無論是原開發廠或學名藥廠，在製造藥品過程中，均需嚴格遵守優良藥品製造標準（Good Manufacturing Practice，簡稱GMP），隨著科技與時代的進步，更須符合現行的GMP規範（Current Good Manufacturing Practice，簡稱 cGMP）。cGMP規範在確保藥品產製過程的每一個步驟、每一項成分或材質，均需制訂標準作業程序與規格。產製過程中的每一作業，均需製作完整的紀錄，每一批生產品管紀錄均足以追溯製造過程中，所涉及每一種原料，包括主成分與賦形劑、色素等非主要成分、半製品、包裝材質與標籤的批次使用量與存量，並訂有複核（double check）的制度。總而言之，cGMP規範是在確保每一批產製、品管放行流通的藥品，都有完整溯源的產程紀錄，以確保使用者的藥品安全。

但是，cGMP所規範者只是藥學相等性（Pharmaceutical Equivalence），樣品因配方設計（Formulation Design）的差異，即使具備藥學相等性的藥品，在人體內的有效吸收濃度仍然可能呈現差異，因此才有人體內吸收相等性的規範，即是「生體相等性」。原開發廠新藥經過臨床試驗，確認臨床試驗效果與安全性，獲得上市許可後，每一批生產的藥品僅要確認其體外溶離度試驗（In Vitro Dissolution Test）與既定圖譜相符，也毋須重複生體相等性試驗，學名藥品亦然。所以，兩者的差異，在於原開發廠經臨床試驗，而學名藥廠依法規執行生體相等性試驗，兩者在進入例行製程後，都以體外溶離度試驗做為品管放行的主要依據之一。藥品產製過程，如涉及更換主成分原料來源、放大生產批次、改變配方設計等項目，均需依規定檢附相關資料，送請主管官署審核，始能確認原核定的藥品品質與安全不受影響。

走在法律的鋼索上

如同上述，所有在原廠藥廠、學名藥廠及監管單位的工作人員，理應都該遵守規範，以堅守藥物品質。但本書提及多位從原廠藥轉進學名藥產業後的人物——出身國際大藥廠的印裔科技人員拉吉達·庫馬（蘭伯西研發部主任）、迪奈許·塔庫爾（蘭伯西研究資訊和全球項目組合管理主任）、拉吉夫·馬利克（蘭伯西製劑開發和法規事務的主管，後為美國邁蘭藥廠董事長）等人——有的卻因公司營運壓力而忘卻法遵，有的則是持續堅持科技專業理念，離職或成為吹哨人。諸如本書的主要角色，蘭伯西藥廠高階主管迪奈許·塔庫爾，在數次力爭公司應遵循法規後未獲採納，遂於二〇〇五年八月十五日印度獨立紀念日寫信給美國國際開發署（U.S. Agency for International Development，簡稱USAID）和世界衛生組織的官員，舉發蘭伯西藥廠違反GMP作業，「印度的蘭伯西實驗室在愚弄你們，利用假數據讓產品進入市場」，成為吹哨人。

本書以相當的篇幅敘述塔庫爾成為吹哨人之後相當長的一段歷程，包括他個人心理的煎熬、家庭及太太所帶來壓力、老同事間的互動轉折等等，他因此錯失很多在其他藥廠發展的機會。最終於二〇一三年五月十三日馬里蘭州地區美國聯邦地方法院判決，蘭伯西同意被沒收五億美元罰金做為懲罰。塔庫爾因此獲得美金四千八百萬元的吹哨人獎金（原則上是總金額的百分之十，扣掉一些必要費用）。美國保護吹哨人的機制，亦是在既有的監管體制之外所設下的品質防護網。

與此相對，則是監管單位FDA執法人員的稽核角色。整體而言，美國FDA官員在海外查廠方面已有一定的準則，所以讀者在本書中讀到的大多是專業盡職盡責的技術官員，僅有一位其行止較有可議之處。但是在依法行政的美國體制裡，FDA也面臨藥廠重金禮聘的法務人員及律師事務所的龐大法律部隊。因此，讀者也可見識到FDA與藥廠之間的法律攻防戰，FDA法務部門力求執法毫無瑕疵，稽查報告舉證充分，足以因應代表藥廠方面的挑戰。當然，因為蘭伯西為印度企業界的巨擘，擁有充分資源與人脈，難免也會涉及美國與印度兩國之間外交互動與影響，而有FDA無法充分執法之處。

回觀台灣的學名藥發展的軌跡

本書雖然是以印度蘭伯西與其他學名藥廠未遵循GMP規範，蓄意造假、迴避稽核人員查廠、蒙騙主管官署取得上市許可的調查報告為主軸，在第二十一章〈一口又深又黑的井〉、第二十六章〈終極檢測實驗室〉中，也舉出在美國與第三世界國家的學名藥品品質爭議事件，說盡學名藥產製的陋習與黑洞。然而，對於台灣讀者而言，閱讀本書後，「如何正確看待學名藥品」則是台灣社會需建立共識的議題。

台灣在美國學名藥產業發展的進程上，台裔美籍的科技專家亦扮演非常重要的角色，具備博士以上學歷的台裔醫藥科技專家，在美國FDA服務的人數，可能超過在台灣衛生福利部食品藥物管理署的人數。歷來亦有曾擔任FDA內部一級主管的實例。公元二〇〇〇年前後，美國人使用的學名藥品處方藥，有很高比例是出自台裔美籍科學家所創立上市的學名藥廠。台灣製藥界所稱的四大天王：許照惠博士、許中強博士、趙倚天博士與陳志明博士，看到一九八四年哈奇—韋克斯曼法案通過，有利學名藥品發展的契機，也先後創立藥廠並公開上市。

在法規方面，台灣從一九八二年開始推動的優良藥品製造標準（GMP），使得台灣西藥廠從將近六百家減到兩百二十家，整頓掉將近三分之二。其後主管官署陸續強化GMP與產品查驗登記的規章至今近四十年。台灣食品藥物管理署（Taiwan Food and Drug Administration，簡稱TFDA）於二〇一三年元月正式成為國際官方GMP稽核組織PIC/S的成員；並於二〇一八年六月正式成為國際醫藥法規協和會（International Conference on Harmonization，簡稱ICH）一員，在藥品管理法規方面已與歐盟、美國、日本等先進國家同步。此外，我國衛生福利部食品藥物管理署執行GMP海外查廠已有多年的經驗，根據該署一〇九年年報，民國九七年至一〇七年累計國外藥廠GMP實地查核通過三百四十五家廠次，對於食藥署GMP查核官員而言，本書內容有關美國FDA海外藥廠查核官員的經驗，應有許多可以學習之處。

台灣製藥藥者經過將近四十年的GMP實務經驗以及法規監理下，學名藥品的品質已經與先進國家的水平相近。因此就學名藥品的法規面與實務面而言，學名藥品應無太大的爭議。但是各藥廠在GMP法規遵循與主管官署衛福部食品藥物管理署、直轄市與各縣市衛生主管機關的監理，仍需繼續秉持法規遵循，確保民眾使用的藥品之品質與安全；媒體報導仍有少數違規個案，整體而言，台灣產製的學名藥品符合當今的國際要求，也有藥廠獲得美國、歐盟與日本的認證，外銷到先進國家的實績。

不過，在醫學先進國家之列的台灣，卻是缺乏鼓勵使用學名藥品政策的例外國家。如果以原開發廠的藥品和學名藥品相較，前者因研發及臨床試驗的歷程，以雙B（賓士與BMW）自詡，學名藥品則有如其他廠牌的汽車，安全與排氣標準業都符合政府主管機關訂定的標準。從付費者（政府或保險機構）的角度而言，若不主動積極創造誘因，鼓勵使用符合政府標準與規範的學名藥品，還難期望醫師、藥師與民眾願捨專利期滿的原廠藥品而就學名藥品。

變遷中的國際製藥版圖

事實上，世界製藥產業的趨勢，已經不是原開發藥廠／學名藥廠壁壘分明的時代。幾乎每一家國際性的原開發藥廠，也都擁有自家旗下的學名藥廠，瑞士諾華藥廠（Novartis）旗下的山德士（Sandoz）是最典型的範例，沒有醫療人員或病人會質疑山德士藥廠所生產的學名藥品品質；本書中提到的日本第一三共藥廠投資印度蘭伯西過半股權則是另外一例；二〇〇九年美國輝瑞藥廠（Pfizer）與印度奧羅賓多（Aurobindo Pharma）策略聯盟，將數十項學名藥品納入輝瑞旗下的學名藥廠青石（Greenstone）、二〇一五年輝瑞以一百七十億美金購併學名藥大廠赫士睿（Hospira）；英國葛蘭素史克藥廠（GlaxoSmithKline，簡稱GSK）與印度雷迪博士實驗室（Dr. Reddy's Laboratories）合作，將數以百項專利期滿的學名藥品行銷印度以外的市場。葛蘭素史克藥廠並投資南非學名藥大廠耶思本（Aspen），成為擁有百分之二十五股權的大股東；法國藥廠賽諾菲（Sanofi-aventis）購併印度Shantha Biotechnics進入低價疫苗市場，也與印度的學名藥廠建立策略聯盟。近日美國默克藥廠（Merck）發布新聞，授權印度五家學名藥廠包括西普拉、雷迪博士實驗室、安庫爾（Emcure Pharmaceuticals）、Hetero Labs and Sun Pharmaceutical

Industries 生產 COVID-19 藥品 molnupiravir，販售至中、低度經濟發展國家。

當原開發國際藥廠本身也深入從事學名藥品產銷的合縱連橫時，藥品品質安全監理機構的對象，就不是本國或國外的學名藥廠，原開發廠的行銷策略也應是監理機構注意的重點。當印度與中國在藥品中間體與原料藥供應，高居全球供應來源百分之八十以上時，COVID-19 大流行引起關注的藥品生產鏈物料供應的問題，是全球須立即面臨且需要關切的議題。

導讀　後真實大海中捎來的「瓶中信」

文／郭文華（國立陽明交通大學科技與社會研究所／公共衛生研究所教授）

引言

收到《謊言之瓶》（*Bottle of Lies: The Inside Story of the Generic Drug Boom*）的導讀邀約時，我沒想太多便答應了。如我在另一本談學名藥興起與演變的專著《便宜沒好藥？一段學名藥和當代醫療的糾葛》（左岸，2018）提到的，藥物的社會研究門檻不低，好書不多，更別說是探討影響更鉅，但更不起眼的學名藥。更何況《謊言之瓶》確是即時佳作。原書二〇一九年出版後廣受矚目，不但打進《紐約時報》暢銷榜，更獲紐約公共圖書館的年度選書。有出版社願意翻譯這本大部頭的案例研究，嘉惠國內讀者，無論如何都樂意介紹。

先看作者。凱瑟琳．埃班（Katherine Eban）是醫藥調查記者，長期關注製藥產業，出版過相關專書《危險藥劑：關於員警、偽造者和敗壞美國藥物供應的真實故事》（*Dangerous Doses: A True Story of Cops, Counterfeiters, and the Contamination of America's Drug Supply*, 2006）。在

這本算是《危險藥劑》續集的專書中，她以老練嚴謹的手法從供應端回溯藥物的產銷網路，帶出業界不願說的祕密。如果《便宜沒好藥？》描述的「相同，又不完全相同」（the same but not the same）是藥物市場中學名藥的策略位置，那《謊言之瓶》則是爬梳標示「相同藥效，實惠價格」的學名藥迷思後面，藥物流動與管制的全球生態，順藤摸瓜，抽絲剝繭，精采度不輸給小說。

就故事性而言，《謊言之瓶》其實毋須多做介紹。作者掌握案件節奏，又深諳製藥產業，文筆流暢，對艱澀的法案或術語（如〈藥價競爭與專利期補償法案〉或「簡易新藥申請」）均能娓娓道來，不至跟不上而打消閱讀興致。中文譯筆平實，文通句順，也沒有因為篇幅龐大而恣意刪節內容，保留故事的完整性與懸疑性。除了卷末註釋的編排方式需要多一點說明，以及可以考慮製作引得，方便讀者查找外，出版社算是誠意十足。只要不過度「爆雷」或「劇透」，導讀似乎就功德圓滿。

雖然如此，作為出身亞洲，研究藥物與社會的學者，如何透過導讀讓《謊言之瓶》更貼近我們？是延續《便宜沒好藥？》來介紹全球學名藥，特別是印度或中國這樣的製藥大國，還是順著作者的理路，整理製藥產業的黑幕？具體來說，對台灣讀者而言《謊言之瓶》的重點是「瓶」中的學名藥，還是外界一貫認定的藥廠「謊言」呢？

揭開製藥產業內幕的「瓶中信」

思考再三後，我打算用「瓶中信」（message in a bottle）的概念跟中文版讀者，尤其是台灣讀者，分享面對全球製藥（global pharmaceuticals）的態度。製藥業是增長快速，高投資高報酬的行當，尤其是強調研發，但行銷也不手軟的品牌藥廠。他們致力研究，設備先進自不待言，但也透過股票集資，並運用像美國藥品研究與製造商協會（Pharmaceutical Research and Manufacturers of America, PhRMA）或生物科技創新組織（Biotechnology Innovation Organization, BIO）的利益團體向國會施壓，透過美國政府影響海外。

對這個繼冷戰時期「軍火工業複合體」（Military-Industrial Complex）後，科研與國際政治共生，龐大的產業體系，外界諱莫如深，給予業界孳生小道消息或臆測推敲的溫床，建構出製藥業的「後真實」（post truth）大海。藥物與社會學者希斯蒙都（Sergio Sismondo）在近著《幽靈管理的醫藥》（*Ghost-Managed Medicine*, 2018）中以「製藥業的無影手」（big pharma's invisible hands）說明藥廠搬弄數據，鋪排論文的研發路數。關於這點，台灣也不遑多讓。從二〇一六年某新藥臨床試驗的解盲疑雲，到二〇二一年新冠肺炎疫苗是否因應缺少病患而調整試驗設計，此間充斥研究數據與產業謠言交互作用、外界無從置喙的訊息，同時消費者卻一味相信進口產品，覺得外國的月亮比較圓。

當然，相較於光鮮亮麗的品牌藥，學名藥是「惦惦吃三碗公」的低調存在。但與其揭發海外學名藥大廠的問題，或者重複原廠藥界的老調，說有品牌的藥才有療效，有價值，我們或許應該將《謊言之瓶》這本深入政府與企業檔案，遍訪關鍵人物的深度報導當作「瓶中信」，用它來反省窺探「醫藥內幕」的問題與意義。

首先，如《謊言之瓶》的印度版（Juggernaut, 2019）副標題直言的，本書是揭發「蘭伯西與印度製藥的暗黑面」（Ranbaxy and the Dark Side of Indian Pharma）。蘭伯西是印度最大的學名藥廠，二〇〇一年延攬原先在美國藥廠工作的塔庫爾回鄉，但三年後塔庫爾發現蘭伯西的測試問題百出，不但偽造藥物成分與檢測日期，還剽竊原廠藥資料以增加可信度。發現情況無力可回天的他選擇辭職，並跟美國藥物食品管理局（US FDA）舉報，發現當時這家在十一個國家設廠、產品銷售遍布一百二十五個國家的藥廠製程粗劣，其他藥廠也不堪一查。更可驚的是，這些品質堪慮的產品還包括如抗愛滋或抗生素等攸關國際衛生的藥物。這些都讓讀者想起改編真實事件的電影《我不是藥神》（2018）。在這部電影中，與來自印度，物超所值的抗癌學名藥搶市的是宣稱來自德國，招搖撞騙的假貨。但曾幾何時，這個宣稱抵抗大藥廠宰制的學名藥大國終究墮落，棄守捍衛人民健康的許諾。

這是不折不扣的全球化事件。醫學史學者傑瑞米·葛林（Jeremy Greene）在《便宜沒好藥？》結尾便以「全球學名藥」（global generic）為題，點出學名藥已從過去經濟層面的「進口替代」或者是公共衛生面向的「基本藥物」（essential drugs），進展成具市場潛力的好生意。不只是蘭伯西的崛起，《謊言之瓶》裡另一個學名藥巨頭西普拉（Cipla）其歷史可追溯自殖民時期的一九三五年，透過戰後扶植國產製藥業政策，確立出口導向，垂直整合的生產體系，並透過併購逐步成長為產值接近大藥廠十分之一的大型企業，便是例證。

而與其他分散各國，分工精細的產業相同，品管（quality control）是頭痛問題。蘭伯西的醜聞固然牽連甚廣，橫跨四大洲，但絕非頭一遭。茲舉數例：二〇一〇年葛蘭素史克藥廠被內部人員舉發，縱容其在波多黎各的工廠生產污染的抗憂鬱藥。二〇〇七年同公司企圖隱匿糖尿病藥物梵帝雅（Avandia）臨床試驗中所發現可能的副作用，最終以高額和解。而《謊言之瓶》裡提到二〇〇八年來自百特公司（Baxter），在中國生產的受污染抗凝血藥物，造成病患產生不良反應的事件，也與蘭伯西事件類似。

全球化之下，藥物品管的困難

從消費端的美國看，此起事件引發是否該將製藥生產線移回國內，或者生產端的印度應如何珍惜產業形象等討論。但從全球製藥的角度，學名藥國際化的共業在於揭開藥物專利黑箱後，各藥廠無下限地削價競爭，導致管銷成本無法掌握，一些藥廠不得不鋌而走險，以次等貨（比方說降低純度）與似是而非的說法（如數據遺失）蒙混監督單位。技術史學者大衛．艾傑頓（David Edgerton）在《老科技的全球史》（左岸，2016）中，指出技術的生產與使用歷程遠比創新重要，製藥正好呼應這個論點：當各界還把活性成分當成技術創新的全部時，事實上專注生產，精練製程的學名藥廠，才是讓「老藥」綿延流長，利益眾生的基石。

艾傑頓的主張也開啟另一個《謊言之瓶》傳達的訊息：藥物品管的黑箱。如作者埃班指出的，「原廠藥不管在製造上有多複雜和多困難，都必然得遵守自己的一套祕方……但要製造出一款仿製版的學名藥，就需要另外想出一套祕方，理想上這套祕方必須能更快地製造出產品，且能產生類似藥效」（頁一三四）。學名藥廠常以「逆向工程」（reverse engineering）方式規避專利，但用何種製程仿出品質與療效，需要獨到的技術眉角，能否大量生產也是挑戰。另一方面，法規單位要求學名藥出具與品牌藥「相等」的資料，生產批次也要求一致，理論上應該萬無一失。但究其實際，這些藥物不見得遵照原廠生產流程，工廠也不見得在管轄範圍內。落實查驗並不容易。

也因為如此，較少為人所知的藥廠查核（一般俗稱的「查廠」），是《謊言之瓶》的另一個重點。這裡不打算整理這些要不就審閱查驗或稽核報告，要不就稽核國內藥廠，偶爾海外出差的FDA官員，是怎樣因這個案件走出華府，直擊蘭伯西美國總部，甚至遠赴印度實地調查。我們換個角度，用「考古學」的方式，想想在藥物要求提升、需求孔急的同時，法規單位要付出多大心力查核，才能達成既不過度干擾生產，又足以消除病患的用藥疑慮的效果。

以海外藥廠的管理來說，一九七六年前台灣僅需藥廠基本資料。一九八八年公布實施優良藥品製造標準後，查核資料（plant master file）增加廠房與設施、設備、組織與人事、原料、成品、容器及封蓋之管制情形、製程管制、包裝與標示材料之管制、安定性試驗之實施狀況、品質管制用儀器與管制情形等資料。二〇〇二年當局推出與美國FDA相同的海外查廠制度，與書面審查並行，直到二〇一二年引用國際GMP標準（PIC/S GMP），確立國內外藥廠生產的統一標準，次年衛生福利部食品藥物管理署成為PIC/S會員，方成就藥政管理的里程碑。

值得玩味的是，以上的銳意革新，穩步改革並未扭轉大眾對國產藥的成見。如果《謊言之瓶》結結實實踢爆美國法規體制的漏洞與海外查廠的困難，台灣的媒體鎖定爭議，訴諸個人經驗，用看似政治正確，但未經查證的框架隨意評論，對專業議題的討論幫助不大。以國產疫苗來說，如果沒有先前法規的基礎，沒有實事求是的技術官員，沒有立場堅定、不隨輿論起舞的決策者，光靠護國神山的情感呼籲，或者是政治力介入之類的情緒批評，都無助於疫苗的研發與生產。

如何擺脫陰謀論，以專業回應在地需求

最後談各界對《謊言之瓶》的回應。本書牽涉本小利大的學名藥產業，有塔庫爾、FDA官員貝克（Peter Baker）與羅柏森（Debbie Robertson）這樣的特色人物與緊湊劇情（事實上已有電影改編），再加上全球發展的背景，話題性十足，也反映在書評上。《紐約時報》書評回顧印度學名藥產業，感嘆學名藥本應與品牌藥分庭抗禮，但最終與其同流，創造出「張牙舞爪，誘捕不幸患者與法規官員」的雙頭巨獸。相較於此，蘇希．凱卡（Suhit Kelkar）的書評從在地觀點，點出印度「隨遇而安」（chalta hai）的不在乎心態與FDA不明快的處置，是促成遺憾的關鍵。而在削價競爭下，應付不同國家法規需求而派生的「雙重生產系統」，也是破壞學名藥信任的因素。

但對此「十年磨一劍」的深度報導，我推薦葛林為《華盛頓郵報》撰寫的書評，指出本書為「醜聞之後，反對學名藥的一面之詞」。葛林無意貶抑作者為本書所下的苦工，他的論點，也是我在《便宜沒好藥？》導讀反覆闡述的，是學名藥的曖昧本質。藥品不是尋常商品，原本不可替代，也就無從競爭。但透過生產的相互支援與法規的彈性理解，「去品牌」的學名藥應運而生，與品牌藥在市場上廝殺周旋。對病人來說，過往簡單的「吃不吃得起藥」的是非題，也就變成「你願意為健康付出多少」的申論題。在這個意義下，葛林認為本書固然精采地將蘭伯西醜聞

放在全球政經框架，但對病人的困境並未提出解方，如其所言：「本書盡力提出恐懼學名藥的理由，但並未對消費者提供重建信心的方案」。

這正是對漂流在脆弱的醫藥市場、與市場脫節的健保制度、眼高手低的醫療品質上的台灣，作為瓶中信的本書所傳遞的最重要訊息。從CMP、cGMP到PIC/S GMP，從健全學名藥產業到疫苗研發，我們有堅守專業的法規單位，也有穩健踏實的製藥公司，但消費者所看所聽者卻大多是以揭弊為賣點，遊走毀謗與言論自由之間，企圖炒作類股，操縱政策走向的無根論述。迷失在這樣後真實的資訊大海，我們習慣用陰謀拆解專業，單向要求專家建立信任，呼籲制度改善，卻無法為是否該服藥，用多少代價取得藥物做出決斷。

藥品攸關生死，也有其運作邏輯。我們需要像《謊言之瓶》這樣細說分明的批判分析，更期待以此為標竿，信實可靠、呼應在地需求的報導作品。讓我們從閱讀本書開始，給專業者一點空間，給監督者一點鼓勵，給廠商一點信心，也給自己一點耐心，一步一腳印地打造「自己的藥瓶自己顧」的健全環境。

謹獻給我生命中頭號優秀的作家和編輯，

我母親 Elinor Fuchs 和我父親 Michael Finkelstein。

目錄

作者隨筆

這本書源於一個我解不開的謎。

二〇〇八年春天，美國國家公共電台（National Public Radio）節目《人民藥房》（*The People's Pharmacy*）主持人喬依．格雷登（Joe Graedon）聯絡上我。我跑製藥界的新聞已經十年，曾上過他的節目幾回。但這一次是他拜託我幫忙。因為病患一直打電話和寫信到他節目投訴學名藥不是沒有藥效就是會引發駭人的副作用。雖然它們是不同藥廠製造出來，適應症從憂鬱症到心臟疾病都有，但全都是學名藥——也就是所謂便宜版的原廠藥，是在原廠藥的專利期到期之後才被合法製造出來。

格雷登把這些病患的投訴轉交到美國食品藥物管理局（Food and Drug Administration，簡稱FDA）的高層，但是他們堅稱學名藥的藥效等同於原廠藥，是病患的反應過於主觀。可是在他看來，FDA的回應比較像是在防備什麼，一點科學嚴謹性也沒有。學名藥已經成了全美各地平衡預算不可少的要素。少了它們，政府的每個醫療保健計畫——包括平價醫療法案（the Affordable Care Act）、處方藥物保險（Medical Part D）、退伍軍人健康管理局（the Veterans Health Administration）、非洲和開發中國家慈善計畫——都會撐不下去。格雷登本人本來也是長期以來都主張應該讓學名藥更普及。但這些投訴的內容讓人無法不相信，而且在本質上都很類似。他總覺得這些藥一定是在什麼重要的環節上出了問題，但又不知道究竟是哪裡出了問題。他想找個有「調查火力」的人去了解一下這些病人的說法。

擔任調查記者的我多年來都在做藥物和公衛方面的報導。我曾披露跟原廠藥公司有關的內幕，包括類鴉片藥物製造商為提升銷售量而刻意隱瞞副作用。在我的第一本著作《危險藥劑》（*Dangerous Doses*）裡，我揭露了一個陰暗灰色的市場是如何允許藥品批發商販售和轉售我們的藥物，藉此隱瞞藥品的來處，對假藥製造者敞開大門。而就我對學名藥的了解，它們在藥品供應市場裡，就占了百分之六十（現在是百分之九十），對價格節節高升的原廠藥來說是必不可少的一股抗衡力量。

我開始從格雷登指定的地方開始調查——也就是病患那裡。二〇〇九年六月，我在《悅己》雜誌（*Self*）發表了一篇報導，記載那些之前因服用原廠藥而病情穩定的病患，在改服某些學名藥之後是如何舊疾復發。但是他們的醫生缺少足夠的數據資料和重要的比較性研究來解釋這些藥物反應。雖然ＦＤＡ有審評過學名藥公司所提供的數據資料，也查驗過製造工廠，但並沒有系統性地檢測過藥物。那時候還在美國精神醫學學會（American Psychiatric Association）擔任會長的芝加哥精神病學家納達·斯托特蘭（Nada Stotland）曾告訴我，「ＦＤＡ對學名藥的表現算是滿意，但我的問題是，我們滿意嗎？」

其實在我努力撰寫那篇報導的時候，就已經意識到我最後一定會被卡住。證明病人受到傷害或許能告訴我這中間出了岔，但為什麼會出岔？而問題的真正答案幾乎都躺在製藥公司的實驗室、製造工廠、和公司董事會上，而且其中很多都是海外作業。我們的學名藥大概有百分之四十是在印度製造。不管是原廠藥還是學名藥我們所有的藥劑有整整百分之八十的活性成分（active ingredients）是在印度和中國製造。誠如一名藥物成分進口商告訴我：「沒有來自海外的產品，我們一顆藥也做不出來。」

最後我為了努力回答：「藥物到底哪裡出了岔？」而開始在四塊大陸展開長達十年的艱辛調查報導，深入了解全球化是如何影響我們賴以求生的那些藥物。我在印度找到了勉強同意受訪的吹哨者，拜訪過那裡的製造工廠，訪問過政府官員。在中國，當我透過各種管道想跟消息來源碰面時，中國政府竟開始跟監我，甚至駭進我的手機，傳了一張一個公安拿著英文報紙坐在我飯店大廳的照片到我的手機主屏幕上。這絕對是對我的警告：我們正在監視你。而在墨西哥的酒吧裡，一名吹哨者偷偷塞給我幾疊來自某學名藥公司製造工廠的內部通信紀錄。迦納（Ghana）的醫師和科學家跟我約在醫院和實驗室碰頭。而在愛爾蘭科克郡（Cork, Ireland）的某家製造工廠裡，我親眼看見美國最受歡迎的藥物之一：Liptor®（中文商品名是立普妥）被當場製造出來。

我循著某些藥物的軌跡行走在世界各地，試圖將這些點串連起來。病患們抱怨的是什麼？FDA調查員發現到什麼？監管機構採取過什麼行動？製藥公司的說法又是什麼？執行長們做過什麼決策？刑事調查員找到了什麼證據？我蒐集了成千上萬份的公司內部文檔、執法紀錄、FDA查驗報告、FDA內部通聯紀錄，成堆疊放在我的辦公室裡。

我的報導帶我走進了一座全球騙術的迷宮裡。二〇一三年，我在《財富》雜誌（*Fortune*）的美國網站發表了一篇十萬字的報導，探討印度最大一家學名藥公司的詐欺行徑。文中詳載這家公司呈交欺瞞性的數據資料，使自己的藥物看似跟原廠藥有生體相等性（bioequivalent），藉此瞞過全球各地監管機構的整個過程。然而這篇報導也留給了我幾個有待解開的謎團。這家公司究竟是純屬異數？還是只是冰山一角？它的行徑是絕無僅有的單一次醜聞？還是根本就是整個產業的潛規則？

在我的報導裡，一些重量級的消息來源幫忙我回答了這個問題。一位匿名的學名藥高層主管以「四塊錢續杯」（4 Dollar Refill）這個假名聯絡上我，他說法規對學名藥公司有一些要求，但是有個鴻溝存在於這些要求和學名藥公司的行為之間。為了極小化成本和極大化利潤，公司會想方設法迴避法規、訴諸舞弊，譬如暗中操縱檢測來達到合格的結果、隱瞞或更改數據以掩飾其軌跡。它們在缺少必要的安全措施下，便宜行事地製作藥物，再販售到有受到監管、售價比較昂貴的西方市場，並宣稱自己已經遵守所有必要的法規，藉此賺取厚利。

一名曾在海外藥廠待了相當長時間的ＦＤＡ顧問聯絡上我。她是一位擅長調查文化「數據點」（data points）或者說是情境壓力（situational forces）的專家，它們是企業行為的驅動因子。而其中一個因素就是公司文化，包括領導階層所設定的基調、辦公室或製造工廠牆上懸掛的訓詞或口號、員工所受的訓練。如果一家公司的文化是允許在安全法規上可以有小小的疏漏，那麼就可能出現災難性失誤。有家藥廠的高層就曾說過：「我在搭飛機時，要是看到椅背上的折疊式餐桌有殘留杯子的擺放痕跡，我就會擔心他們的引擎是不是也沒有好好保養。」

但是公司文化也會受到國家文化的影響，ＦＤＡ顧問的解釋是這樣的：它是一個講究階級還是強調分工合作的社會？它鼓勵大家表達不同意見還是要求服從權威？這位顧問認為這些因素雖然看起來互不相干，卻會影響製造品質，造成某些學名藥和原廠藥之間的差異，甚至也在本來可以互相替代的學名藥之間造成差異。

在我著手展開這個寫作計畫之前，我一直以為藥就是藥，譬如不管是立普妥還是它的仿製版學名藥，對這世上任何一個市場來說都是一樣的。既然學名藥被要求得跟原廠藥有生體相等性，必須在體內產生類似的藥效，我便以為不同的仿製版學名藥之間絕不會有什麼必然的差異性。但我錯了。便宜製造出來的藥物就跟海外血汗工廠快速製造出來的便宜成衣或電器沒什麼兩樣。藥物「以低廉的一塊美元價格」送到消費者手上，這位FDA的顧問這樣說道，「但付出的代價卻可能是其他該堅持的原則遭到破壞，而這種代價很難用一塊美元的價值來衡量。」

這位顧問又說道，消費者都懂切達起司（cheddar）不只是起司而已。它有「手工的切達起司、Cabot切達起司、Velveeta切達起司，也有做得像切達起司的塊狀塑膠。」不知情的病人每次去到藥房，在藥品品質的選擇上，也面臨類似的處境。但是因為他們不知道這中間的區別，所以沒辦法要求購買一個品質較好的藥物。病患們毫無保留地相信FDA會為藥物品質把關。也因此多數病患在換手機或買車前會先做足功課，但是當他們走進CVS藥房時，「卻是想都沒想等一下放進嘴巴裡的藥可能會要了他們的命」，一位代表藥物吹哨者的律師這樣告訴我。

我們很倚賴遠方的藥物製造商，卻很少看到他們製藥的方法。而我報導的那些藥廠，FDA調查員是鮮少現身的，而藥廠裡的產品利潤壓力又很大。結果就變成靠表面的服從來掩飾陰暗的事實。「感覺就像回到了二十世紀初，」一名荷蘭的藥物主管這樣告訴我，他曾經在中國的某家製造廠遇到有青蛙出沒。「就跟《屠場》（*The Jungle*）那本書裡描述的情景一樣，」他這樣說道。而他指的是厄普頓．辛克萊（Upton Sinclair）寫的那本書，書裡揭露了美國肉品加工工廠陰森的環境。

製作優良的學名藥所帶給我們的好處當然是無庸置疑。若是學名藥能充分發揮藥效——很多學名藥都有做到——成果將是不可思議的。「基本上，印度和其他國家以低於專利藥的成本製造出學名藥的這個本領，拯救了開發中國家數以百萬條的人命。」曾經是無國界醫生組織（Doctors Without Borders）基本藥物獲取活動（Access to Essential Medicine Campaign）美國總監的愛咪．馬克林（Emi MacLean）說道。此外，價格的驟降也讓數百萬名美國人負擔得起藥費、得到治療的機會。他們都不得不選擇學名藥，因為學名藥不像原廠藥會管制價格。

學名藥對我們的保健系統來說很重要，但它們的品質對我們全體人類來說更重要。儘管如此，就在我努力回答格雷登十年前提出的那個問題：「這些藥物到底哪裡出了岔？」在這過程中，竟也揭發了這裡頭錯綜複雜的故事，原來這世上最偉大的公衛創舉已儼然成為最大的騙術之一。

凱瑟琳．埃班

二〇一九年三月

寫於紐約布魯克林

關於這篇報導

這本書裡頭的所有場景、對話和主張都有大量的訪談、第一手報導，以及文檔做為依據。我採訪過的對象超過兩百四十人，其中有些人不只接受一次採訪，這裡頭包括監管人員、藥物調查員、刑事調查員、外交人員、檢察官、科學家、律師、公衛專家、醫師、病人、公司高層、顧問和吹哨者。這本書裡的主要採訪內容都是在二〇一四年一月到二〇一八年十一月之間進行的，包括印度、中國、迦納、英格蘭、愛爾蘭和墨西哥，以及跑遍全美所做的實地採訪。書裡也涵括我在二〇〇八年到二〇一三年間所蒐集到的資料，而那時我也在《悅己》和《財富》雜誌發表過一系列跟學名藥有關的報導。

我在每一個有對話的場景裡所引述的內容，都是從參與者的記憶以及文檔資料裡重建出來的，包括會議紀錄、手寫便條和刑事調查員的訪談備忘錄。而且我是一字不漏地從電子郵件和其他文件裡引述內容，連裡頭的拼寫錯誤都不改正，也不更改任何人物的姓名。

在這個報導過程中，我取得了為數龐大的機密文件，包括大約兩萬份的美國食品藥物管理局內部文檔，裡頭有電子郵件、備忘錄、會議紀錄、報告和數據資料，以及數千份跟學名藥公司蘭伯西（Ranbaxy）調查案有關的政府內部紀錄，再加上來自數家學名藥公司數以千計的內部文件，包括電子郵件、報告、策略文件、來往信件和密封的法庭紀錄。

此外也有我基於資訊自由法（Freedom of Information Act）向ＦＤＡ提出十六次請求所得到的文檔，以及我為取得某ＦＤＡ官員的行事曆和會議紀錄而提起訴訟所得到的文檔。另外，我也讀遍了ＦＤＡ多年來的查驗紀錄，它們都是可以公開閱覽的。

在任何情況下，個人或公司對任何問題或指控所選擇做出的回應，都可以從書裡的尾註＊或正文找到他們陳述內容的相關部分。尾註的用意是為了導引讀者取得可公開的資源和文檔，或者針對某特定議題提供更詳盡的細節。它們不會引述任何非公開的資料內容，譬如私人電子郵件、密封的法庭紀錄或者其他機密文件。

這本書的經費來源中立，不會因被描述的事件所引發的後果而承擔風險。預付款來自於哈潑柯林斯出版集團（HarperCollins），補助金來自於卡內基公司（Carnegie Corporation）、艾爾弗．史隆基金會（Alfred P. Sloan Foundation）、克雷格紐馬克新聞研究所麥克格勞商業新聞中心（McGraw Center for Business Journalism at Craig Newmark Graduate School of Journalism）和喬治．波爾卡基金會（George Polk Foundation）。

（＊編按：本書尾註為不影響閱讀，依原書格式以頁碼及內文摘句形式置於全書末。）

重要人物和地點

以下所列都是書中角色出現時的從屬關係。有多位角色的職銜有加註任職年分。有些FDA部門的名稱因政府重組而有所變動。

製藥公司

蘭伯西（Ranbaxy）

總經理

阿朗．梭尼（Arun Sawhney），執行長兼總經理（二〇一〇—二〇一五）
阿圖爾．索提（Atul Sobti），執行長兼總經理，（二〇〇九—二〇一〇）
馬爾溫德．辛格（Malvinder Singh），執行長兼總經理，（二〇〇六—二〇〇九）
席溫德（Shivinder），他弟弟
布萊恩．譚彼斯（Brian Tempest），執行長兼總經理，（二〇〇四—二〇〇五）

達溫德・辛格・布拉（Davinder Singh "D.S." Brar），執行長兼總經理（一九九九—二〇〇四）
帕溫德・辛格（Parvinder Singh），董事長兼總經理（一九九二—一九九八）；和他父親派
派蒙漢・辛格（Bhai Mohan Singh），董事長兼聯席董事總經理（一九七六—一九九一）；
董事長兼總經理（一九六二—一九七五）

研發部

拉吉達・庫馬（Rajinder "Raj" Kumar），主任（二〇〇四—二〇〇五）
拉許米・巴博海亞（Rashmi Barbhaiya），主任（二〇〇二—二〇〇四）
拉吉夫・馬利克（Rajiv Malik），負責製劑開發和法規事務的主管
阿朗・庫馬（Arun Kumar），法規事務副主任
迪奈許・塔庫爾（Dinesh Thakur），研究資訊和全球項目組合管理主任兼全球負責人
索娜・庫爾（Sonal Thakur），他的妻子
安德魯・貝托（Andrew Beato），史坦米奇謬斯西波羅有限責任聯合法律事務所的律師

美國事業部

傑依・德斯穆克（Jay Deshmukh），全球智慧財產資深副總
艾卜哈・潘特（Abha Pant），法規事務副總

外部律師和顧問

凱特・比爾茲利（Kate Beardsley），巴克和比爾茲利聯合法律事務所合夥人
克利斯多佛・米德（Christopher Mead），倫敦米德法律事務所合夥人

華倫・哈默爾（Warrem Hamel），維納波有限責任法律事務所合夥人

艾格妮絲・瓦里斯（Agnes Varis），顧問

西普拉製藥有限公司（Cipla Limited）

尤蘇夫・哈密德，暱稱尤酷（Yusuf "Yuku" Khwaja Hamied），董事長兼總經理

霍加・阿卜杜勒・哈密德（Khwaja Abdul "K.A." Hamied），創辦人

第一三共公司（Daiichi Sankyo Company）

宇根勉（Tsutomu Une），全球策略負責人

邁蘭製藥公司（Mylan N.V.）

高層

希瑟・布雷施（Heather Bresch），執行長

拉吉夫・馬利克（Rajiv Malik），董事長

黛博拉・奧托（Deborah Autor），資深副總，全球策略品質負責人

印度政府

中央藥品標準控制局（Central Drugs Standard Control Organization）

賈南德拉・納斯・鑫格（Gyanendra Nath "G.N." Singh），藥物主計長

衛生和家庭福利部（Ministry of Health and Family Welfare）

哈許・瓦德翰（Harsh Vardhan），部長

美國政府

國會（Congress）

大衛・奈爾森（David Nelson），美國眾議院能源商務委員會（House Committee on Energy and Commerce）資深調查員

食品藥物管理局（Food and Drug Administration）

局長辦公室（Office of the Commissioner）

史卡特．戈特利布博士（Scott Gottlieb），局長，起於二〇一七年，迄今仍在任

瑪格麗特．漢柏格（Margaret Hamburg），局長，起於二〇〇九年，迄於二〇一五年

首席顧問辦公室（Office of the Chief Counsel）

瑪西．諾頓（Marci Norton），資深顧問

史帝文．泰夫（Steven Tave），副首席執法顧問

藥品審評和研究中心（Center for Drug Evaluation and Research）

珍納特．伍德卡克（Janet Woodcock），主任

羅伯特．坦普（Robert Temple），臨床科學副主任

合規處（Office of Compliance）

黛博拉．奧托（Deborah Autor），處長

湯姆．柯斯葛羅（Thomas Cosgrove），製造品質處處長

卡梅洛．羅沙（Carmelo Rosa），國際藥物品質部主任

艾德溫．里維拉－馬丁內斯（Edwin Rivera-Martinez），國際合規主任

道格拉斯．坎貝爾（Douglas Campbell），合規官

凱倫．高橋（Karen Takahashi），合規官

製藥科學處（Office of Pharmaceutical Science）

◆學名藥辦公室（Office of Generic Drugs）

蓋瑞・布勒（Gary Buehler），主任

全球監管業務政策處（Office of Global Regulatory Operations & Policy）

◆國際計畫處（Office of International Programs）

FDA印度辦事處（FDA India Office）

阿爾塔夫・拉爾（Altaf Lal），主任

阿圖爾・阿格拉瓦爾（Atul Agrawal），監事消保官

穆拉利達拉・賈威尼（Muralidhara "Mike" Gavini），資深國家副主任

彼得・貝克（Peter Baker），國家副主任

雷吉娜・布朗（Regina Brown），國際計畫和政策藥物分析師

◆法規事務處（Office of Regulatory Affairs）

專用性藥物小組（Dedicated Drug Team）

荷西・赫爾蘭德斯（Jose Hernandez），調查員

刑事調查處（Office of Criminal Investigation）

黛比・羅柏森（Debbie Robertson），探員

司法部（Department of Justice）

消費訴訟處（Office of Consumer Litigation）

琳達．馬克斯（Linda Marks），資深訴訟顧問

馬里蘭州地區美國聯邦地方法院檢察署

斯圖爾特．柏曼（Stuart Berman），助理檢察官

醫師和病患的支持者

喬依．格雷登（Joe Graedon），美國國家公共電台《人民藥房》主持人

威廉．哈達德（William F. Haddad），學名藥擁護者

哈利．利弗（Harry Lever），克利夫蘭診所心肌肥大症中心主任

藍道爾．史達林（Randall Starling），克利夫蘭診所心臟衰竭和心臟移植醫學科主任

製造工廠

費森尤斯卡比製藥公司（Fresenius Kabi）

卡利尼工廠，位在東印度西孟加拉的納迪亞區

邁蘭製藥公司

摩根城，位在美國東南部的西維吉尼亞州

納西克工廠，位在印度西部馬哈拉什特拉省納西克區

輝瑞製藥公司（Pfizer）

大連廠，位在中國東北部遼寧省遼東半島上

靈鄂斯杰地工廠，位在南愛爾蘭的科克郡

浙江海正藥業（分公司），位在中國東部浙江省台州市

蘭伯西

德瓦斯廠，位在中印度中央省的德瓦斯地區

莫哈里廠，位在北印度旁遮普省ＳＡＳ納加里地區

歐姆實驗室，位在美國東北部新澤西州新布魯斯威克

帕奧恩塔薩希布廠，位在北印度喜馬偕爾省瑟穆爾地區

多安薩廠，位在北印度旁遮普省納瓦夏哈爾地區

沃克哈特製藥公司（Wockhardt）

齊克爾沙納廠，位在西印度馬哈拉什特拉省奧蘭卡巴地區

瓦魯吉廠，位在西印度馬哈拉什特拉省奧蘭卡巴地區

序言

◆

二〇一三年三月十八日

印度奧蘭卡巴（Aurangabad）瓦魯吉（Waluj）

美國食品藥物管理局的藥物調查員彼得・貝克（Peter Baker）在孟買（Mumbai）東邊旅行了兩百英里，沿著一條塞滿卡車的高速公路前進，再駛進一條有牛隻到處閒晃的馬路，這才抵達目的地。占地幅員廣大的生物科技園區坐落在金屬圍籬的後方，是印度的學名藥公司沃克哈特有限公司（Wockhardt Ltd.）在經營。貝克四周有數十棟建物，他是前來檢查工廠裡的一個特定區域：H—14／2區，以確保它能安全地製作出美國癌症病患可以使用的一種無菌性注射藥劑。

三十三歲的貝克輕裝便服抵達此處，後背包裡裝有幾樣東西：一台相機、一支中性筆、一本美國政府分發的綠色筆記本以及他的FDA證件。他有分析化學的碩士學位，嫻熟美國聯邦法規第二十一篇（Code of Federal Regulations, Title 21），那是管理藥品製造的官方法規。不過更重要的是，他有敏銳的直覺：在FDA待了四年半下來，完成八十一場查驗作業之後，早就讓他練就出厲害的判斷力，知道該檢查哪裡，該查看什麼地方。

早上九點，太陽已經炙熱，貝克和他在FDA的微生物學家同事向大門警衛出示證件，隨即被帶進工廠。製造部副總和公司裡的其他主管正坐立難安地等著迎接他們。在稽查員的圈子裡，大家都拿著清單埋頭苦幹，工作內容單調乏味，但貝克算是鶴立雞群的一位。他人長得帥，活力充沛，髮色褐黃，理著小平頭，其中一塊二頭肌上還紋著英文刺青，那是他摩托車車隊的字母縮寫。藥廠主管們開始做開場介紹，但被他斷斷續續地提出問題打斷。他反覆問道，除了H－14／2區之外，還有其他的現場生產區也在製造美國市場的無菌性藥劑嗎？高層們向他保證完全沒有。

貝克的工作部分很科學、部分像偵探，早已在全球化的影響下起了變化。從二〇〇一年到二〇〇八年間，進口美國的藥品數量成長兩倍。甚至早在二〇〇五年以前，有待FDA查驗的海外藥廠數量便已經超過美國境內的藥廠。貝克被派到沃克哈特進行查驗，這家藥廠坐落在奧蘭卡巴的一處工業區裡，而這全是拜十幾年演變下來的全球性協議之賜。印度和其他國家的藥品製造商取得門票進入全世界規模最大、獲利最高的美國藥品市場。至於美國得到的回報則是美國民眾可以買到他們負擔得起的救命藥。但這樣的福利是有條件的：國外的藥品製造商必須完全配合美國的嚴厲法規，也就是所謂的「現行優良藥品製造標準」（簡稱cGMP），並定期接受查驗。如果這一切都按照原計畫進行，對國外的藥品製造商和美國的消費者來說，自然是雙贏的局面。

儘管知道沃克哈特這家公司的美國人很少，但是服用該公司藥物的美國人卻很多。這家公司為美國市場製造了大約一百一十種不同的學名藥，包括治療高血壓的乙型阻斷劑（beta blocker）——琥珀酸美托若爾（metoprolol succinate）。有高達四分之一的美國病患都在服用這種藥的仿製版學名藥。由於奧蘭卡巴工廠製造的是無菌的注射性藥劑，所必須遵守的規定更是格外嚴格。

每個細節都很重要，數據資料裡的每個數字都得保留它的原始形式。當有人趨近工廠的無菌中心時，由於那裡有很多藥瓶暴露在外，因此規定會更加嚴格。裡面的員工必須小心地放慢動作，以免擾亂單向的氣流。哪怕是做筆記，FDA調查員也得使用殺菌過的無塵紙。這些規定自有其充分的理由。因為只要有一點小閃失：空氣濾清器沒有正常運轉，誤判細菌樣本、技術人員暴露手腕都可能污染產品，結果沒治好病人，反而害他喪命。

在這樣一邊是人命，另一邊是利潤的高風險下，查驗工作更是得戰戰兢兢。貝克擔心自己恐因疏漏而危及美國病患的性命。但沃克哈特的主管們擔心的卻是他會找到一些瑕疵害他們的產品無法進入美國市場，他們需要有利的條件來熬過FDA的查驗。不過沃克哈特倒也是有一些有利於自己的條件。譬如工廠規模很大，幾乎相當於一座小型城市，而貝克和他同事只有一個禮拜的時間來查驗現場。要在短短五個工作天裡完成工作，能查驗到的東西其實也有限吧。

除此之外，沃克哈特還有一個更大的優勢。公司高層早在幾個禮拜前就知道貝克會來查驗工廠。在美國，FDA調查員都是無預警地出現，要待多久都行。但海外的查驗作業，由於涉及到簽證的取得和工廠的進出這些複雜的後勤問題，因此FDA採用不同的作法：提前告知對方他們會前來查驗。所以一如以往地是由沃克哈特邀請FDA前來查驗，再由該機關接受邀請。藥廠主管扮演主人的角色，貝克是他們的客人——儘管這位客人的到來令他們戒慎恐懼。

長達幾個禮拜的前置作業期令主管們忙得不可開交，他們做足準備，迎接貝克的到來。他們先是把地板擦到光可鑑人，將所有設備都清理一遍，還爬梳過所有檔案，抽走異常的部分，並警告員工們要有禮貌，遇到問題，無需開口，交給主管回答。他們還把調查員可能查看的東西全都修繕過，畢竟十五個月前也曾同樣操練過，當時是FDA的另一組查驗人員前來此地。

在那次的查驗裡，調查員找到一些缺失：儲水槽裡有活生生的小蟲，地板破損待修，清潔手續效果不佳。不過當時調查員只是建議而非要求工廠加以改正。在FDA的代碼系統裡，他們給了這家工廠及格的成績，也就是所謂的「自願要求採取改進措施」（Voluntary Action Indicated，簡稱VAI）。這表示沃克哈特的營運作業查驗過關，能幫它賺進許多錢的特許經銷權不會受到限制，還是可以把藥品賣到美國市場。

而這一次雖然主管們也為查驗作業做足了準備，但是沒料到來者竟是彼得·貝克。貝克不像其他FDA調查員，靠做足準備是應付不了他的，再加上這個人不受控制。他無法忍受一開場的投影片秀，也不喜歡在對方的陪同下參觀工廠，而這些通常都是廠內主管拿來消耗時間的典型作法。貝克似乎喜歡隨處走動。他會一再向員工請教問題，打量他們是否避重就輕。公司主管們很快就發現到他的來訪會帶來嚴重的威脅，工廠若想全身而退，得先採取極端的自救手段才行。

查驗工作的第二天，貝克和他的同事走進一條走廊，那裡離設施裡的敏感區域很遠，是一個他可以暫時放鬆心情的地方。但就在他低頭看著這條光可鑑人的長走廊時，竟發現走廊盡頭有個男的正快步朝他走來。那男的是工廠員工，舉止鬼祟，手裡拎著一只透明的垃圾袋，裡面裝滿紙張和各式各樣的廢棄物，對方腳步匆忙，看起來格外可疑。那男的猛地抬眼撞見貝克，瞬間動也不動。兩人目光緊盯著彼此。

猝然間，那男的轉身就往回走。貝克跟了上去，加快腳步。那名員工也加快步伐，直到兩人開始在日光燈下追逐起來。

「站住！」貝克的微生物學家同事大喊道。但那男的索性拔腿開跑。他往前急奔，兩名調查員追了上去，直到前者猛地推開邊門、衝出走廊，順手將那袋東西丟進樓梯間底下陰暗儲藏區的垃圾堆裡，隨即登上階梯，消失在建物的水泥迷宮中。

緊跟在後的貝克拾回那只袋子，在裡頭找到大約七十五份胰島素產品製造紀錄，全被撕成兩半，但他還是能把其中一些拼合回去，結果愈拼心裡愈擔憂。文件內容披露有很多藥瓶裡都有黑色顆粒，可能是致命的污染物，恐將無法通過目測檢驗。

在優良藥品製造標準下，工廠製作的每份紀錄都必須可供監管機構過目。可是這些文件全被標示上「只供內部使用」。貝克懷疑它們被列為機密一定是有什麼隱情。這些文件裡記載的檢測結果都糟糕到一旦被揭發，工廠勢必得進行成本高昂的內部調查作業，而且每一批產品都得被棄置。

後來那三天，貝克要求沃克哈特的所有主管都把自己的電腦打開，他有這個權限。然後他開始搜找裡面的紀錄。他逐一搜尋，果真找到證據印證這家公司的欺騙行徑。垃圾袋裡的那些紀錄跟他當初懷疑的一樣從未被登錄進公司的正式系統裡，而且被標記在那些紀錄裡的藥物全都已經流向印度和中東地區的病患。貝克還發現這些藥都是在FDA從不知道或從不會去查驗的祕密加工廠裡製造出來的。他一到了那個地方才發現，沃克哈特也曾使用同樣的瑕疵設備在同樣的祕密區域製造美國市場所需的藥物：包括用來治療心律不整的注射性藥劑腺苷（adenosine）。

這個結果對沃克哈特來說自然是災難一場。貝克查驗工作告畢的兩個月後，FDA對這家位在瓦魯吉的工廠進口美國市場的藥物發出限令，該公司的營業損失可能高達一億美元。第二天，沃克哈特的執行長跟不安的投資者進行緊急電話會議，向投資者保證會讓工廠「在一個月內或至多不超出兩個月」脫胎換骨，符合法規。

這家工廠當初乍看之下好像運作完美，設備光可鑑人，煥然如新，製作程序一絲不苟，完全符合標準。但被貝克找到的那些撕毀的紀錄卻戳破了無懈可擊的表面，進入謊言的迷宮，在那裡沒有一樣東西如外表所見。檯面上的紀錄全是假的，藥物是在祕密區域裡製造出來。其中有些還含有肉眼可見、會危及病患性命的污染物。貝克花了五天時間辛苦地將所有文件拼湊起來，心裡不由得懷疑：要是工廠內部有這麼多造假的東西，那到底還有什麼是真的？

PART I

轉換陣地

第一章
遠見之士

◆

二〇〇一年秋末
新澤西州霍普威爾（Hopewell）

迪奈許．塔庫爾（Dinesh S. Thakur）向來一絲不苟。他穿著燙得筆直的卡其褲，白色襯衫上的鈕釦從頭扣到尾，上身是暗色的粗花呢夾克，腳下一雙打得啵亮的平底鞋。他的個子結實，身高一般，有一張圓臉，滿頭濃密的黑髮，深陷的眼窩讓他看起來有點憂鬱。在這寒冷的午後，樹葉正轉黃染紅之際，這位三十三歲的資訊科學家穿過草坡，朝人工湖走去。那裡是必治妥施貴寶製藥公司（Bristol-Myers Squibb，簡稱ＢＭＳ）園區裡大家最愛去的一處地方，員工們不是到那兒去自我醒腦下，就是去那兒暫時逃避過於中規中矩的企業文化，哪怕只是來吃個午餐都好。

但今天，塔庫爾是應一位年長的資深同事要求前來這裡，後者邀他到這兒散個步，討論一個還不是很明朗的工作機會。

必治妥施貴寶的研發中心坐落在這座精心維護的園區內，藏身在那縱橫交錯，綠樹成蔭的住宅街區和宏偉的石砌屋舍後方。警衛亭後面的山坡上，零星點綴著幾棟窗戶完全不透光的低矮水泥建物，還有幾株樹木以每隔一段距離的方式栽植在那裡，環湖的青蔥草地也被精準修剪成宛若條紋狀的綠色地毯。緊急救援柱每隔一百英尺巍然聳立，以備不時之需。行駛在這裡的車子平均時速十五英里，就連湖裡的烏龜都有一條專用的通行道。

井然有序的場地反映出這裡的各項研究一定也是這樣苦心煞費。這個園區裡的科學家所開發出來的都是能擠進全球詞典的藥劑，從治療高膽固醇的 Pravachol® 到預防血栓的 Plavix®（中文商品名：保栓通）都有。早在幾十年前，仍被稱為施貴寶的製藥公司就研發出一種可治療肺結核的抗生素，旗下的科學家們也因此贏得聲譽極高的拉斯克獎（Lasker Award）。必治妥則是在癌症的研究上努力有成。一九八九年，兩家公司合併。九年後，必治妥施貴寶在一場白宮的典禮上獲得美國國家科技創新獎（National Medal of Technology and Innovation）。

必治妥施貴寶的種種努力，都有塔庫爾在其中扮演著小小的先鋒角色。他負責的是一個專門製造機器人的部門，也就是自動化的實驗室幫手，以便讓藥物的檢測工作更為可靠和更有效率。塔庫爾的實驗室裡充斥著各種創新思維。在他旗下有十幾名科學家，屋裡到處都是滑輪、馬達、鐘狀物和操縱桿。常有興致勃勃的大學生輪番上陣幫忙，必要時全程投入。塔庫爾有他自己固定的工作時間，他的工時很長，有時甚至得熬夜監看機器人，畢竟它們必須完美無缺地重複同樣動作，消弭實驗室裡的人為誤差。

但結果經常不盡如人意，而這對製造水平的提升來說實屬平常。遇到這種情形，塔庫爾和他的團隊就會被迫棄置原來的成果，重新再來。不過他們深信公司會把這些失敗視為科學過程裡常態的一部分。說到塔庫爾實驗室裡的作業活動，施貴寶以前有句老廣告詞到現在似乎都還能套用：製造者的榮譽與正直乃是每個產品裡頭最無價的成分。

這份工作需要的是對細節的一絲不苟，所以很適合塔庫爾的個性。他是靠著各種出色的績效評估慢慢爬上來的，其中一次還特定註明他對同儕及上司「很有邏輯、道德和忠誠」。過去六年來，他穩健地爬上這得來不易的位子：資訊科學探索主任（Director, Discovery Informatics）。

此刻的他一如往常地守時，正朝環湖步道走去。他的老同事拉許米．巴博海亞（Rashmi Barbhaiya）正在等他。體格壯碩、滿頭白髮，黑眼圈嚴重的巴博海亞一直都在必治妥施貴寶研發藥物，時間長達二十一年。他有一種令人望而生畏的架勢，是一位八面玲瓏的高級主管。相形之下，塔庫爾顯得保守，甚至有點放不開，而且不擅閒聊。但這個性並不妨礙他在BMS的研發工作，因為那裡鮮少有人懂他的機器人技術到底在做什麼，再不然就是很少有人會找他討論他的工作內容。

這兩人的老家都在印度。塔庫爾曾幫忙巴博海亞的團隊建立起一套自動化的電腦程式系統。至於最近，由於巴博海亞得負責監督BMS對某小型藥廠的收購作業，因此曾委託塔庫爾幫忙轉移和整合數據資料。但今天，巴博海亞打算提供塔庫爾一個他始料未及的工作機會。

他們沿著步道散步，這時巴博海亞丟下了震撼彈，他告訴塔庫爾他要離開BMS和美國，去印度最大一家製藥公司擔任研發主任，也就是專門製造學名藥的蘭伯西實驗室（Ranbaxy Laboratories）。塔庫爾感到驚訝。巴博海亞花了一輩子的時間才在全球頂尖的製藥研究公司登上高位。在BMS，創造新分子已成為他生活的一部分。任何製藥公司若打算研發新藥物，都會想方設法地將失敗率降到最低，而巴博海亞被公認是這方面的專家。

但是巴博海亞現在打算把這一切拋諸腦後，離開美國的原廠藥領域，進入印度的學名藥世界。從名稱來看，工作一樣：藥物研究，但身分的轉變卻是地震級的。BMS世界強調的是創造，蘭伯西世界都在仿製。BMS做的是創新科學，相形之下，蘭伯西只是山寨版工程。可是等到巴博海亞把他的決定說清楚時，塔庫爾的態度就不再那麼存疑了。

在印度，蘭伯西是個傳奇。創辦這家藥廠的辛格家族（Singhs）宛若企業界裡的皇室一樣受到吹捧。身為印度最老字號又最成功的跨國企業之一的蘭伯西，重新改觀了世人對一家印度企業有多少本領的看法。二〇〇一年，蘭伯西的全球銷售量幾近十億美元，進軍美國市場也才短短三年，銷售量便達到一億美元。FDA已經核可它的十幾項藥物申請。蘭伯西在全球各地都有辦公室據點和製造廠，美國也在其中，但是他們的總部設在印度。放眼未來的蘭伯西正砸下重金投資創新的研究，目標是開發出新的分子。巴博海亞會負責提升公司的研發能力，而且幾乎是要從零開始。「你何不跟我一起回去？」他提議道。「這樣你就離你父母比較近，而且也能為自己的國家做點事情。」

這個提議乍聽之下不太合理。BMS曾經資助塔庫爾的進修教育，也就是電腦工程碩士課程。此外他也受過多年的內部培訓，學習到什麼是最佳生產和實驗作業規範。但塔庫爾就像巴博海亞一樣，很清楚腳下的世界正在改變。全球各地學名藥生意正水漲船高。美國有一半的藥物供應是由學名藥：仿製原廠藥的合法生產藥物所構成，而且這數字還在穩定成長中。未來十年內，包括Lipitor® 立普妥和 Plavix® 保栓通在內的數十種受到專利權保護的原廠藥都將到期，意思是學名藥公司就能開始製造和販售美國食品管理局核可的仿製藥。隨著學名藥市場需求的升高，他們的所有工作將很快被重新配置。而在這改變背後的主要驅動因子正是印度本身，這個國家正在迅速成為製藥產業裡的全球玩家。

面對巴博海亞的提議，塔庫爾開始思索它的利與弊，於是有了進一步的看法。在原廠藥的世界裡，目標就是以可能最高的價格製造出可能最好的藥物。原廠藥產業的鼎盛期是在各家藥廠成功推出大名鼎鼎的藥劑，賺取數十億美元厚利的時候。BMS的不吝加薪正反映出這一點，辦公室裡的聖誕派對總是有魚子醬和香檳。BMS甚至有私人直升機專門載送高層往返新澤西州的普林斯頓（Princeton）和康乃狄克州的沃林福德（Wallingford），塔庫爾偶爾也有機會搭乘，每每都嘖嘖稱奇這些高層的通勤方式真是頂級。

但在學名藥的世界裡，文化就完全不同了，因為目標不一樣：製造出所有人都買得起而且到處都買得到的最佳藥物。但這表示你得離開美國，而他已經花了幾十年的時間在這裡打拚出最好的生活。

當年塔庫爾是透過電影才初識美國。大學時期的他是印度海得拉巴（Hyderabad）的工科學生，曾看過幾部經典的電影，譬如《大國民》（*Citizen Kane*）和《亂世佳人》（*Gone with the Wind*）。

大學時，他通過美國研究生入學考試（簡稱GRE），申請了美國的幾個研究所課程，最後拿到新罕布夏大學（University of New Hampshire）的獎學金。在研究生宿舍裡，少數族群的學生很少，他是其中之一。他從沒離開過印度，也從沒見過雪。因此剛到美國新家的他，很是驚豔白山山脈（White Mountains）美麗的山景和新英格蘭古老靜謐的市鎮，每座小鎮竟都有自己的教堂和廣場。那時候只要他有時間，便會開車到阿卡迪亞國家公園（Acadia National Park），而且最愛騎著單車沿著多岩的海岸線馳騁。除此之外，都在鎮日苦讀，為碩士論文做最後的衝刺，後來論文被發表在某期刊上，標題是：〈水溶性和固定化過氧化氫酶：壓力和抑制對動力學和失活的影響〉（*Soluble and Immobilized Catalase: Effect of Pressure and Inhibition on Kinetics and Deactivation*）。

他研究所畢業後沒多久，便受雇於某家生物科技公司，負責自動化實驗室。儘管塔庫爾和他的機器人照片都曾登上這家公司的年度報告，但那位向來不太支持他的主管後來竟跟他說，他缺乏這份工作所必備的天分。於是他轉而投效ＢＭＳ，工作雖然一樣，卻在這裡做得有聲有色。

他在ＢＭＳ一步一步地往上爬，這時他的母親卻擔心他尚未娶親，於是透過親友牽線，拜訪了一位年輕女孩的家長。女孩叫索娜·卡爾楚里（Sonal Kalchuri），個性很愛玩，受過良好教育，有一頭烏黑的長髮和一雙杏仁眼。塔庫爾是在前往孟買的旅途中見到她。接下來的八個月，兩名年輕人開始透過電話聯絡，魚雁往返。

其實在很多方面，他們都南轅北轍。他做事條理成性，她卻非常懶散。他是工作狂，套句她的說法是「工作到連頭髮都不休息」。而她喜歡社交，又愛開趴。不過他們的共同興趣是科學。索娜剛拿到工科的學士學位。他們兩人都愛唱歌。他孩提時，家裡總是充滿音樂。他父母會唱印度斯坦風格的傳統歌曲。多年下來，塔庫爾也培養出絕佳的歌喉，熱愛這種曲調悠揚的即興創作歌曲。他和索娜曾經在傳統的印度斯坦樂團裡一起表演過。

一九九五年他們結了婚，舉辦了一場長達多天的傳統婚禮。兩人全身披滿鮮花。塔庫爾戴著新郎的傳統包頭。索娜全身金飾，雙手用染劑染出精緻的花紋。索娜熱愛社交活動，塔庫爾則覺得社交這種事情很費神。婚後，這對夫妻在紐約錫拉丘茲（Syracuse）安家立戶，塔庫爾又回去工作。但是這轉變對索娜來說很痛苦。二十三歲的她從來沒有離開過家人，如今來到陌生國度裡的她得獨自待在家裡。

儘管如此，她還是到錫拉丘茲大學註冊了電腦工程研究所的課程，最後拿到碩士學位。她在開利公司（Carrier Corporation）找到一份好工作，擔任那裡的軟體工程師。塔庫爾則在BMS繼續穩健地往上爬。一九九九年，他被拔擢為副主任，這也代表他得從錫拉丘茲的辦公室搬到新澤西州霍普威爾的研究機構，那裡離公司的普林斯頓辦公室只有幾英里。這對夫妻找到一間寬敞的屋子，起居室的天花板很高，這一點尤其吸引索娜。他們正在為育兒做準備。

他們的兒子依善（Ishan）是在九一一攻擊後一個禮拜出生。普林斯頓地區受創嚴重。以前普林斯頓樞紐火車站的停車場停滿上班族的車子，他們每天都要通勤一個小時到曼哈頓工作，到了晚上，停車場就空了。但九一一過後，那些車子仍停在原地等候那些再也無法下班回家的通勤客。

雖然依善出生時就碰上那場悲劇，卻為塔庫爾家帶來了歡樂。索娜的母親來他們家待了八個月。塔庫爾的父母也前來拜訪，這還是自他十一年前到美國念研究所以來他父母的首度來訪。而就在他最忙碌的那一陣子，巴博海亞向塔庫爾提議回印度工作。

塔庫爾並沒有把這個提議立刻告訴索娜，而是繼續做BMS的工作，獨自思索這整件事，完全不對外張揚。這一家人又搬家了，這次是搬到新澤西州的貝爾米德（Belle Mead），那裡有比較好的學校，而且離索娜的上班地點比較近。塔庫爾繼續他的在職進修，攻讀電腦工程碩士學位，學費是BMS付的。此外，他也仍然在上最佳生產和實驗作業規範的內部培訓課程。若是要為一家印度的學名藥公司將這一切悉數抛下，感覺有點像是往下坡走。

但是塔庫爾在BMS愈來愈焦躁不安，他知道他已經盡可能地爬到頂點，不會再有什麼晉升的機會，至少短期內是如此。二〇〇二年他趁夏季休假的時候回了一趟印度，順道拜訪蘭伯西位在古爾崗（Gurgaon）的研發中心。他對該公司的喧鬧忙碌與未來潛力印象深刻。在那裡，他將有更多的自由和權限。這份工作感覺很棒。令他驚訝的是，索娜也很感興趣。她想念她的家人，很想回家。於是他們決定試試看。

塔庫爾著手召募他在BMS團隊裡的幾名成員。他的軟體工程師同事凡卡．斯瓦米納坦（Venkat Swaminathan）認為這提議不錯。如果蘭伯西真的打算開發新藥，將會是一個難得的生涯轉換點，再也不用受BMS官僚的處處掣肘。迪奈許．卡斯杜里爾（Dinesh Kasthuril）也很感興趣。雖然他熱愛目前的工作，而且有BMS資助他到沃頓商學院（Wharton business school）就讀，但是他甚為佩服蘭伯西想嘗試開發新藥的雄心壯志。雖然他們都在印度出生，但從來沒在國內工作過。這三位都想為祖國的崛起貢獻一己之力，將她推上世界的舞台。「很大一部分是出自於熱血。」卡斯杜里爾這樣回憶道。

他們不約而同的看法更是加深了索娜對於這次舉家搬遷的自信。她覺得她這個小家庭會有友誼的支持。這三位同事都認定自己正在展開一場至關重要的冒險：協助一家致力於研發的印度公司站穩腳步，而它終將成為二十一世紀的輝瑞藥廠。就連卡斯杜里爾被他BMS的老闆勸說不要離職時，他也依舊認定迪奈許．塔庫爾比多數人都來得「有遠見」。

但其實早在他們前往印度任職的三個之前，塔庫爾才剛達成一個他期待已久的里程碑：終於成為美國公民，這件事令他引以為傲到甚至將它標註在個人簡歷的最頂端。不過那個時候，他和他的兩個同事已經決定離職。

第二章
淘金熱

◆

二〇〇二年八月十七日
印度新德里（New Delhi）

在迪奈許．塔庫爾抵達蘭伯西的前一年，就在某個悶熱的日子裡，該公司的某位高層在英迪拉甘地國際機場（Indira Gandhi International Airport）登上了班機，飛往新澤西州的紐瓦克（Newark）。某員工回憶道，他當時「火速」離開辦公室，只為了趕上那架飛行時間幾乎長達十六小時的班機。

他的任務是最高機密，行李裡面有五本活頁夾，每本都厚達三英寸，裡頭有大筆的數據資料。簡易新藥申請書（Abbreviated New Drug Application，簡稱ＡＮＤＡ）所附的關鍵文件就在這裡面，即將被提交給ＦＤＡ。一旦申請下來，套句產業裡的術語，它就是一個「金鐘罩」了。

但這不是普通的金鐘罩。這位高層攜帶的這份案卷可能是學名藥世界裡獲利最高的那種：這家公司要利用裡頭的數據資料，來申請製造這世上有史以來最暢銷的原廠藥立普妥，在美國第一次上市的仿製版學名藥。立普妥向來是輝瑞藥廠口中自誇的膽固醇剋星，也是華爾街分析師口中所謂「斯達汀類的蘇丹王」（the Sultan of Statins）。裡頭的分子：阿托伐他汀鈣（atorvastatin calcium），是曾經贏得諾貝爾獎的科學成果衍生品，在輝瑞藥廠的行銷加持下成為全球第一個一年賺進一百億美元的金雞母藥物。

要是大家知道蘭伯西那位高層的任務是什麼，相信美國有不少人——包括病患們的代言人、國會成員，以及一千一百萬名需要靠立普妥來降低膽固醇的美國人——都會額手稱慶他的到來。看來在美國境內的每個人都想要有便宜版的同款藥物。州政府和聯邦政府的預算快要被天文數字般的藥物成本壓垮。雖然原廠藥立普妥的價格比它的競爭對手便宜，但很多沒買保險又倚賴它救命的美國人每年還是得支出八百美元。哪怕是有買保險的美國人，所付的共付額（copays）也是筆不小的數目。

理論上，蘭伯西那幾本活頁夾裡的申請內容能夠解決這個問題。它的數據資料顯示，蘭伯西版的藥物也能在血液裡達到類似輝瑞原廠藥的吸收效果，而且也使用同樣的活性成分：阿托伐他汀鈣分子。如果申請書裡的所有宣稱都是真的，那麼蘭伯西版的藥物對美國的病人來說將會是天賜好禮。

在紐瓦克機場，太陽才正升起，一部等候中的車輛隨即將那位先生迅速載離機場，前往蘭伯西位在美國的企業總部：新澤西州普林斯頓大學東路六百號。在那裡，由艾卜哈．潘特（Abha Pant）領軍的法規團隊立刻投入工作，將五本活頁夾裡的重要文件與其他必要的文書作業加以整合。艾卜哈是這家公司的忠貞分子，也是唯一一位爬上蘭伯西高層的女性。

到了晚上，準備提交給FDA的文件已經完成最後版本。它總共有十七冊，總頁數超過七千五百頁。這個金鐘罩囊括了四種不同劑量強度，蘭伯西計畫在北印度喜馬偕爾省（Himachal Pradesh）帕奧恩塔薩希布（Paonta Sahib）的工廠進行製造和包裝。這份申請書會交給一位夜間快遞員，第二天早上送抵FDA位在馬里蘭州洛克維爾市（Rockville, Maryland）的園區，在那裡它被蓋了一個戳記：「二〇〇二年八月十九日收訖」。

但不管是潘特還是她的同事都還是不放心，因為他們不知道自己是不是第一家提交申請書的公司。這一點非常重要。因為第一家提出申請的公司如果被核可，就能在別家公司投入市場之前先享有六個月的學名藥獨家銷售權。有傳言說學名藥公司梯瓦（Teva）已經提出申請。也有人說山德士（Sandoz）、邁蘭（Mylan）和巴爾（Barr）等公司已經在做臨床試驗。日子一天一天過去，然後是一個禮拜接一個禮拜過去，市場上卻寂靜得可怕。

在FDA內部，蘭伯西所遞交的申請書……該公司未來的奠基石，計畫在二〇一五年前達到十億美元的銷售額，已被編列為簡易新藥申請書第76-477號。蘭伯西的高層們都在屏息等待。

輝瑞藥廠的資深專利律師傑弗列．邁爾斯（Jeffrey Myers）是在曼哈頓中城區東四十二街公司總部的辦公室裡，得知有一家學名藥公司提出申請，打算製造仿製版的立普妥。這份申請書裡有一份對立普妥專利權火力全開的質疑書，亦即所謂的「第四類聲明」（paragraph IV certification）。原本坐在位子上的邁爾斯立刻直起身子。當時立普妥已經上市五年，要到二〇一一年專利權才到期。

邁爾斯向來清楚輝瑞無時無刻都得面對專利權的挑戰，但這一次特別吸引他的注意。「我們之前沒收到任何預警。」他回憶道。

邁爾斯當然曉得這一天遲早會到來，只是他以為挑戰他們的應該是一家聲譽卓越的學名藥公司，譬如邁蘭或山德士。他經常跟這幾家公司的同業朋友定期聚餐。而這是生平第一次有印度公司打算挑戰他們的專利權，而且還幾乎名不見經傳。對他來說，這個行動就像是一個海盜正要爬上他的遠洋貨輪那般嚴重。

他細看蘭伯西質疑書裡的細則，竟被他抓出一個問題。這個藥物必須是一樣的劑型。立普妥是以藥片形式在販售，但蘭伯西提出申請的卻是膠囊形式，活像那家公司的化學師從來沒見過原廠藥似的。此外對方也提議要以不同的分子形式進行製作，以無定形分子取代結晶分子。邁爾斯很清楚這是種花招，因為輝瑞的科學家們多年來一直想製作出無定形版的藥劑，卻屢次失敗，因為這種藥會變得高度不穩定。

立普妥其實無法被輕易複製。它是靠一整個科學團隊研製出配方，再交由業界最厲害的行銷專家處理上市計畫，然後還有一個深諳它精妙之處與難度所在的製造團隊。自從一九九八年以來，立普妥的所有活性成分都是由愛爾蘭科克郡輝瑞藥廠的三大廠區在供應。輝瑞當初本來以為頂多只需要生產五十公噸的活性成分，但新藥才上市五年，這數字就成長了四倍，變成兩百公噸。

靈鄂斯杰地製造廠（Ringaskiddy）坐落在一處占地兩百英畝的園區內，一天二十四小時運轉，奉行「品質至上」的文化，意思是以近乎零瑕疵的作業方式進行生產。它的員工必須固定受訓來「守護輝瑞品質」，這句話被當成標語掛在牆上，時時警惕他們。

立普妥就像天色灰濛的風景難以捉摸，但是靈鄂斯杰地製造廠已經開發出一套零故障的製造系統。「這雖然難搞，但我們知道怎麼擺平它，」輝瑞的生物製藥生產部副總保羅．達菲博士（Paul Duffy）說道。「當你跟某樣東西共事了二十年，它就會跟你的小貝比一樣，你自然能摸透它的心情。」

在紐約，擁有康乃爾大學化學博士學位的邁爾斯律師，懷疑蘭伯西的化學家們面對的是一個他們幾乎不太了解和甚至可能製造不出來的藥物。這情況令他對眼前這場仗頓時莫名地興奮起來，「我的使命就是阻止他們。」

你會怎麼看待蘭伯西這家公司？這得視你當時的位子坐在哪裡而定。而坐在輝瑞藥廠曼哈頓中城區辦公室裡的邁爾斯當時看到的是，「一旦你降到跟蘭伯西一樣的水平，就得開始跟食物鏈的底層一起在水裡游。」但是從很多方面來看，這是新興競爭者的市場。原廠藥產業的志得意滿正在被突然湧現的學名藥產業從底下慢慢侵蝕，而且後者又向來得到公眾和政客的支持。蘭伯西正在努力爭取製造仿製版立普妥的新聞一公開，就有CNN的工商記者把它評為「小蝦米對抗大鯨魚的經典戲碼：輝瑞藥廠的營業額是小號挑戰者的五十倍左右。」

一九八四年以前，蘭伯西所在的那個世界根本無從挑戰輝瑞，因為沒有清楚的路徑供學名藥在美國境內獲得核准。當年在FDA的管制下，就算某藥物的專利已經到期，學名藥公司還是需要反覆進行大量的昂貴臨床試驗，哪怕這種藥的安全性和有效性已經被原廠藥公司證明過。

當時一位以正義自居、喜歡扮演受壓迫者角色，名叫威廉．哈達德（William F. Haddad）的記者挺身著手改變現況。根據他一位同事的說法，哈達德身上有一種「特別的腺體專門製造宣傳，而非汗水」，哈達德成了一個精通媒體的學名藥擁護者。起初他擔任參議員埃斯帝斯．凱弗維爾（Estes Kefauver）（田納西州民主黨）的助理，後者是參議院反托辣斯和反壟斷小組委員會的主席，致力於消費者權益的保護，對抗製藥業。凱弗維爾曾告訴哈達德，疑似有輝瑞藥廠領軍下的企業聯盟妄想控制拉丁美洲的四環黴素抗生素價格。一九六三年凱弗維爾過世後，哈達德幫《紐約先驅論壇報》（*New York Herald Tribune*）寫了一系列引人注目的報導，披露這種價格壟斷聯盟的存在。

哈達德後來離開新聞業，在一家不太起眼的學名藥製藥業公會裡當會長。他帶領著一小群支持者遊說國會幫FDA打造出清楚的學名藥核准流程。原廠藥公司在政治上「已經控制住每條路徑」，他曾這樣回憶道。哈達德和他的團體只能流連國會走廊，試圖將他們的論點告訴少數願意駐足傾聽的人。

一九八〇年代初期終於出現轉機，當時哈達德有機會跟參議員歐林．哈奇（Orrin Hatch）談話，後者是一位保守的猶他州共和黨員。他本來以為這位參議員一定比較偏袒大藥廠，沒想到哈奇竟然很專心而且很感興趣地聽他說完。在兩小時的會談裡，哈達德跟參議員解釋，市面上有一百五十幾種藥物的專利權已經到期，可是原廠藥完全沒有對手，因為學名藥根本沒有管道可以獲得FDA的核准。因此美國人在買藥的支出費用上被迫付出更多。「當時他像個地方檢察官一樣不斷詢問我問題。」哈達德回憶道。

那次談話過後，又過了幾天，哈奇竟打電話給他，這令他大吃一驚。哈奇跟他說：「我覺得你可能是對的。」這位參議員跟來自加州的國會議員亨利．韋克斯曼（Henry Waxman）聯手向大藥廠的執行長們施壓，要他們達成協議，草擬出法案，在FDA裡建立一條科學性途徑供學名藥核准上市。從此學名藥公司不用再像原廠藥公司那樣得做昂貴的長期臨床試驗來重複證明藥物的安全性和有效性，只要進行數量有限的測試來證明他們的藥劑具有生體相等性，會在體內產生類似藥效，再取得FDA的核准。

但是還有另一個大難題。審議期間，某學名藥的高層把哈達德拉到角落問他：「我問你，要是我提起訴訟贏了，我可以得到什麼？」所以到底得靠什麼誘因才能讓開發學名藥的公司就算得付出先期成本，甚至必須和決心捍衛專利權的原廠藥公司對薄公堂，搞不好會弄到兩敗俱傷，但仍然會義無反顧地去做？

而這個問題的解方：先申請主義（first-to-file，簡稱FTF），徹底改變了整個學名藥產業。這個解方就是准許第一家向FDA提出學名藥申請的公司收割厚利，在其他學名藥競爭者加入市場，藥價暴跌之前，以近乎原廠藥的原價獨家販售學名藥六個月。所以能不能搶到頭香就成了你要嘛大賺一筆、要嘛只能謀生糊口的差別所在。

藥價競爭與專利期補償法案（The Drug Price Competition and Patent Term Restoration Act），也就是有名的哈奇－韋克斯曼法案（Hatch-Waxman），於一九八四年以三百六十二票對零票在美國參議院無異議地一致通過。雖然這對學名藥製藥公司來說是一大勝利，但也幫忙原廠藥公司多延長了幾年的專利期。雷根總統（Ronald Reagon）在同年九月的玫瑰花園（Rose Garden）典禮上簽署這個法令。他標榜低價藥物的好處，並在大笑聲中告訴在場群眾，「在我們的社會裡，老年人比其他年齡層更需要藥物。我跟某當局談過這一點。」

哈奇—韋克斯曼法案「的確啟動了學名藥產業，」哈達德說道。「這給了它一個立足點、一個基礎根據，也讓各藥廠有了成長的契機，更大幅降低了藥價。」

而且顯然也讓學名藥公司一上場就能賺進大把鈔票。於是法案生效當天，各家藥廠都派出「裝滿ANDA的聯結貨櫃車」前往FDA，一位前任FDA官員這樣回憶道。「法案生效的第一個月，我們就收到一千份申請書。那個競標的量再加上誰都可能是先申請主義的頭獎得主，完全凸顯出學名藥藥廠就像是『一個你可以把原料丟進混合桶裡，再轉動水龍頭，就會有黃金流出來的地方』，FDA最早期的其中一位學名藥負責人馬文・賽飛博士（Marvin Seife）曾這樣說道。

在學名藥公司裡，先申請主義的誘因引燃熱潮。「其他事情不再重要，」蘭伯西的前任全球智慧財產權資深副總傑依・德斯穆克（Jay Deshmukh）這樣說道。決定勝負的關鍵不只在於你是哪一天把申請書送抵FDA位在馬里蘭州洛克維爾市園區裡的學名藥總部，而在於那天你交件的順序是排第幾。「所以每一分鐘都很重要。」德斯穆克說道。

隨著競爭的加劇，等候這件事也開始互別苗頭。在專利權到期之前，常見到有學名藥公司的主管睡在FDA停車場的自家車子裡過夜，只為了趕在FDA辦公室開門的那一瞬間，第一個搶進大門交件。因此停車場每隔一段時間就會有帳篷雨後春筍地冒出來，這些主管每次一住進帳篷就是好幾個禮拜。有些人甚至會付錢找人到停車場代客排隊。梯瓦公司就在附近訂了飯店房間好讓員工通宵達旦地輪班排隊。

二〇〇二年十二月二十三日一個清朗寒冽的晚上，只剩兩天就要聖誕節，FDA停車場很是擁擠。FDA提早幾個小時關門。但來自四家不同學名藥公司：蘭伯西、梯瓦、邁蘭和巴爾的代表都在排隊等候，他們為了取暖，只能不停跺腳搓手。蘭伯西派出了兩名最可靠的職員和一輛加長型豪華轎車，好讓他們可以輪流上車睡覺和排隊等候。

大家都只有一個目標：趕在FDA第二天早上開門的時候，搶先第一個走進去。他們都帶來了Provigil®（中文商品名：普衛醒錠）仿製版學名藥的製造申請書。普衛醒錠是由瑟法隆藥廠（Cephalon）製造，可用來對抗日間嗜睡的問題。任何一家學名藥公司只要搶在第一個提出申請，淘金夢便能成真。

天色漸漸變亮，蘭伯西的一名主管排在隊伍最前面做好準備。但就在門打開的那一瞬間，邁蘭公司一名體形嬌小的女性員工突然從他旁邊擠進去，衝進門內，伸手搶到大家覬覦的時間戳記章，二話不說地蓋在文件上，代表第一個送件的是她的藥廠。

回到蘭伯西的總部辦公室，美國法規事務主任艾卜哈．潘特只好自我安慰排到第二位也不錯，還不算徹底失敗，因為搶得頭香不代表成功奪標。唯有被認定是「實質上完整」的申請書，FDA才會接受。這是為了防範學名藥公司為了搶第一而先丟出一份不夠完善的申請書來占位，再趁審核期間趕緊想出如何實際製作出那種藥物。所以潘特並未放棄希望。第二名一樣有機會。她等著那家搶到頭香的藥廠中箭落馬。

FDA想盡辦法阻止宿營排隊的問題。二〇〇三年七月，該機關修正了規定，任何藥廠只要在某約定日送達申請書，都有機會享有六個月的獨家販售權。在書面說明裡，FDA特別提到：

最近有過幾次多位ANDA申請人或代表，因試圖搶先提交專利權的質疑書而在外面排隊的例子，甚至也在FDA建物旁邊進行短則一天、長則超過三個禮拜的宿營。地主們考量到責任、保障和安全的問題，決定禁止申請人在申請書的可能提交日之前在此排隊等候。

雖然共同分享獨家販售權的吸引力稍遜，但先申請主義對學名藥公司來說仍是最有利潤的市場機會。

對蘭伯西而言，藥物申請對它的策略計畫來說仍屬重要，甚至被暱稱為「神鳥級願景」（Garuda Vision），而這名稱源於對空中翱翔的印度教神鳥的崇拜。為了避免員工忘記公司的目標，新澤西州辦公室的牆上甚至掛了一幅裱框的海報，大標題是「二〇一五年策略」，上面第一個要點就是那排「美國：二〇一五年前打造出十億美元的永續獲利事業」底下的粗體字「一年一度重大的FTF申請案件」。誠如曾當過蘭伯西執行長的達溫德．辛格．布拉（Davinder Singh Brar）在公司贊助的一本書裡所做的解釋，十億美元的夢想是一個「願景……令員工個個癢在心裡。」

在蘭伯西，「先申請主義」的申請作業監督責任落在傑依．德斯穆克的肩上。這位性好嘲諷、身材精瘦的律師專精智慧財產權。先回到一九九八年，當時他還是辛辛那提市（Cincinnati）

一個百般無聊的年輕律師，剛好在《專利與商標局協會誌》（*Journal of the Patent and Trademark Office Society*）上看到一則令人意外的徵才廣告。蘭伯西想聘用一位專利權律師。「我從來沒看過有哪家印度公司在找專利權律師的。」德斯穆克回憶道。於是他一時衝動下就去申請了。

在印度出生的德斯穆克同時也是個受過專業培訓的化學工程師，很是好奇自己為蘭伯西效命的前景是什麼，尤其在和那位想法很有願景的總經理帕溫德．辛格博士（Parvinder Singh）談過之後。他發現這位博士「極度聰明而且風度翩翩」。德斯穆克最後獲聘，薪水翻倍。他把他的家人重新安頓在新澤西州的普林斯頓。雖然這看起來是機會絕佳的事業異動，但更重要的一點是，他把這份工作當成一種「回鄉之舉，為祖國印度貢獻一己之力。」

可是對印度企業文化所知甚少的他，立刻發現自己陷在「家長制」的環境裡，「你的老闆就是你的老子，他說了算。」德斯穆克沒多久便跟他的上司不時針鋒相對。加入這家公司還不到一年，他便要求面見帕溫德，請他改成可以直接對執行長布拉報告。帕溫德同意了。也因為這層關係，德斯穆克鞏固了他在公司裡的未來地位，因為布拉一年後便當上蘭伯西的總經理。當初就是他鼓勵德斯穆克鎖定立普妥的仿製學名藥。

在公司內部，立普妥的探索作業絕非一般商業探索而已。「這個藥物的誘惑力令你難以抵擋，就像有個美豔的裸體女郎，但又不是你的老婆，」德斯穆克說道。「一般人都很難抗拒，我們又怎麼抗拒得了？」

二〇〇二年十月九日，幾乎就在蘭伯西遞交編號 76-477 簡易新藥申請書的兩個月後，FDA打破沉默，先是打了通電話，然後寫了封正式信函：蘭伯西確實是第一家提交申請書的廠商，所以我們正在評估它所申請製造的阿托伐他汀，亦即該公司仿製立普妥的學名藥。

這則消息令蘭伯西的內部歡欣鼓舞。在蘭伯西提出申請之後，FDA的停車場又空盪盪了起來，因為這家公司現在遠遠超越其他對手。如今有了一條路可以獲取史上最大的學名藥頭獎了。但是難關還沒過完。因為首先得讓FDA監管機構認定檔案裡的科學內容具有價值才行。蘭伯西的數據資料必須令FDA滿意，證明它的立普妥學名藥會在病患的血液裡釋出等量的活性成分。然後接下來，蘭伯西還得熬過輝瑞藥廠那幾位多年來始終成功捍衛自己原廠藥專利權的律師輪番的火力攻擊。蘭伯西得在腳步上小心跟著世上最主流的藥物市場走，挺過各種縝密的監督。

理論上，所有公司都得遵守那套嚴格的優良藥品製造標準。但是對比較強調利潤而非品質的公司來說，有很多手段或者說一些捷徑可以臨時湊合一下。德斯穆克承認先申請主義的這個誘因會創造出一種類似「美國蠻荒西部」的環境，而在這樣的環境裡，各家公司不只想成為第一個申請者，也會不計任何代價地保護那些申請案件。想當第一且始終保持第一的這股動力，給蘭伯西帶來了赤裸裸的兩難選擇，而這就發生在迪奈許．塔庫爾到公司上任的前幾個月。

二〇〇三年五月，蘭伯西的高層們齊聚佛州博卡雷頓（Boca Raton）某飯店的會議室裡，而這本來是一場細節具體的營運會議。頭上包著完美頭巾的執行長布拉親自主持。挖角塔庫爾的研發主任巴博海亞也有參加。公司總經理布萊恩．譚彼斯（Brian Tempest）也有與會。但他們的討論內容很快被某個主題淹沒，而這主題曾透過電子郵件不斷來來回回地討論過，甚至因此製作出一份受到嚴密保護的報告，內容僅限當天在場人士閱讀。

三個月前，這家公司在美國市場推出Sotret（譯註，沒有中文藥名），它是仿羅氏藥廠（Roche）專治青春痘的原廠藥Accutane®（中文商品名：羅可坦膠囊）所做出的學名藥。對美國病患來說，由於是首度可以用低廉的價格買到青春痘特效藥，Sotret的市場占有率立刻大增，並促使蘭伯西朝更大的目標邁出關鍵的另一大步，在未來十年內達成五十億美元的全球營業額。

不過其實早在這個會議的幾天前，蘭伯西的高層們就暫時中止了Sotret的上市作業。他們告訴美國的監管機構，是因為看到四十毫克裝膠囊的溶解速度有「下降趨勢」，所以從市場上暫時撤回三大批藥物，直到找出原因為止。但這是謊言。他們對Sotret所做的隨機試驗顯示，這個配方是失敗的。依照FDA的規定，這家公司這時只有一個選擇：向監管機構自揭真相，召回市場上的Sotret，回到實驗室裡重組藥物，直到有藥效為止。

但除非還有另一個選擇。「去把馬利克找來，」布拉不客氣地說道，怒目瞪著副手們。其中一位聽命地從會議室裡忙不迭地出來。拉吉夫·馬利克（Rajiv Malik）是一位老謀深算的化學工藝師（process chemist），也是蘭伯西製劑開發和法規事務的負責人，被同事們視為學名藥世界裡的偉大魔法師。他的逆向工程技術（reverse engineering）出類拔萃，似乎很懂得怎麼把東西變來變去。所以要是這個問題有逃脫的方法，他一定想得到。

但是那一天，向來談笑風生、十八年來幾進幾出這家公司的馬利克竟然一臉不安地走進會議室。當初是馬利克帶領實驗室團隊致力於Sotret的研發，如今他的同僚們也希望靠他來盡快解決掉這問題，他感覺得到他們的不耐。

「這不是一個很快就能解決的問題。」他告訴這群人。「我沒有魔法棒。」

然後馬利克在這群看來氣餒的蘭伯西同僚面前，重新細數當初在他監督下Sotret的研發過程所歷經的種種疑難雜症。儘管昂貴的實驗室作業進行了五年多，蘭伯西的化學家們始終沒辦法讓藥物正確地溶解。因為這是一種懸浮形式的軟凝膠產品，要控制粒子尺寸是相當困難的。

但為了得到FDA的核准，那幾批用來測試的藥物是在受控的環境下所製造出來的，才能像原廠藥那樣發揮出足夠的藥效。不過若是提高產能，讓批量製造達到商業化規模，雜質含量便會急劇上升，使藥物無法正確溶解。馬利克提出了一個有待驗證的假設：當軟凝膠暴露在空氣中時，會釋出一種足以影響溶解的反應。這得花點時間來找出解方。在這期間，他們需要停止販售這種藥物。

「我不知道得花多久才能讓Sotret再上市販售。」他告訴高層們。

他沒有提到那件在場人士早已知道的事情，那就是就算製劑配方完美，這種藥還是一樣很危險。FDA有要求過標籤上必須以「黑框」警示病患，若是懷孕期間服用，可能導致胎兒嚴重的先天性缺陷或流產，或者可能害服用者出現自殺傾向，而服用這種藥物的患者多半是青少年。自從美國某國會議員的兒子因服用原廠版的這種藥物而自殺之後，就成了某場國會聽證會的主題。為防範藥物濫用，監管機構要求只要這種藥物有出售、到期或銷毀，都得回報。因為它具有危險性，所以必須小心為上，作業完全透明才行。

在這種情況下，FDA一定會按法規要求蘭伯西高層下令撤回市場上的藥物，暫時停止製造，直到將缺失處補救完成。但是會議室裡如火如荼的討論卻一再回到商業壓力這個話題上。如果公司這次漏接了球，就會有對手伺機跟在後面推出學名藥。所以這款藥物若是不上市，就會傷到利潤。

馬利克環顧會議桌。按他後來的說法，他看到的是心態「不理性」的同僚們。環坐在會議桌上的高層們面對的是赤裸裸的兩難選擇。停止銷售產品，等於放棄公司的財務目標。但如果是在隱瞞監管單位的情況下繼續推動，則會危害病人、違反FDA法規。

最後利潤派贏了。他們選擇繼續推動產品上市，對監管機構隱瞞實情，哪怕是在他們重回實驗室尋找解方的那段期間。幾年過後，布拉聲稱自己並不具體記得博卡雷頓的那次會議內容，但又說自己在蘭伯西的任職期間，「從來沒有在任何地方和任何時間聽到有任何主管說過，為了縮短上市的時間，我們得在過程和程序上抄近路。」他還補充說，反而是「我們一直很擔心會犯了什麼美國市場的大忌。公司內部一直很戒慎恐懼。」

但是那場Sotret會議過後沒多久，高層們就在一份標題是〈Sotret調查報告〉（Sotret—Investigation Report）的文件裡留下了青春痘特效藥品質有瑕疵的紀錄，被法規事務副總艾卜哈・潘特歸檔在新澤西州總部她的辦公室裡，文件封面的粗體字寫的是「**不可以交給**FDA」。

第三章
富人的貧民窟

◆

二〇〇三年八月
印度古爾崗

若是說全球化可以有個總部，那麼它很可能坐落在古爾崗。這是全球財富世界五百大公司致力於委外所建立起來的一座城市。古爾崗位在新德里西南邊十八英里外的地方。二十年前，它還只是一座很冷清的務農小鎮，四周森林環繞，依傍在美麗的阿拉瓦利山脈（Aravalli mountain range）的山腳下。當年全球的跨國公司考慮把後勤部門搬到印度時，開發商就嗅到了商機。於是田野間蓋起一棟接一棟的高樓大廈。接著被取名為數碼城市（Cyber City）和高爾夫球場（Golf Course）的馬路也一條條地鋪設出來。古爾崗在短時間內就成為眾所皆知的「千禧年之都」（Millennium City）。

它的天際線被全球的資本主義烙了印：埃森哲管理諮詢公司（Accenture）、摩托羅拉電信裝置製造商（Motorola）、IBM、惠普資訊科技公司（Hewlett-Packard）以及其他許多公司都將它們的商標掛上剛購得的大樓的外牆上。成千上萬的人與車子以及數不清的購物廣場在哈里亞納省都市發展管理局（Haryana Urban Development Authority）的鼓勵下跟著進來。不過這個發展管理局好像除了歡迎開發商之外，從沒提出過什麼都市計畫。蘭伯西也在這裡建立起自己的研究總部，就位在一處有警衛駐守的美麗園區內。

在古爾崗鼎沸的建築熱潮中，鮮少有什麼限建規定，至於基礎設施也是少得可憐。事後才東補西填的淨水廠、下水道、地鐵車站和輸電設備都趕不上需求。企業裡的外僑和那些有錢的員工面對的是不足的水資源和電力。後者多半得靠他們用高得離譜的價格私下購得，而且還是用柴油發電機，這對早已污染的空氣來說更是雪上加霜。

市公車行駛在崎嶇不平、塞滿車子的街道上，驢子和豬隻就大搖大擺地行走在車縫間。官員估算，水位暴跌的地下水將在二十年內完全枯竭的部分原因，出在私人住宅和有水資源需求的企業鑽了太多自流井。印度本來打算拿古爾崗來展現這個國家在二十一世紀的核心地位。結果反而被BBC譏為是「富人的貧民窟」。

但對這些企業和他們的員工來說，它還是一個值得來的地方。二〇〇三年夏天，塔庫爾在一棟獨門獨戶的屋子裡安頓下來，屋外有個小小的警衛亭，夜間有警衛站崗。他們那一戶的住址完全反映出古爾崗誇張的開發順序：他們住在「第一階段」區（Phase 1），也就是古爾崗最早建設的地方。房子外面有鋪植草皮，屋裡是白色磁磚，還有高雅的娛樂室。要是古爾崗負荷過重的輸電網突然斷電，也能立刻啟動自家的柴油發電機。塔庫爾在地下室布置好一間居家辦公室，緊臨依善的遊戲區，小男孩在遊戲區裡看小博士邦尼（Barney）和超級紅卜卜（Clifford）影片時，塔庫爾就在旁邊加班度過整個周末。

因為塔庫爾是印裔的外國公民，所以一來到這個國家，就得先跟當地警局報備登記，於是他很配合地去了那棟老舊的古爾崗警察局一趟。可是當塔庫爾向那裡的警官解釋他是應簽證的要求才來這裡報到時，對方表情卻一頭霧水。塔庫爾決心好好教育他們確實執法，於是回家印出相關表格，再回去警察局跟他們解釋清楚。他認真地依法作業，幾乎耗掉他一整天的時間。

事後他帶著新的表格離開警局，表格內容都已經填妥，很多地方也都簽了名，他還把它護貝起來，以免下次還得再回來一趟。在印度，文書作業似乎是一種用來預防混亂的手段，但也是造成混亂的源頭。「我們製造出大量文件，以防明天萬一發生什麼事，至少還有檔案可循。」後來的塔庫爾曾這樣在心裡默想道。「這是很棒的機制，可以在你採取任何行動時可用來證明你的正當性，它一定會歸檔在某個地方。」

塔庫爾對於住在印度可能面臨的挑戰，其實並沒有那麼天真。不過他下定決心絕不為了對付挑戰而在道德價值上做出屈服，哪怕所身處的這個國家總是靠祕密協商以及私下的現金交易來支配許多互動行為，所以他還是一樣中規中矩地辦事。塔庫爾全神貫注在蘭伯西的工作上，自信印度私人企業的營運作業不會跟那些腐敗和貪婪的公家機關一樣。而且他相信企業界對效率的重視將有助於提升印度，往二十一世紀邁進。

機車、卡車、計程車和機動人力車在古爾崗的大街梅勞利—古爾崗路上（Mehrauli-Gurgaon Road）呼嘯來去。路旁不時有驢子拉著水果車慢慢前進，再不然就是迷路的山羊和水牛。數以百計的窮人住在路邊破舊的油布篷底下。

蘭伯西的主要研發中心就坐落在警衛亭和滑門後方的一條小路深處。入口通道的兩旁栽種著無懈可擊的灌木和花花草草。大門裡面，公司前任總經理帕溫德．辛格的一幅肖像就掛在光可鑑人的磁磚地板上方。他四年前死於癌症，享年五十六歲。肖像裡留著白色鬍鬚的帕溫德兩手交疊地坐在豪華的紅色布幕下方，頭上裹著白色的錫克教頭巾，暗色西裝的胸前口袋塞了一條顏色相稱的手帕，面帶笑容、表情安詳，彷彿正在監看和祝福這裡的運作。印度的新聞界稱這家公司的創辦人之子帕溫德，是「預見明天的煉金術士」。在他的領導下，蘭伯西終於晉升全球企業。塔庫爾的這個工作機會就是在這樣的轉型下被創造出來的。

塔庫爾是蘭伯西的研究資訊和全球項目組合管理主任，其職責就是為迅速成長的全球管道建立起井然的秩序，並予以透明化。他是資訊架構師，希望能為公司的數據資料建構起完整的骨架。這個專為他量身打造的新職務，使他一躍而成公司裡少數能清楚掌握遠在天邊的全球各地市場的高層之一。他全心投入工作，並雇用了六個人，讓他們接受項目組合管理的訓練，並研發出一套複雜的 Excel 試算表來繪製出這家公司在世界各地的製藥進度地圖。

塔庫爾經常在同事下班後，仍留在辦公室裡加班。有時候到了晚上，家裡的司機維杰．庫馬（Vijay Kumar）會載索娜和小依善過來接還在公司加班的塔庫爾下班回家。這個正在學步的孩子會在父親辦公室的白板上胡亂塗鴉，或者在空盪盪的走廊開心地跑來跑去，然後全家人再一起坐車回去。

雖然司機維杰每天都得把車開上梅勞利－古爾崗路，但還是會設法盡快駛離它。因為這條路的路況很糟，而紊亂的交通更是雪上加霜。車輛流動時，幾乎沒有任何管制，交通號誌又少得可憐，路旁豎立的交通標識被視而不見，所謂的車道只是僅供參考，少有人認真遵守。到了晚上，路面坑坑洞洞、路燈照明不佳、路上還有水牛閒逛，使得這條大馬路變得十分危險。

維杰是在去年夏天才初識塔庫爾，他的這位老闆當時是來蘭伯西面試。二十出頭的維杰原本在計程車車行工作，被派去當塔庫爾的司機。塔庫爾對他的沉默寡言、認真負責的態度，以及在古爾崗可怕的車陣裡游刃有餘的駕駛技術印象深刻。於是塔庫爾再次回到印度時，便雇用維杰擔任家庭司機，這對這位老家是務農為生的年輕人來說等於是跨出了一大步。

一天深夜，也就是維杰受雇為私人司機的幾個月過後，他從蘭伯西接了塔庫爾，再開回梅勞利—古爾崗路。當時大街幽暗，機車和卡車在他們四周飛快呼嘯。突然間，前方車子一輛接一輛地急轉彎，似乎想閃避路上的垃圾。可是當維杰駛近時，才發現原來地上躺了一個男的，動也不動。

維杰就像其他多數駕駛人一樣，認為最聰明又最安全的方法就是視而不見。可是正當其他車輛都轉向繞開地上那個男的時候，塔庫爾竟叫他停到路旁。維杰拜託他別停車，但是塔庫爾拒絕。他要維杰開到路肩，跟他一起下車。他們橫跨昏暗的馬路，閃躲來往車輛，好不容易走到那個人旁邊，原來對方還活著，只是喝醉了，頭部在流血。他們把他拉到安全的地方。這是瘋狂的救援之舉，完全違反多數印度人都懂的安全駕駛和自保生存的守則——保持低調，繼續開車，不要主動幫忙陌生人，因為不會有好處。這種救援極可能好心沒好報。

但是對塔庫爾來說，光是把那個男的拉離馬路還不夠。雖然塔庫爾平常也算是個小心翼翼、不太會主動伸手的旁觀者，但是他有一個習慣剛好可以抵消，那就是一旦他投入一件事情，不管那是什麼，一定有始有終，無視可能後果是什麼。他堅持要維杰跟他一起把這男的送到當地一家醫院就醫，那裡離他們有一個半街區的距離。

對維杰來說，一路拖著這名醉漢沿街走，是他這輩子做過最奇怪的事之一。他們又沒把握這個男的能不能活，所以為什麼要做這種事呢？到了醫院，一臉驚訝的醫療人員似乎也同意維杰的看法，因此拒絕治療，除非塔庫爾先付清醫藥費。結果塔庫爾付了七千盧比（大概是一百四十塊美元，這是一筆很大的數目，也是維杰周薪的兩倍），還留下自己的名片。他甚至沒想過用匿名的方式來幫助對方。在維杰看來，新老闆的救援觀念似乎跟美國人一樣古怪。不過這位年輕的司機料想得沒錯，好心真的沒好報。

第二天，蘭伯西來了一個警察，指控塔庫爾開車撞到那個男的，不然塔庫爾幹嘛幫忙付醫藥費，除非是他撞到他。塔庫爾打電話給人力資源部，要求他們處理這問題。警察最後走了。在塔庫爾看來，一定是塞了錢，對方才罷休。

在印度，引起「體制」的注意，幾乎沒有好處。利他主義通常只會引人猜疑。要不是塔庫爾效命於一家資源豐沛的公司，有本事付錢讓對方打消念頭，天知道他跟這個警察的對峙會演變成什麼場面？在印度，公司是王，底下的人比較可有可無。這起事件令塔庫爾突然對自己回到印度的這個決定開始感到不安，不過這種揮之不去的疑慮很快就被蘭伯西的一個非常事件給一掃而空。

二〇〇三年十一月二十一日，蘭伯西的企業公關主任帕萊什·喬德里（Paresh Chaudhry）一臉驚駭地看著美國特勤人員橫掃所有房間，狙擊手在蘭伯西總部的屋頂上各就各位。那天前任美國總統比爾．柯林頓（Bill Clinton）前來造訪蘭伯西，感謝這家公司和另外兩家印度學名藥公司同意製造抗愛滋病藥物，以一天三毛八美元的價格在非洲和加勒比海國家販售。這價錢大概比同款的原廠藥最低成本還少了百分之七十五。雖然美國納稅人會付這筆錢，但卻是由柯林頓基金會（William Jefferson Clinton Foundation）促成這筆交易。

工作認真、思維創新的喬德里，作夢也沒想到有一天他竟會負責前任美國總統來訪的後勤事宜，更別提這位前任總統還是比爾．柯林頓呢，他可是印度人最愛戴的前任美國總統。柯林頓曾在二〇〇〇年三月底訪問印度，是當時二十二年來首度訪問印度的美國總統。他那次的來訪就是在展現兩國必須合作解決愛滋病這類疾病的決心。

柯林頓對印度的熱愛不是只流於形式。二〇〇一年四月他再度來訪，那是在古加拉特省（Gujarat）發生大地震的三個月後，當時有兩萬人喪命。身為美國印度基金會（American India Foundation）主席的他，透過這個組織募得數百萬美元幫忙重建被毀的村落。他對愛戴他的印度群眾說道：「我一定會再回來。」

現在他回來了，是四年來的第三次，同時也兌現承諾，促成印度與美國聯手合力對抗愛滋病。喬德里有幾乎整整兩周時間都在忙著準備接待事宜，他的世界被特勤人員、名單、到場員工的證件、現場提供的餐點、柯林頓會經過的路線、誰來接待他等這些事務占滿。這次的來訪會是一個有助公司獲利的行銷契機。而喬德里自己也很清楚，他的事業行情將因此看漲，這可是千載難逢的機會。

這些年來，他多次邀請國際記者前來參訪蘭伯西。他把這家公司的研究設施和現代化的製造工廠秀給他們看，向他們解釋蘭伯西是如何傾力開發新的化學藥品。但得到的反應永遠都是：「很謝謝你。如果有興趣的話，我們會再跟你聯絡。」然後就沒下文了。

喬德里很清楚他所遭遇到的問題，出在大家都普遍認定低成本便等於低品質。印度的學名藥製造商整體來說，發明不了什麼新玩意，只會複製再造現有的原廠藥。在世人的眼裡就是冒牌貨，亦即山寨版。哪怕在非洲，他們的藥品也被人看不起。在喀麥隆（Cameroon），醫師們用*pipi de chats*來稱呼他們的藥品，意思是貓尿。但二〇〇一年美國遭受九一一攻擊後，陷入炭疽熱恐慌（anthrax scare），這時情勢開始變得對他們有利。原來拜耳藥廠（Bayer）提議出售賽普沙星（ciprofloxacin）給美國政府，因為賽普沙星是少數可以治療炭疽毒的抗生素之一，但每錠的價格幾近兩美元。而蘭伯西的藥價只有它的五分之一。「拜耳和它在美國及華府的說客想盡辦法把我們貶為一家冒牌公司，」喬德里回憶道。專利權的問題阻礙美國政府購買蘭伯西的藥品。因此喬德里希望藉由今天的活動來改變遊戲規則。

穿著黑色西裝、打著紅色領帶的柯林頓穿過滑門，走了進來。當時很多人第一時間伸出手想招呼，喬德里也在其中。前廳裡的其他人全都穿上最好的西裝站在那裡，他們態度熱絡，臉上寫滿焦慮和興奮，都在揣想要如何投柯林頓所好。

員工們也熱情地齊聚禮堂，等著聽柯林頓的演講，在場的還有喬德里從來求之不得的媒體陣仗。塔庫爾坐在前排位子。柯林頓與蘭伯西的執行長布拉並肩站立，後者包著黑色頭巾，穿著黑色西裝，打上花紋領帶，裡面是件筆挺的白襯衫。他在帕溫德死後被指派擔任執行長，是公認的專業經理人。他的上任對這個家族經營的公司來說是一大里程碑。

柯林頓解釋他此行目的是要向印度公司致謝，包括蘭伯西、西普拉（Cipla）和矩陣實驗室（Matrix Laboratories），謝謝它們答應製作低成本的藥劑。「我們一定要在這裡好好頌揚這幾家公司，因為他們相信我們。」他這樣告訴在場群眾。他還補充說道，因為他們的努力，才讓「我們可以伸出觸角，去跟其他國家合作，說服他們藥物治療是個可行的選擇，也是一個負擔得起的選擇。」

接著輪到布拉發言。「只要量夠大，藥物的價格就可以拉低，要做到這一點，得有愛滋病病患為數眾多的國家挺身而出，大批購買藥物才行。要不是有柯林頓基金會熱心幫忙牽線這些國家和藥商，這一切都不可能發生。」

演說過後，柯林頓走進群眾，這時終於輪到塔庫爾和柯林頓握手。

柯林頓的這次來訪對喬德里來說完全是夢寐以求。從那一刻起，該公司的營業額便節節上升，聲譽跟著提高。「我們做到了，」喬德里回憶道。蘭伯西蓄勢待發，準備在西方市場上大展身手。「我們可以靠旗下所有產品一次解決掉美國那些大廠。」喬德里簡扼說出自己的想法。「從人道來說這是好事。對政府來說也是好事，對人類來說更是好事。看在老天爺的份上，怎麼會有人想擋下我們呢？」

柯林頓的來訪為整個產業打了一劑強心針。在這之前，全球各地的政府都在面臨人口的老化、愛滋病的流行以及藥物價格的攀升。它們如何負擔得起病人的醫療費用？如今柯林頓為它們秀出了解方。看來印度的藥廠是站在天使這一邊。就像蘭伯西下一任的總經理布萊恩博士後來告訴《衛報》（*Guardian*）的：「我們並沒有因低價販售抗愛滋病藥物而賺進大筆鈔票，這真的是基於社會責任，因為我們的總部就設在開發中世界裡，所有的問題在門口就看得到。」

不管這些公司能不能靠低價的抗愛滋病藥物獲利，柯林頓都為印度的學名藥擔了保。他的來訪為它們帶來了世界各地的新商機與獲利的可能。後來柯林頓又去參訪了西普拉公司位在果阿省（Goa）的製造設施，並在那裡的花園親手植下一棵松樹，這是西普拉的傳奇性董事長尤蘇夫・哈密德（Yusuf Hamied）專為重量級的訪客量身打造的一個傳統。這些製藥公司在華盛頓特區並沒有說客，所以對他們來說，柯林頓的來訪起了很大的作用。「對人道主義的努力一直是我們的公關目標。」哈密德後來這樣說道。「現在每一扇門都打開了。」

柯林頓在拜訪過蘭伯西之後，便又前往阿格拉市（Agra）參訪泰姬瑪哈陵，那是十七世紀的蒙兀兒帝國（Mughal）的國王為他的妻子所蓋的白色大理石陵墓。柯林頓在那裡一樣得遵守遊客規定，從陵墓的外圍搭乘電動巴士進入大門。這是為了保護世界遺產不受空污破壞所採取的必要措施。不過在回飯店的路上，電動巴士竟然拋錨了，這位前任總統只好下車走回去。對一個向來講究壯觀排場和華麗待客之道的國家來說，這樣的疏失簡直是在國際間貽笑大方——代表這個國家外表雖然光鮮亮麗，卻掩飾不了基礎設施的老舊不堪。

第四章

品質會自成一種語言

◆

二〇〇〇年二月二十五日
路易斯安那州新伊比利亞（New Iberia, Louisiana）

荷西·赫爾蘭德斯（Jose Hernandez）嗅聞空氣。這位四十三歲的ＦＤＡ調查員走進Ｋ＆Ｋ水產食品（K&K Seafoods）的蟹肉加工廠，這裡的環境看起來會害人不太有胃口。他的腦袋瞬間想起美國聯邦食品藥品化妝品法（U.S. Food, Drug, and Cosmetic Act）裡那幾條被奉為圭臬的規定。他瞪看著工廠內部，幾乎可以在心裡默念出美國聯邦法規第二十一篇第123.6(b)條：魚類和水產加工品〈危害分析重要管制要點〉計畫（Hazard Analysis Critical Control Point）裡面的相關內容。

只是他的鼻子正向他預警麻煩大了。那是什麼臭味？這令他不禁想起他那條拉不拉多犬李維（Livy）下水洗澡的味道，那是全身濕透的狗身上傳來的狗騷味。但這是一家水產加工廠，作業上理當要遵守優良藥品製造標準，所以這不會是什麼好兆頭。他懷疑這家工廠對消費者來說恐怕不安全。

已經開始禿頭的赫爾蘭德斯留著八字鬍、戴著眼鏡，體格看起來像是有跑步的習慣，是FDA在路易斯安納州拉斐特（Lafayette）辦公室的駐地主管，那是一個有四名成員的辦事處。身為一個別著徽章的FDA調查員，他的工作內容就是負責檢查當地的水產加工廠和小型醫學中心。赫爾蘭德斯年薪四萬五千美元，靠著這份死薪水養老婆和四個孩子。這家機關沒有筆電，所以赫爾蘭德斯進行查驗作業時，都是先紀錄在筆記本上，再登記預約電腦的使用時間，才能把資料打進辦公室裡唯一一台的電腦裡。他查驗水產加工廠時，穿的是連身工作服和塑膠靴。

這種工作不是每個人都會選擇從事，不過赫爾蘭德斯倒是做得有聲有色。他已經有了一點名氣，據說是FDA裡頭腦較聰明、直覺較強、個性較積極的調查員之一。他住在一棟外觀雜亂無章、面積五千平方英尺的屋子裡，老是煞費苦心地在進行翻修。赫爾蘭德斯是在波多黎各由他祖父幫忙帶大，從祖父那兒學到專業的木工。他畢業於聖胡安市（San Juan）的美國美聯大學（Inter American University），於一九八七年進入FDA擔任通才類調查員。雖然他沒有傲人的碩士學位，但他具有機械性思維，知道事情該如何凹凸接合，若是沒有接合好，他馬上察覺得到。他可以輕而易舉地拼湊出真相細節，牢牢記住。另外不可思議的是，任何東西出錯，他都能感應得出來。

為了幫助自己放鬆，赫爾蘭德斯經常翻修自家屋子，一有時間就帶孩子們去露營。不過他的腦袋總是在轉，從沒休息過，不時徘徊在美國聯邦食品藥品化妝品法案聯邦法規第二十一篇上。他像本百科全書一樣深諳這些法規，但手邊仍然準備了一本隨時翻閱。它們就像他的聖經。「主持彌撒已經三十年的人還是會經常回去（翻閱聖經），」他說道。「我從不試著靠自己的記憶來回答問題，也不會試圖去猜想。除非有法條依據，否則你永遠沒辦法指控任何人任何事。」

他思忖的模式是：工廠裡看得到的工作流程VS看不見的陰謀詭計；他眼前看到的是什麼VS法規明確要求的是什麼。就連在日常生活裡，譬如當他在喝保特瓶裡的水時，他都會自言自語地說：21 CFR165.110是瓶裝水法規。裝水容器的法規與水的法規不一樣（與水有關的法規是21 CFR1250.40）。在他看來，查驗作業就像在拼圖，而他總是在設法找出少掉的那幾塊。

在FDA法規下，他只要秀出徽章，任何受FDA監管的藥廠就得放行讓他進入工廠和園區。他從來不用事先通知對方，也沒有必要。拒絕讓FDA調查員進入，只會害該廠面臨關廠的命運。若是他覺得有必要徹底檢查，他愛待多久都可以。有可能是一天，也有可能是兩個禮拜。他每次的突檢，都是先從外圍先遠眺開始。他認為這就像是先用相機的廣角鏡頭去看，再鎖定重要目標。說到K&K水產公司，他很清楚該如何對付。他必須在對方最意想不到的時候回來突檢，而且是在最不希望他出現的時候出現。夜間是他們烹煮螃蟹的時間。「如果你想起訴對方，」他說道，「便一定得活逮才行。」

於是他先回家吃晚飯，等孩子們都睡了，才在晚上九點鐘回到工廠。一名神情不快的員工開門讓他進去。這一次，狗騷味更濃了。赫爾蘭德斯循著味道朝工廠後面走去。他在那裡找到一間小廚房，爐子上的鍋子裡頭有幾塊肉——是狗肉。他迅速朝廠房走去，有個人正在那裡烹煮活蟹，一邊工作嘴裡一邊嚼著狗肉。他遵照法規21 CFR110.10(b)(8)的指示，活逮了那名員工，只不過法規內容本身相當輕描淡寫：食品加工所在地不得進食。

FDA的法規狹隘又明確。所以不管這男的嚼的是餅乾還是狗腿肉，都沒差別，而且也不管赫爾蘭德斯對這件事的看法如何，一樣也沒差別。他不可能因為某件事特別讓人覺得噁心，就加重制裁。

從表面來看，K&K蟹肉加工廠的場地惡臭，本來就可能引起任何人的懷疑。但是赫爾蘭德斯真正厲害的是，他不只會循著明顯的線索大膽追蹤下去，就算製造工廠外觀看起來正常，他也有辦法探查到表面下隱藏的事情。他在路易斯安納州阿比塔斯普林斯（Abita Springs）的謝爾曼製藥廠（Sherman Pharmaceuticals plant）進行查驗作業時，就證明了這一點。一九九四年，他帶著兩名實習生來到藥廠，而這家藥廠在七個月前才剛完美無缺地通過查驗。

赫爾蘭德斯要檢查的是工廠和場地。一如往常，他先從場地開始，由外而內慢慢檢查。他逛進工廠外面那圈林子裡，遠遠看到有東西在悶燒，好像是在戶外燒烤什麼。他要他的實習生去找根棍子戳進灰燼裡，結果發現那是一堆被燒成焦炭的藥物，是這家公司拿出來燒的。但為什麼要燒掉呢？調查員從那燒了一半的容器裡勉強找到批號，發現這個藥並沒有過期。「你不可能去燒毀還完好的藥物，所以其他剩下的藥物究竟出了什麼事？」赫爾蘭德斯覺得納悶，最後查出來原來這家公司是在燒掉因受污染而被退回來的藥物。它沒有調查污染的原因，也沒有按規定通報FDA，而是選擇燒毀證據。赫爾蘭德斯在一份叫做483表格的查驗單上詳載他的調查發現。

FDA調查員會以三種方式來歸納他們的發現。NAI（No Action Indicated）：不需採取任何措施，意思是工廠檢查合格；VAI（Voluntary Action Indicated）：自願要求採取改進措施，意思是工廠可望主動改正缺失；以及OAI（Official Action Indicated）：FDA必須採取行動，這是最嚴重的等級，意思是這家工廠違反重大規定，必須改正，不然就得被處罰。在赫爾蘭德斯的法眼下，K&K水產和謝爾曼製藥廠都收到OAI，得面臨更高的制裁風險。

一九九五年，FDA對謝爾曼藥廠祭出最嚴苛的懲罰，也就是所謂的申請誠信政策（Application Integrity Policy，簡稱AIP）。這樣的限制措施，FDA只強制施行過十幾次，而這是其中一次。這家工廠得接受嚴格的監管，證明自己不會再犯。不久之後，謝爾曼藥廠倒閉歇業。對於這件事，赫爾蘭德斯一點都不同情，他也不同情其他任何一家犯過類似錯誤的廠商。他的工作不能馬虎行事，也不能視而不見。

食品藥物管理局肩負著政府機構裡頭最重要的功能，為公共衛生把關，確保我們的食品、藥品、醫療器材、寵物食品和獸醫用品在消費和使用上的安全性。也因為這樣的緣故，FDA控管了五分之一的美國經濟，基本上美國人會接觸和消費到的多數產品，都在其列。FDA是在馬里蘭州銀泉市（Silver Spring）那座外觀雜亂的總部大樓裡運作，員工總數超過一萬七千人，有二十間衛星辦公室分布全美各地，海外也有七間辦事處。

不管你怎麼看這些監管人員，說他們是像英雄一樣的公僕也好，說他們很討人厭，只會拿著寫字板計算廠內員工洗了幾次手也行，但無庸置疑的，在全球的評價裡，FDA被公認是黃金標準。你若拿它的監管人員去跟其他國家的做比較，那就好比是拿「最新型的波音噴射機去跟一台舊腳踏車」比較一樣，世界銀行（World Bank）的一位資深衛生專家這樣說道。

FDA的聲譽受人吹捧，部分原因是出在它的做事方法上。它不是只靠一張檢核清單在控管，也不是只會細查最後的成品，而是運用一套以風險為基準的（risk-based）的複雜系統，認真地查核製作過程。在FDA的標準下，如果製程上出現妥協，產品品質也會跟著打折。

FDA要求企業必須在一套被稱之為改正和預防措施（Corrective Action and Preventive Action）的審評制度下進行自我調查。默克藥廠（Merck）這方面就遠近馳名，它只要對品質有絲毫疑慮，便整批丟棄。「你必須一看就知道真相是什麼，你必須有人手知道如何查出真相，」一位FDA前任調查員解釋道。「（而且）除非政府機關開始探查，否則一般企業根本不會在乎。」

赫爾蘭德斯調查員的方法可能看似簡單：嗅聞、觀察、用棍子戳，但那是因為他知之甚詳那些演化已經超過一個世紀，而且是同步發展出來的藥品和食品相關概念與法規。今天一家製造工廠必須自己承認品質問題，並加以調查，而不是在林子裡把有問題的藥品燒掉。作業員在處理罐裝蟹肉時，不能邊吃狗肉（任何食物都不能吃），因為製造工廠必須控管環境，才能避免污染。製程的控管、透明和穩定都已被放進「現行優良藥品製造標準」（簡稱 cGMP）裡，這套精心構思的法規架構主宰著食品的加工流程和藥品的製造過程。

不過這樣的法規在二十世紀初並不存在。如今普遍被世界各地生產設施搬出來自誇的「優良藥品製造標準」，是在美國聯邦食品藥品化妝品法案一九六二年的修正案裡才首度登場的。對今天的藥品製造商來說，cGMP是製造商必須遵守的基本要求，目的是確保藥物的每份劑量都完全相同、安全無虞、具有同樣藥效，都含有包裝上載明的成分。這些要求是在經歷一個世紀之久的爭辯，不斷討論用什麼方法才最能保障食品和藥品安全之後才拍板定案的。

其實很早就有人提倡藥物的品質是由製程方法來決定，中世紀的巫醫便是其中之一。一〇二五年，波斯的哲學家伊本西納（Ibn Sina）寫了一本叫做《醫典》（*Canon of Medicine*）的百科全書，書裡列出檢測新的調配物時該遵守的七點準則。他警告實驗者如果改變某項物質的狀態，比方加熱蜂蜜或者把你的聖約翰麥芽汁儲放在老鼠藥的旁邊，可能會改變治療的效果。

中世紀的統治者意識到製程的不穩定具有危險性，還有食品和藥品販售者經常禁不起誘惑而欺騙顧客，在可食性成分或醫用成分裡改用不良的替代品。十三世紀中葉，一本叫做《麵包法》（Assize of Bread）的英國律法明文禁止麵包師傅在產品裡摻進不可食用的填料，譬如木屑和大麻。十六世紀，歐洲各地的城市開始發行藥物的標準配方書，也就是所謂的藥典（pharmacopoeias）。一八二〇年，十一名美國醫師在華盛頓特區碰面，寫出第一本全美藥典。根據書裡的序言，此書的形成是為了摒除這個國家「在藥物準備上的不合常規和不確定性等弊端」。

同年，一位叫做弗列德里克．阿卡姆（Frederick Accum）的德國化學家出版了一本具有爭議性的書，書名長的嚇人，叫做《對摻假食物和烹調毒素的論述，列舉麵包、啤酒、葡萄酒、烈酒、茶、咖啡、奶油、甜食、醋、芥末、胡椒、起司、橄欖油、醃菜和其他用於國內經濟的物件所出現的各種欺騙手段以及偵測方法》（*A Treatise on Adulterations of Food, and Culinary Poisons. Exhibiting the Fraudulent Sophistications of Bread, Beer, Wine, Spirituous Liquor, Tea, Coffee, Cream, Confectionary, Vinegar, Mustard, Pepper, Cheese, Olive Oil, Pickles, and Other Articles Employed in the Domestic Economy. And Methods of Detecting Them*）。阿卡姆嘲罵工廠在包裝食品上使用防腐劑和其他添加物，譬如橄欖油會夾帶一點鉛，啤酒會添加一點鴉片。阿卡姆的論述在歐洲和美國

廣為流傳，公眾這才注意到食安問題以及監督的必要性。在美國，一直到一八六二年，才有化學部（Division of Chemistry）這樣很小的公家單位，開始著手調查食品摻假的問題，並在農業部（Department of Agriculture）的地下室安插了一位工作人員，它是一個剛起步的單位，也就是後來FDA的前身。

一八八三年，一名來自印第安納州邊界，下巴很寬，個性一絲不苟的醫師接掌了這個單位，他叫哈維·威利（Harvey Wiley）。三十七歲的威利因全心投入食安而被稱為是「為理想而奮鬥的化學家」。一八八〇年代和一八九〇年代，他為了推行一連串的反摻假法案而召集國會，但功敗垂成。到了一九〇二年，他耐心用盡，索性徵求十二名健康的年輕人，餵食他們常見的食品防腐劑，譬如硼砂、甲醛、水楊酸、亞硫酸、苯甲酸。最後這些用餐者全都抱著肚子，在椅子上乾嘔起來。這個不同凡響的實驗轟動全美。威利稱它是「衛生餐桌試驗」（hygienic table trials），媒體則稱它是「毒藥小隊」（Poison Squad）。民眾被點燃的怒火加速了食品品質改善的運動。

在此同時，海軍醫院服務部（Marine Hospital Service）的衛生實驗室，也是國家衛生研究院（National Institutes of Health）的前身，正在為另一場公衛危機忙得焦頭爛額。一九〇一年，聖路易斯（St. Louis）爆發白喉大流行，這是一種有時會致命的細菌性疾病。但這種病可以治癒，只要在病患身上注射抗毒素血清就行了，而血清是從馬血裡取得。可是那年十月，一名五歲病童在打了一劑抗毒素血清後，竟出現怪異的症狀：臉部和喉嚨痛苦地扭曲抽搐，不到幾周，病童就死了。抗毒素血清本來是用來治癒白喉，卻害她得到破傷風。衛生官員追蹤污染源頭，找到一匹退役前曾拉過牛奶車的馬，牠的名字叫吉姆，幾個禮拜前才因感染破傷風而病倒。

雖然聖路易斯的衛生部門十月初得知那匹馬生病就將牠射殺了，但工作人員分別在八月和九月底吉姆死前幫牠抽了兩次血。八月那次抽出來的血還是乾淨的，可是因為當時抽出的血量不夠把所有玻璃瓶都裝滿，於是後來工作人員就把八月剩下來的瓶子拿去裝九月抽出來的血液，卻沒更新標籤。於是有些瓶子雖然標籤上寫的是八月，裡頭裝的卻是九月已經被破傷風污染的血液，結果害死了十三名兒童。

國會於是在一九〇二年通過生物製品管制法（Biologics Control Act）做為對策，也就是眾所皆知的「病毒毒素法」（Virus-Toxin Law）。這條律法要求製造者在標籤內容上必須嚴格遵守標準，並聘用科學家進行監督。此外它也授權衛生實驗室透過檢測作業來管理生物製品產業。

那時候，記者們已經踢爆食品業和製藥業在作業上的問題。一九〇五年，《科利爾周刊》（*Colliers' Weekly*）有一篇長達十一集的系列文章〈偉大的美國騙術〉（*The Great American Fraud*）震驚所有美國人。文中揭露「止咳藥」、「止痛糖漿」和「黏膜炎藥粉」（catarrhal powder）不僅沒有藥效，甚至具有致命性。一九〇六年六月，國會終於通過化學家哈維·威利遊說了幾十年的法規。食品藥物法（The Food and Drug Act）或稱威利法（Wiley Act）禁止在食品裡面摻入危險的添加物，也不准製造商有「虛假或誤導性」的聲明，更不准販售標示錯誤和摻假的藥物。除此之外，若有藥物是用美國藥典裡的藥名在市場販售，就得在藥效強度、品質和純度上都吻合所公布的標準。當時這條律法有個令人瞠目的漏洞，它竟准許產品裡可以含有對人體有害的成分，譬如嗎啡，只要有明確標示在標籤上即可。雖然這條律法明訂欺詐性聲明是有罪的，但卻要求政府必須先證明業務員是有意欺騙顧客。所以這些騙徒只要堅稱他們相信自己假藥具有療效，便能逃過被起訴的命運。

ＦＤＡ於一九三〇年正式開張營運。一九三三年，ＦＤＡ官員展出有害的食品和藥品，秀給國會看，也在公眾活動裡陳列，其中包括會害女性失明的睫毛染料；內含老鼠藥、會引發癱瘓的局部除毛劑；以及一種將鐳溶於水、叫做鐳補（Radithor）的補充劑，據說可以重振性欲，但事實上卻會造成致命性的鐳中毒。媒體稱這個展出為「美國恐怖室」（The American Chamber of Horrors）。

幾年後，國會提出新的食品藥物法，但那是在另一個悲劇發生後，才促成這條法案的通過。一九三七年，有一〇七人因服用一種叫做磺胺酏劑（Elixir Sulfanilamide）的液狀抗生素而喪命，其中許多是孩童。他們都死得很痛苦。一名悲痛欲絕的母親寫信給法蘭克林．羅斯福總統（Franklin D. Roosevelt），信中提到她女兒的慘死：「我們看到她小小身軀甩來扭去，聽見那稚嫩的聲音痛苦尖嚎。我求求你採取行動，不要再讓他們販售這種會害死小孩的藥，徒留父母無盡的痛苦，就像今夜的我一樣再也看不到未來。」

磺胺這種東西可以有效治療鏈球菌的感染。自從一九三二年發現它之後，醫師們便開始開出藥片狀和粉狀的磺胺給病人吃。可是在一九三七年，麥森吉爾公司（S. E. Massengill Company）的一位總藥劑師想出一種兒童糖漿的配方，把藥融在二伸乙甘醇裡，它的味道很甜，但竟也是致命毒藥。幾十年後，還被拿來當作抗凝劑的成分。當年ＦＤＡ的探員調查麥森吉爾公司的工廠時，曾訝異地發現，「所謂的化驗室只是檢查這些仙丹妙藥的外觀、味道和香味而已」，根本沒有化驗它的毒性。誠如一名ＦＤＡ探員的回報，「他們顯然只是把藥物混在一起，只要沒爆炸，就拿出來販售。被這場不幸事件給嚇到的國會，終於在一九三八年通過食品藥品化妝品法，授權農業部長有權核准新藥上市。若有公司想販售它的調配品，必須先提出申請，說明藥物的成分和製程，並提出安全性研究來說服部長它的製造方法、設施和控管都是合格的。

但是「合格」要怎麼認定？這問題在一九四〇年十二月到一九四一年三月之間清楚浮現出來，當時有將近三百人因服用抗生素磺胺胼唑（sulfathiazole）藥片而陷入昏迷或死亡，這個藥是紐約的溫思普羅化學公司（Winthrop Chemical Company）所製造。溫思普羅在向FDA申請時曾宣稱自己進行了「合格」的控管。但其中有批藥物受到三倍劑量的苯巴比妥（Luminal）的污染。苯巴比妥是一種巴比妥類的抗癲癇藥。病人不知情地吞下了被污染的抗生素，等於是過量服用了巴比妥。FDA在調查時才知道，這家公司把這些抗生素和巴比妥放在同一個房間，而且經常互換使用藥片製造機。該公司無法交代從藥片製造機出來的東西是什麼，因為它也不太清楚放進去的是什麼東西。

這場危機過後，FDA官員跟一名產業顧問碰面，後者告訴他們美國大部分的製藥商都缺乏合格的控管能力，部分原因是大家對什麼是優良的控管系統並無共識。FDA的藥物長（drug chief）寫了一份備忘錄給他的部門，文中主張展望未來，「光是敷衍聲明已經施行合格的控管作業，這是不夠的。」

不過最具深遠影響的反倒是一樁險釀成悲劇的事件所造成的恐慌。一九六〇年，辛辛那提市的製造商威廉·梅瑞爾（William S. Merrell）向FDA提出申請，想販售一種商品名叫做Kevadon的藥物，也就是眾所皆知的沙利竇邁（thalidomide）。一九五六年被引進德國的沙利竇邁，被當成安眠藥販售給全歐洲、加拿大和南美洲的懷孕婦女，治療她們早上孕吐的問題。當時在美國，這家叫梅瑞爾的公司已經開始分送樣品給醫師，只是還不能在市場上販售。法蘭西斯．凱爾西（Frances Kelsey）是ＦＤＡ的醫官，被派去審核這件申請案。她其實大可蓋章了事讓它過關，但問題是這家公司提供的安全性研究有限，使她打住了腳步。她詢問該公司的高層這種藥物在體內是如何作用，他們拒絕回答，還跟她的上司抱怨，試圖施壓要她核准過關。凱爾西拒絕了。

到了一九六一年冬天，這個決定顯然證明是對的，因為國外有愈來愈多醫師認定沙利竇邁跟四肢先天嚴重畸型的小嬰兒脫不了關係，也就是小嬰兒一生下來就雙腿萎縮，雙臂如鰭。有一萬多名母親曾因服用這種藥物而生下身有殘疾的孩子。凱爾西被大家視為英雄。因為她的拒絕屈服，才未在美國釀災，全美只有十七名先天四肢畸型的案例與這種藥物樣品有關。這起虛驚一場的事件再度刺激國會，於是在一九六二年對食品藥品化妝品法進行更新，也就是所謂的基福弗．哈里斯修正案（Kefauver-Harris Amendment），要求申請者不僅得證明他們的藥物安全有效，還得把可能的副作用寫在包裝上，出現任何不良反應都要回報ＦＤＡ。最重要的是，這條修正案重新定義了藥物摻假的意思是什麼。舉凡在製程不符「現行優良藥品製造標準」的工廠裡所製造出來的產品，都被認定是受到污染。

這是一個重大的轉變。製造過程成了品質的關鍵，就跟當今的要求標準一模一樣。這個全新的定義給了ＦＤＡ權限去強制執行優良生產作業標準。但是問題還在：這個標準是什麼？

一九六二年年底，一群ＦＤＡ調查員開會討論，想擬出這些作業標準的初稿。新法規在隔年出版，為「藥品的加工、包裝和保存」制訂了新的標準。製程裡的每一個「重要步驟」都必須交由「稱職且能承擔責任的個人來執行」。工作人員被要求得為每一批藥物「詳載批量生產紀錄」，包括主配方的複本以及每一個製造步驟的文件紀錄。隨著新法規的落實，因製造商疑難配合而使得藥品被召回的案件愈來愈多。

一九六六年，FDA針對美國市場臨床上最重要和最普及的藥物進行大型調查，結果在四千六百個受測樣本裡竟有百分之八的藥效過強或不足。FDA於是痛下決定，若想要製造商跟上進度，最好的方法就是靠嚴苛的查驗。一九六八年，FDA推出密集性的三年突檢計畫。調查員會無預警現身數十家公司，在那裡宿營，時間有時長達一年。他們會要求，會教育，會協調，會恐嚇。要是製造商不肯或不願配合調查員，就會被迫停業。這些努力總算有效啟動了FDA現代版的查驗作業程序。

在這長達幾十年的品質改善計畫過程中，重心也慢慢從產品本身轉移到製程上。現在的製藥商不能再只是等藥物製成之後，送去檢驗，等著過關，這曾經是不良製造的標準流程。也許你能測試一批藥物裡的其中幾顆藥，但你要怎麼測試一百萬顆藥呢？這根本不可能辦到。所以品質必須建立在製程上，整個製程都得一路記錄和檢驗每一個步驟的結果。

這種作業就是眾所皆知的「製程確效」（process validation），在一九八〇年代晚期開始廣泛運用。每一個製作步驟所提供的數據資料將成為重要的路線圖。ALCOA這個首字母縮寫明確規定數據資料必須具備「可追溯性（attributable）、清晰性（legible）、同步記錄性（contemporaneously recorded）、原始性或真實的副本（original or a true copy）以及正確性

（accurate）」。

誠如邁蘭藥廠的前任技術支援副總裁凱文．柯拉爾（Kevin Kolar）所解釋，一個藥劑成品是不能跟製程裡生成的數據分家的。「少了其中一個，就不是產品。如果沒有被記錄下來，便等於沒有在製作。對細節要一絲不茍。因為這是你的職責，你所有的事業。」

隨著時間的流逝，路易斯安納州的赫爾蘭德斯顯然註定要揭露比狗肉還要大條的問題。二〇〇〇年，製造業開始外移到海外。接下來那八年，海外專為美國市場製造的藥物產品數量爆增兩倍。到了二〇〇五年，受FDA監管的國外製造廠數量首度超過美國本土。

FDA一直忙著尋找有意願到國外出差的調查員。赫爾蘭德斯自願前往，從此開始在日本、奧地利、德國、印度和中國各地展開查驗作業。二〇〇三年，他加入了海外調查處，那是一個小型團隊，總部在美國，專門負責海外工廠的稽查。這工作很耗體力不說，而且還很麻煩。他始終把政府發給他的綠色小筆記本放在床邊，就算半睡半醒，但只要一想到什麼，立刻記下來。他對他那幾個上司向來很不屑，總覺得他們關心辦公室裡的政治勝過公共衛生。他對美國消費者的效忠是他工作動力的主要來源。

FDA知道要叫藥廠俯首稱臣，最好的方法就是讓調查員無預警地出現，而且是在他們最意想不到又最不願被查驗的時候現身。只要藥廠無時無刻不在擔心監管人員可能隨時到訪，才有可能嚴格遵守優良藥品製造標準。但是國際間的查驗作業完全不同。赫爾蘭德斯不再能直接走進去，亮出徽章，逕行查驗。反而是FDA得在幾個月前先通知國外工廠，再由這些工廠發出正式邀請函，供FDA調查員拿去申請旅行簽證。這套事先通知的系統並非基於法律上的規定，也絕對不是最好的查驗方式。可是因為國外有待查驗的案子愈來愈多，FDA只能竭盡所能地盡快處理，而事先通知就成了用來解決這一堆問題的應急之道。它能確保查驗期間工廠該在場的人員都在場，而且也是對外國政府的一種外交姿態。但是在這樣的系統下，國外的查驗作業並無法對工廠的真實情況做出確實的評估，反而比較像是事先排演過的戲。

調查員的出差計畫和當地行程都是由藥廠一手包辦。「出其不意的元素完全出局，」赫爾蘭德斯說道。於是他更仰賴自己的直覺和多年來學到的經驗。他發現當他來到完全語言不通的遙遠國度時，就會讓自己重回「工廠與場地」的這個概念裡。它成了一種咒語。對他來說，這代表「開闊的思考範疇」。

於是乎他相信儘管語言不同、文化不同、時區不同，但品質會自成一種語言。而這種語言當然是他最流利的。反正設施不是管控良好就是管控不良。他可以靠看的、聞的或戳戳看的方式來搞清楚這一切。舉例來說，他通常不去看文件紀錄裡面所記載的內容，反而會小心端詳這些文件的外觀。它們一點污跡都沒有？還是有紀錄者的指紋在上頭？在兩批等量的文件裡，其中一批的文件尺寸會比另一批小嗎？文件有折痕和磨損嗎？如果沒有，為什麼沒有？他就靠著這些方法，找到他同事可能疏漏掉的地方。拿其中一個例子來說好了，有一家海外的藥廠把各種紀錄印在重纖維紙上。結果被他發現品管主任曾要求屬下用銳利的刀片把一些文字從頁面上刮除。另一個例子是他去某家中國藥廠查訪，在進入無菌的製造設施前，經理要求他必須先用肥皂洗手，再戴上雙層手套。在那裡的每個人都被要求這麼做才能進入。他們進去的時候，他心裡在想，我就看你們的戲怎麼演。然後他對那位經理說，「如果每個人都得戴上雙層手套，為什麼裡面的門把到處都是指印？」

一家製造廠就像是巨大的拼圖，而這些線索就像是等著被拼合起來的那些拼片。只不過現在這些拼圖已經橫跨各大陸。

全球化為需要透明化的製程投下陰影。如今距離成了最大的問題，挑戰著FDA過去一百七十年來在安全性上所累積的經驗。派崔克・魯庫拉博士（Patrick Lukulay）是美國藥典（the United States Pharmacopeia，簡稱USP）全球衛生影響作用計畫的前任副總，他的解釋是：「所謂全球化問題就是你不會在（那裡）的那些國家所出現的問題。……你就是得保持警覺，無預警地查訪，注意聽吹哨者說了什麼。」他認為「所謂法規就像貓捉老鼠一樣。」

第五章
危險信號

◆

二〇〇四年
印度哈里亞納省古爾崗

必治妥施貴寶是一個古板又墨守法規的環境。每個階層的員工都被要求參與各種主題的研討會，從如何完整保持稽核紀錄到性別敏感度等議題都有。

但在蘭伯西，塔庫爾遭遇到的卻是各式各樣的混亂。這家公司有雄心壯志，想法大膽，但全憑直覺行事。負責臨床研究的副總一天要抽掉四包香煙。在蘭伯西的新澤西州製藥廠裡，敏感的藥物成分竟直接放在員工的冰箱裡，旁邊就是奶精。主管會議裡的爭執有時會演成全武行。塔庫爾認為這種不受拘束的環境是因為這家衝勁十足的公司擴張太快所導致的後果：「這裡不講章法，跟我過去十或十二年來學到的東西完全相反。」

但就在二〇〇三年快接近尾聲的時候，塔庫爾並未因那裡的失序和欠缺訓練而感到氣餒，反而將它視為一種徵兆，表示那裡很需要他。他計畫把這家公司的數據資料全蒐集齊全，加以存檔。把它從一家以印度為中心的保守公司大幅轉變成對外開放的跨國公司，讓它擁有水準以上的紀錄留存系統，要達到這個目標，其中一個方法是先把紙張為患的混亂場面簡化成數位化的條理與秩序。

於是他的團隊開始標準化最基本的東西，小至公司提案的格式範本和字體都不放過。對於如何幫忙蘭伯西轉型，他們充滿使命感，有很多洞見和點子。「進來之後，你將改變這裡的世界。」跟著塔庫爾從必治妥施貴寶一起過來的凡卡．斯瓦米納坦這樣說道。「你會有不一樣的做事方式。」他甚至從這些混亂裡頭看到光明的一面：這個團隊不必再像以前在ＢＭＳ那樣「老是擔心這個要先得到核可，那個也要先有核可」。他們可以按自己的計畫做事。

但是混亂也會阻礙進步。蘭伯西沒有一套全公司一致遵守的系統，用來管理它的藥物產品組合。各部門之間無法互通訊息。而且也欠缺追蹤數據的方法。就連各部門在報告盈虧時，幣別也不盡相同，有歐元、有美金、也有盧比。公司裡大部分都是靠紙張文件在留存紀錄。塔庫爾透過調查得知，這裡的科學家連一年前才完成的文件紀錄都找不到的機率超過一半以上。他的團隊將系統電腦化和標準化，讓科學家們可以存取和儲存重要文件，譬如標準操作程序和研究報告。

塔庫爾的初期成果之一是數位化公司臨床試驗的各種文檔，包括同意書的表格、病人的病歷以及化驗結果。他派卡斯杜里爾到馬吉迪亞醫院（Majeedia Hospital），因為蘭伯西在那裡有個單位專門負責做臨床試驗。但那次的視察很不順利。事後，塔庫爾接到該單位主管打來的電話。對方說這家醫院裡的單位連線狀況不盡理想，所以很多紀錄恐怕無法數位化。塔庫爾向他保證他們會在醫院和蘭伯西的資料中心之間放進新的連結。後來塔庫爾又派了他團隊裡的另一名成員前往視察，結果這次對方甚至不准他的成員進入設施。

在塔庫爾來看，會出現這樣的行為，最合理的解釋就是他派的人闖入了某種舊勢力，久居其位者認定你侵門踏戶。對這家公司來說，塔庫爾不僅是個新手，而且還是從原廠藥的世界來的。他覺得他的新同事可能認為他們的態度太倨傲，於是決定放緩速度，以禮相待，免得被人家說咄咄逼人。但其實他才來蘭伯西沒多久，就曾在管理評鑑上得到類似的評語。

評鑑報告裡提到塔庫爾很有自信，也很有自主能力，對他人有很高的期許，對壓力下的情緒管理也有很高的自我期許。除此之外，報告中也提到他「想把事情全做好，於是在某種程度上急於落實自己的分析結果。」評鑑裡並繼續寫道：「他承認蘭伯西的文化完全不同，雖然他希望作風可以再直接和開放一點，但不見得都能達到他所期待的結果。除此之外，由於他的期望值很高，但又不見得都能達成，於是他會表現出對人缺乏耐心的一面。」

他的問題不是只有態度而已。塔庫爾被分派進某委員會裡，負責幫公司擬定紀錄留存的政策。結果在開過幾次會後，該公司的資訊長通知這個委員會，公司方面決定電子郵件紀錄留存兩年後便予以刪除。塔庫爾大聲反對。他在電郵裡指出，大部分的研發個案時間長達十年，過早刪除紀錄，只會害公司喪失關鍵性的工作成果，觸怒監管機構。

過了幾天，他接到資訊長的電話，後者命令他刪掉他那封電郵以及他在這個議題上與會時所留下的任何紀錄。這位主管告訴他，這個命令是從執行長的辦公室直接下來的。沒想到要制訂出更良好的紀錄留存政策，竟是先從下達指令，刪掉所有爭議性紀錄開始。

對塔庫爾和他的團隊來說，要在公司裡或者說在印度的企業文化裡，找到正確的做事方法，會有一種《鏡中世界》（*Through the Looking-Glass*）的感覺（譯註：愛麗絲夢遊記續篇的書名，今天被用來比喻歪曲顛倒的世界），他們總是會遇到大大小小的困難，有的很麻煩，有的很荒謬。譬如曾經有人想買一種叫作Documentum的軟體，它是電子檔案管理系統。在他們看來，市場上沒有其他可以媲美的同款軟體。可是當他們呈報給採購委員會請求核准時，卻被告知：「我們需要有三家廠商的估價單。」

「可是這種軟體就只有這一家有啊。」他們試圖解釋，但是行不通。

「我們需要三家來比價，」他們得到這樣的答覆。採購委員會催他們「去找當地幾家廠商來。」

另一個例子是卡斯杜里爾和藥物製劑組的主任們開會討論如何數位化實驗室裡的成果。但這個小組嘀嘀咕咕地搬出一堆反對理由，最後一位主任脫口而出：「如果我們數位化了，那以後要怎麼提前填寫日期？」製劑組的副總趕緊跳出來緩頰，說對方只是提出一個假設性問題。不管是不是假設性問題，顯然都擺明反對透明化的系統。不過塔庫爾的團隊不予理會，繼續推動數位化。

二〇〇四年一月，茶壺裡的風暴終於爆開。蘭伯西的執行長布拉宣布下台，顯然是在權力鬥爭上輸給了公司的繼承人，也就是創辦人之子馬爾溫德．辛格（Malvinder Singh）。布萊恩．譚彼斯博士被提拔為執行長。譚彼斯是英國人也是一位化學家，留著一頭亂蓬蓬的白髮，外表邋遢。他的上任被認為是先幫馬爾溫德坐熱位子，後者才三十二歲就當上藥廠的總經理。對很多人來說，這看起來就像是專業管理不敵「由一兩人掌權的家族王朝企業」，斯瓦米納坦就是這麼認為。塔庫爾和他的盟友們總是寄望蘭伯西有一天會成為二十一世紀的印度版輝瑞藥廠，但這消息傳來，對這願景來說恐怕不是什麼好兆頭。

這時候一顆更大的震撼彈被投下。印度教的彩色節慶典（festival of Holi）正在公司的戶外園區舉辦，員工和家屬一邊享用快餐車上的食物，一邊聽著現場音樂表演。當時站在群眾裡的塔庫爾注意到他的老闆巴博海亞對他招手示意。於是兩人走到一處安靜的角落，巴博海亞開口說道：「我要離開蘭伯西了。」塔庫爾大吃一驚。巴博海亞來這家公司還不到兩年。塔庫爾的這份工作當初還是靠巴博海亞特別安排出來的，而且他在公司內部所推行的各種創新之舉也常得靠巴博海亞的背書。塔庫爾當初是在巴博海亞的再三保證下，才離開原先那份高薪工作和美國安穩的生活。現在巴博海亞要離開了？「那我怎麼辦？」塔庫爾問道。

「你不會有事的，我不會馬上就走。」巴博海亞說道。「我還會再待幾個月，我們可以好好談一談。」於是接下來那幾個月，他常聽見他的這位前輩氣憤難平地對這家公司大肆批評。這位前輩告訴塔庫爾，蘭伯西不是他這種人應該待的地方。有一次在某家高級飯店裡跟一群前來幫忙訓練的美國科學家餐敘，巴博海亞席間毫不留情地直批蘭伯西，令在場人士尷尬萬分。塔庫爾對於他的憤怒百思不得其解。

事後，塔庫爾把巴博海亞拉到一旁，問他到底怎麼回事。巴博海亞跟以前一樣閃爍其詞，只說他知道的「把戲」多到足以搞垮這家公司。

過了幾個月後，塔庫爾去巴博海亞家聚餐，席間，塔庫爾再度提起這個話題。

「迪奈許，我就像是試著要幫一輛正以時速六十英里行駛的車子換輪胎，」他的導師這樣回答他。塔庫爾要他說清楚一點。於是巴博海亞提到二〇〇四年的預算表。塔庫爾對那些預算表的記憶猶新，因為當時是由他在負責跨部門整理數據，做出各區域性的組合。「你理解那些數字運算嗎？」

塔庫爾回想正在開發中的產品數量，大概有一百五十種吧。巴博海亞接著解釋道，在美國要開發一個學名藥，至少得花三百萬美元。但在印度，成本只需要一半左右，因為這裡的勞工相對便宜很多。塔庫爾這時才想到，蘭伯西一百五十種學名藥的開發預算應該要花兩億兩千五百萬美元才對，可是卻只大概編了一億美元。可見這家公司分明是在偷工減料。

塔庫爾只能暫且拋開這念頭，繼續閒聊。可是每次想到巴博海亞就要離開，塔庫爾便很不自在。他在高層那裡未來將少一個盟友，看來他以後在蘭伯西的前景也不樂觀。

二〇〇四年七月，塔庫爾見到了他的新老闆拉吉達·庫馬博士（Rajinder Kumar），於是又重新燃起希望。庫馬外形高大英俊，風度翩翩，作風開放，待人和氣，以正直聞名，背景也傑出。他是從倫敦來的，曾在那裡的葛蘭素史克藥廠（GlaxoSmithKline）擔任過精神病臨床研發部的全球負責人。

庫馬是在蘇格蘭的鄧迪大學（University of Dundee）完成醫學訓練，接著到皇家外科醫學院（Royal College of Surgeons）專門研究精神病學。後來加入史克美占公司（SmithKline Beecham）擔任神經科學臨床開發和醫務部的副總兼總監。在那裡，他幫忙開發出Paxil®（帕羅西汀），那是市場票房很好的一種抗憂鬱藥。庫馬很有同情心，總是為病人著想，而且對優良藥品製造標準的作法非常謹慎。

庫馬不像脾氣不好的巴博海亞那樣，總是窩在捲簾全拉下來的辦公室裡，反而經常敞開大門。他經常四處走動，在實驗室和其他工作場合與屬下碰面。塔庫爾就跟多數認識庫馬的人一樣很快喜歡上他，對他很是尊敬。畢竟兩人都曾在重視透明化的環境裡受過訓練，塔庫爾沒多久就開始對他完全效忠。

八月十七日下午，才上任六個月的庫馬寄了一封緊急電郵給塔庫爾，要他第二天一大早到他的辦公室。向來準時的塔庫爾很早就到了，早到園丁都還在幫那兩排完美的樹籬澆水，清潔工也還在大廳幫磁磚地板上蠟。他朝庫馬的辦公室走去，途中經過那幅帕溫德．辛格的大肖像，他是蘭伯西受人景仰的前執行長。

塔庫爾那天早上踏進新老闆的辦公室時，一看到老闆的樣子，不免大吃一驚。庫馬看起來睡眠不足而且很不安。昨天才剛從南非回來的他眼睛浮腫，有嚴重的黑眼圈。蘭伯西的新任執行長譚彼斯前陣子派他去那裡與監管機構的官員會談。從庫馬的臉色來看，這趟出差不是很順利。兩人緩步走進大廳，向穿著白色制服的侍者點了杯茶。

「我們麻煩大了。」庫馬目不轉睛地對塔庫爾說道，這時他們正往回走，庫馬示意他不要出聲。然後庫馬在辦公室裡遞給塔庫爾一份來自世界衛生組織（World Health Organization，簡稱WHO）的報告。報告裡概述了WHO在威姆它實驗室（Vimta Labs Ltd.）的查驗結果，威姆它實驗室是蘭伯西雇用來進行愛滋病藥物臨床試驗的一家公司。由於南非政府正在購買蘭伯西的抗逆轉濾過性病毒藥物（antiretroviral，簡稱ARV）來治療慘遭愛滋病蹂躪的人口，因此WHO特別代表南非政府前來進行查驗。

這個查驗作業是由一位叫做奧利維爾・雷布萊（Olivier LeBlaye）的法國調查員負責。他發現到驚人的詐欺手法。威姆它實驗室在做這份研究報告時所登記入冊的「病患」，有很多似乎並不真的存在。而用來衡量病患血液裡藥物溶解效果的那些數據資料，似乎也大多是捏造的。在不同病患身上進行測試後所做出的圖表看上去大同小異，就像複製貼上一樣。塔庫爾看到這份報告，下巴差點掉下來。由於缺乏文件紀錄，所以根本無法證明這些藥確實有給真正的病患服用過。而且也沒有證據可以證實蘭伯西曾按規定去監測過流程或者稽核過最後成果。這樣的作假等於意謂這款本來要用在愛滋病重病患者身上的藥物，根本未被檢測過。

公司的公信力因此跟著岌岌可危，譚彼斯博士於是派庫馬去南非，跟藥物監管人員保證威姆它只是單獨個案。但庫馬一到了那裡，卻向南非人民加碼保證他會徹底檢視抗逆轉濾過性病毒藥物這個系列產品，必要時重新做病患試驗。

塔庫爾仔細聆聽庫馬的敘述。原來在回印度的班機上，庫馬的同行夥伴，也就是該公司全系列學名藥的生體相等性研究主任告訴他，問題不只有威姆它或抗逆轉濾過性病毒藥物而已。

「這話什麼意思？」塔庫爾問道，他不太懂庫馬的意思。

庫馬說問題其實沒有那麼簡單，他要塔庫爾先別管在可預見的未來他手邊的其他工作，先去搜找一下公司裡的整個產品系列，包括每個市場、每個產品和每條生產線。確定哪些是真，哪些是偽，還有蘭伯西得負什麼責任。庫馬要他在今天以前回報結果，兩人開始分頭進行。

塔庫爾在驚愕中離開庫馬的辦公室，如果這是真的，這家公司是怎麼拿到ＦＤＡ的核准？ＦＤＡ不是全球最嚴苛的藥物監管機關嗎？

他按指示在這一天快結束前回到庫馬的辦公室，但庫馬不在裡面。塔庫爾只能等他回來。後來庫馬終於回來了，看上去一臉疲憊。他悶不吭聲地坐回辦公桌，專心處理了幾件事，二十分鐘後才抬起頭來。「我需要喝一杯，」他臉色陰沉地說道。後來庫馬解釋，他那一整天都在和總部爭論該如何處置那款測試作假的ARV藥物。庫馬堅持只有一個作法：從市場上立刻撤回藥物，並徹底進行生物研究。

雖然總部起初同意，卻草擬了一份新聞稿，上頭只聲明蘭伯西會詳查問題。庫馬隨即修改草稿，強調公司會撤回市場上的藥品，而且立即生效。可是總部一再將最初那份語焉不詳的新聞稿丟回來要他核可。他就又把他的版本寄回去。「我是醫生，我不能在明知這種藥物會害人的情況下，還簽名同意發布這份避重就輕的新聞稿。」庫馬說道。「我不在乎蘭伯西要賠多少錢或有多丟臉。要嘛這東西下架市場，要嘛我走人。」塔庫爾不敢想像自己的主管又要走人，尤其是一個他很喜歡的主管。

塔庫爾後來回到家，看見他三歲的兒子依善正在前院的草坪上玩。他突然想起去年一件事。那時他兒子耳朵嚴重感染，小兒科醫師開了蘭伯西生產的學名藥Amoxyclav（成分是阿莫西林克拉維酸，Amoxicillin/clavulanic acid），它是一種很強的抗生素。但儘管他兒子服用了三天，高燒仍然不退。小兒科醫師於是改開葛蘭素史克藥廠的原廠藥抗生素，結果不到一天，依善就退燒了。塔庫爾把小男孩抱進懷裡，暗地下定決心在真相查明之前，絕不讓他的家人再碰任何蘭伯西的藥物。

PART II

印度的崛起

第六章

自由鬥士

◆

一九二〇年

印度古加拉特省阿默達巴德（Ahmedabad）

多年來，少有人願意服用印度的藥品，別更提開口讚揚那些製造藥品的公司了。對花了幾十年時間和幾百萬美元研發新藥的原廠藥公司來說，那些仿製他們藥物的印度公司就跟竊賊沒什麼兩樣。他們被告也是活該，根本不值得感謝。而對全世界的病患來說，印度製的標籤意謂跳蚤市場的品質，寧可不用。

不過在幕後，有個人費了很大工夫去改變這種普世看法，想方設法地鋪路引來比爾．柯林頓。這人就是尤蘇夫．哈密德博士。多年來，身為印度製藥龍頭西普拉有限公司董事長的他，一直都在製造連印度政府都不願購買的藥品，甚至大膽提供折扣，只是多數人都選擇視而不見。他不在乎別人怎麼看他。他就是喜歡惹惱那些原廠藥公司。後來有一天，在二〇〇一年的時候，他做出一個宣布，這使得印度的各家藥品製造商立馬被貼上全新的形容詞：反傳統者、遠見之士、未來的救星。

不過其實哈密德博士的故事和印度現代製藥產業的啟動，早在一個世紀前便在某處道場開始了。那可不是一般道場，而是聖雄甘地（Mahatma Gandhi）所創建的沙巴馬提道場（Sabarmati Ashram），也就是今天的阿默達巴德，就位在古加拉特省的西半部。印度最受尊崇的這位維權活動分子便是從這個地方開始著手經營，透過後來眾所皆知的不合作運動，解放印度，不再受英國統治。

一九二〇年左右，甘地開始力勸所有印度人對英國的任何東西都置之不理。公務員放棄他們在公家機關的工作，印度學生離開英國人開辦的大學。一九二一年十一月，威爾斯親王（Prince of Wales）來訪期間，所有老百姓都足不出戶。

那時有一位很具領袖魅力的化學系學生叫做霍加·阿卜杜勒·哈密德（Khwaja Abdul Hamied）也追隨甘地的腳步。哈密德長相英俊又儀態威嚴，在同儕間堪稱是天生的領袖人物。他離開學校，去了沙巴馬提道場。甘地在那裡指示他和另一位叫做扎基爾·海珊（Zakir Husain）的學生離開道場，去開辦一家印度人的大學，他們真的照辦。誠如哈密德回憶道，對學生們來說，甘地是「爭取國家自由的一位偉大先知」。他的話對我們來說猶如律法。海珊後來成了印度的第三任總統。他當初幫忙開辦的學校位在新得里的國立伊斯蘭大學（Jamia Millia Islamia），直到今天都還在，他們的使命宣言是培育印度學生成為自己未來的主人。

一九二四年，強烈主張非暴力運動的甘地因追隨者當中出現暴力事件而暫停運動，哈密德隨後出國念書，在柏林拿到博士學位，並在學校舉辦的一場湖邊遠足裡與立陶宛的猶太裔女孩相識陷入愛河，後者是共產黨的知青。一九二八年他們在柏林唯一的一家清真寺結婚。但是因為希特勒的崛起，兩人只能回到印度，隨後又幫忙十幾個猶太裔家庭來到印度，逃離幾乎必死無疑的命運。一九三〇年回到老家的哈密德看到的是一個枯竭又貧瘠的研究環境，連一家機能實驗室都沒有。藥品市場幾乎全由跨國公司主宰，從博茲（Boots）、巴洛茲．衛爾康（Burroughs Wellcome）到派克戴維斯（Parke Davis）都有。除了少數例外，印度人扮演的都只是經銷商的角色。

年輕的哈密德沒什麼錢，卻夢想開一家很棒的實驗室，後來終於在一九三五年創立西普拉。四年後，就在二次世界大戰開戰之際，甘地來拜訪哈密德的製藥廠，並在訪客登記簿裡寫下這一句話：「我很高興能來參觀這家印度公司。」甘地的來訪不是只為了社交性訪問，也具有另一個重要指標。英國曾跟印度保證過，只要能在這場戰爭中幫忙出一份力，就會讓印度獨立。而所謂的幫忙其中有一部分是指藥品的製造。就在印度軍方對藥物的需求量激增的同時，來自歐洲藥廠的供應量卻崩盤。甘地暗地指示哈密德趁機進入這個市場，他聽話照辦。西普拉成了抗瘧藥物奎寧（quinine）的最大製造商，也為飽受貧血之苦的軍人提供維他命 B12。

儘管哈密德生活上過得樸實，但印度租賃法的不可捉摸竟也讓他在孟買優美的海濱區卡菲廣場（Cuffe Parade）那裡租到一棟富麗堂皇的公寓，占地七千平方英尺的賈西姆樓（Jassim House）的一樓樓層。他的孩子們也因為常有印度著名的自由鬥士來訪家中，知曉政治獨立和個人獨立的重要性。「你想要過好的生活，就得靠自己」，這是哈密德的小兒子尤蘇夫（Yusuf）從他父親那裡學到的一課。

印度於一九四七年獨立（可惜的是，才一年過後，甘地便遇刺身亡）。那時，哈密德已被推選進孟買立法會（Bombay Legislative Council）。一九五三年，他被任命為孟買的郡長，這只是一個形式上的角色，類似這座城市的首席大使。由於政治占據了他愈來愈多的時間，西普拉便交由他的兒子尤蘇夫接手經營。

被親友們暱稱為尤酷（Yuku）的尤蘇夫有他父親敏銳的科學思維，容貌俊秀、眼睛細長，臉上經常帶著一抹苦笑。十八歲那年，他離開印度，到劍橋念化學，二十三歲拿到博士學位。

他在一九六〇年回到印度，在西普拉工作，卻遇上繁瑣的官僚作風。印度法規規定，由於這家公司是一家上市公司，因此公司董事的聘用都得經過政府的同意，並由政府來決定這人的薪資。於是有一整年的時間尤酷一點收入也沒有，後來又有三年時間，他的月薪僅相當於二十美元，直到他重新向政府申請加薪為止。

尤酷跟他父親一樣對科學文獻的求知欲極大。基本上他是靠自學方式學會如何製造藥物的片劑和注射液。另外，他也革命化了活性成分的製作方式，而活性成分正是藥物的基本成分。活性成分通常都得單獨製造，再賣給其他製藥公司來添加所謂的賦形劑（excipients），製成藥物成品。在尤酷的領導下，西普拉終於成為印度最大的原料藥製造商之一。當時印度奉行的是已然過時的一九一一年英國專利法，這使得印度的藥物比歐洲的貴上許多。在這樣的法條下，多數的製藥公司都被禁止開發新藥。但是尤酷在一個醫療領域裡找到了可能性，因為那裡多數的專利在一九四〇年代就已經過期。

環顧孟買，尤酷看到的是貧窮與人口爆炸，於是決定開發一系列的節育藥物。他想以每個月兩元盧比的價格（後來降為二角）提供給政府，因為它是印度的藥物大宗買家，也是經銷商。在美國若要節育，每個月要價大約是八美元。但是印度政府回絕他，似乎對自己的人口問題一點都不在乎。

節育藥物的挫敗與他此生最大的其中一項成就竟是同時報到。一九六一年，他幫忙創辦藥物製造商協會（Drug Manufacturers' Association，簡稱ＩＤＭＡ），後者開始著手修正印度過時的專利法。印度總理英迪拉・甘地（Indira Gandhi）個性悲天憫人，一九八一年曾在世界衛生組織裡這樣說道：「在我的理想裡，所謂更井然有序的世界是一個任何醫學發現都不該具有專利，也不靠人的生死來謀取暴利的地方。」

一九七〇年的印度專利法，使現有分子的複製得以合法化，但製作過程的複製仍屬不合法。這表示印度的化學家們只要能改變製程步驟，便能合法重新製作現有的藥物。這條法律在印度的學名藥製造商和跨國的原廠藥公司之間樹立起強烈的對立，後者之中有很多因此而離開印度市場。

印度製藥的黃金年代始於新專利法生效時。印度人成了厲害的逆轉工程師，於是印度的製藥公司不只開始供應印度市場，也出口到非洲、拉丁美洲、伊朗、中東和東南亞。

一九七二年，尤酷那位傳奇性的父親霍加・阿卜杜勒・哈密德過世了，尤酷成為西普拉的執行長。即便他累積財富：買房子、買馬球比賽用的馬、還有藝術品，卻不像他的同儕喜好享樂。他走出那座位在孟買、照明良好、擺滿藝術品的總部辦公室，看到那片不容他忽視的人間苦海——數百萬的居民住在慘不忍睹的貧民窟裡，沒有可靠的電源，沒有衛生設備，也沒有食物。成千上萬的人窩居路邊，頭上連塊擋風遮雨的油布都沒有。

他看到的未來是一個人口過多、疾病叢生、藥物不夠的世界。就是這樣的視野、這樣一個他不得不看見的世界，關鍵性地影響了他的下一步動作。他是印度自由鬥士與猶太裔共產黨員的結晶，再加上出身背景受到甘地的深遠影響，勢必要為印度的製藥業全面重新界定他們的天際線。

相反的，蘭伯西這家製藥公司卻是建立在另一套價值觀上，與西普拉背道而馳。派蒙漢．辛格（Bhai Mohan Singh）不像哈密德，從未受到甘地的啟發。他是一個對許可證制度（License Raj）相當熟悉的老手，這套制度是一種過時的企業制度，政府會設下各種配額，發放各種許可與執照。所以需要你在高層人士之間建立人脈，灑大筆的盧比，不光是為了拿到執照而已，也是為了阻擋競爭對手搶先一步取得執照。

很少有人像派蒙漢．辛格的運氣那麼好。他是一位傑出又舉止優雅的金融家，一九一七年出生在旁遮普省（Punjab）一個有錢的錫克教（Sikh）家庭裡。他的父親是建築大亨，但派蒙漢起初拒絕進入家族企業。可是就在二次世界大戰如火如荼之際，他父親的公司拿到一筆大訂單，是幫印度軍方蓋兵營。派蒙漢的父親遂派他的兒子到康格拉谷（Kangra valley）監督建材的送抵。這項工程成功落幕之後，又陸續接了更多訂單，包括蓋一條主要公路供英國軍隊抵達當時舊稱Burma的緬甸邊界。

靠著這些基礎設施工程，這個家族儼然成為旁遮普省最有錢的家族之一，派蒙漢在上層圈子裡站穩了一席之地。一九四六年，他父親退休，將大部分的資產轉移給派蒙漢，使他成為名符其實的大亨。有了這筆意外之財的他，開了一家融資公司叫做派交易融資有限公司（Bhai Traders and Financiers Pvt. Ltd.），為無以數計的企業提供貸款。而其中一家企業是藥物配銷公司，叫做蘭伯西有限公司（Ranbaxy & Co. Ltd.）。

派蒙漢有兩名堂兄弟蘭吉特（Ranjit）和古爾伯西（Gurbax），分別是衣料商和藥物經銷商，蘭伯西公司（公司名正是結合了兩人的名字）就是他們兩人在一九三七年創辦的，他們的目標不大，只是想在印度分銷國外的藥物。一九五二年，古爾伯西無法償還最初的貸款，於是派蒙漢買下他的公司，繼續請古爾伯西擔任總經理（畢竟他對藥物生意瞭若指掌），並於一九六一年合併。派蒙漢有三個兒子，包括帕溫德在內。過了一段時間之後，他在提到蘭伯西的時候，就說那是他的第四個兒子。

在派蒙漢的眾多資產裡，蘭伯西並不算是加分。當時多數印度藥品公司的聲譽都是依附在他們所經銷的國外藥品身上。而蘭伯西主要分銷的是日本的藥品，評價不高，所以名聲也不怎麼樣。化學家總是訕笑這家公司的業務人員推銷的是價廉的藥物。

派蒙漢對藥品沒什麼經驗，本來大可對這家公司置之不理，可是古爾伯西試圖將他趕出董事會，此乃公司控制權的對決。最後派蒙漢勝出，於是反倒激發出他對這個產業的興趣。

派蒙漢對藥品也許知之甚少，但是對於如何透過董事會裡的操作和人脈布署來擊潰對手，他可是一等一的高手，而所謂的人脈自然包括了政府官員和有力的銀行高層。當他覺得跟某家義大利藥廠的結盟不再對自己有利時，他就叫其他盟友私下去向政府機關告密對方違法，後者於是要求離開印度，派蒙漢便可為所欲為地接收這家義大利公司的股分。

但是對執照制度的精通並無法幫助他打造出一家走在時代尖端的製藥公司。蘭伯西沒有特別的使命或願景，也沒有能耐製造出專屬於自己的產品。它只有一家工廠可以重新配製原料藥，將從別處購得的原始成分製作成藥片和膠囊。

但有兩件事將這家公司推向了未來。一九六八年，蘭伯西推出了羅氏藥廠原廠藥 Valium®（中文商品名：煩寧）的仿製版學名藥，取名為 Calmpose，成為首度成功上市的學名藥，並靠著十九世紀詩人加利布（Ghalib）的一段話打開知名度：「既然死亡之日已訂，何以睡眠躲我整夜？」這個藥成了印度第一個「超級品牌」。更棒的是，派蒙漢的大兒子帕溫德回來了。一九六七年，帕溫德拿到安娜堡（Ann Arbor）密西根大學的藥劑博士學位，從美國回來後，立刻加入公司，為蘭伯西帶來了向來欠缺的製藥技術和嚴謹目標。

生性比他父親更認真嚴謹的帕溫德，在離開印度時仍是個不經事的學生，那時候的他其實比較想練好自己的高爾夫球技術，而不是精進課業。但到了密西根，他卻日夜待在實驗室裡。院長寫了封信給派蒙漢，誇說像帕溫德這樣的學生是十年難得一見的人才。此外帕溫德也把他對靈性的深層追求給帶了回來。他娶了一位大師的女兒，這位大師是一家心靈組織的領袖，禁酒也禁肉。

帕溫德不像他父親。他始終相信蘭伯西必須自立才行。當時這家公司無法主宰自己的命運，也無法管控產品品質，除非它能自己製造活性成分，自己做研究。但這兩個本領都得靠大筆資金的注入。為了籌措資金，帕溫德於一九七三年幫忙推動公司上市。

雖然在帕溫德的願景裡，蘭伯西會是一家全球性的公司，但全球其他地方都仍看不起印度的藥品。在泰國，蘭伯西的生意差到公司甚至得找來十六名當地僧侶舉辦祈福大會，試圖扭轉乾坤。美國市場是全球最有利可圖的最大市場，但也是最難進入的市場，因為那裡有最嚴苛的監管機構。雖然印度公司都是把活性成分賣給美國的藥廠，但是藥劑成品又是另一回事了。一九八七年，兩名蘭伯西的高層出差前往美國，想探探看出口美國市場的可能性有多高。有本著作是這家公司贊助出版的，當時情況就如書中內容所言：

他們見到了來自二十家公司的代表，所有的人在聽到有家印度公司竟想將藥劑成品外銷到美國時，全都一臉不解。（其中一位高層）回憶道，曾在拜訪一家市場居於首位的美國經銷商時，在現場足足等了兩個小時。後來對方在折斷一支「以色列製」的鉛筆後（筆身上有寫），竟開口就說：「以色列都已經入侵這裡的市場了，以後竟然還會有來自印度的藥商和藥劑！這世界到底怎麼了！」

不過在美國有一些人可以更清楚地預見未來，於是帕溫德找上他們結盟。其中有一位專做精細化工品進口的商人叫做艾格妮絲．瓦里斯（Agnes Varis），他特地到她的曼哈頓辦公室拜訪。瓦里斯是一位走在時代尖端的政治爭端挑動者和反傳統信仰者。她來自希臘移民家庭，是八個孩子裡的其中之一。她父親一輩子都在推著手推車賣冰淇淋，直到去世為止，當時艾格妮絲才只有十四歲。她的母親是個文盲，在成衣工廠裡縫製鈕子。瓦里斯是在布魯克林學院（Brooklyn College）拿到化學學位，後來在一九七〇年，也就是四十歲的時候，開了一家自己的公司叫做艾格瓦化學公司（AgVar Chemicals），專門代理國外製造商的原料藥。她公司的營收高達數百萬美元，於是成了民主黨的大金主，她跟柯林頓都是直呼其名，熟得很。

瓦里斯立刻被帕溫德和他的同僚們所吸引。「他們很傑出，」她去世的前一年，也就是二〇一〇年，曾經這樣回憶道。「他們長得很帥，穿著時尚，英文標準。我感覺到他們的水準很高。」有了她專業的製藥知識和她那金色的 Rolodex 名片整理盒加持下，她遂成了他們試圖進軍美國藥劑成品市場政治上的贊助者。

再回到印度，就在這家公司企圖擴張時，派蒙漢也正忙著讓整個家族家和萬事興。一九八九年，高齡七十一歲的他把不斷擴張的家族事業分成三份交給三個兒子，以確保自己死前就能先和睦分產。他給了他的大兒子帕溫德他在蘭伯西的所有股份。至於二兒子曼吉特（Manjit）則拿到一家農藥化肥公司和幾棟豪華的地產。而最小的兒子阿納利吉特（Analjit）則是繼承了馬克斯印度公司（Max India），這是一家精細化工公司，最大的客戶正是蘭伯西。由於蘭伯西是這三家公司裡頭最大的一家，於是兩個弟弟又另外多繼承了一些基金。

可是隨著兩個弟弟繼承來的事業相繼失敗之後，曼吉特和阿納利吉特脾氣開始變得暴戾，他們深信自己被騙，開始憎恨起帕溫德，覺得父親最偏袒他。兄弟之間的嫌隙竟大到阿納利吉特一味認定蘭伯西一定有針對他的公司在策畫什麼陰謀。他告訴他的親信，他發現帕溫德很冷酷無情、很會算計。「小時候我哥哥每天都在我的後背塞辣椒。」他回憶兒時曾這樣說道。

但是就帕溫德本人來說，他倒是把蘭伯西總經理這個角色扮演得有聲有色。一九九一年，印度經濟自由化，將配額和執照制度全取消，向國外投資者敞開所有經濟門戶。帕溫德於是更專注在海外市場的擴張上。在公司裡，他的聲譽扶搖直上：「他非常引人注目，」以前的一位同事這樣說道。「大家都很崇拜他。當他經過時，（員工們）都會鞠躬致意。」

但是他和他父親很快就起了衝突。派蒙漢將他蘭伯西的股份全贈予帕溫德後，竟開始對他宣戰，指控帕溫德違反家族調解協議，不讓他對公司事務行使否決權。他們不僅在內部的權力運作上發生衝突，就連對印度的願景，兩人的態度也是大相逕庭：一個守舊，另一個創新。隨著經濟對外投資的門戶大開，印度的公司需要真正具有專業技術的稱職人才，而不是「政府與企業家之間的傳聲筒經理人」。派蒙漢的人脈手法已經過時。自覺在坐冷板凳的他公開在董事會議上跟他兒子對槓。

他們最大一次的衝突，是因一位經理人而起，原來帕溫德在一九七八年幫公司找來一個經理：達溫德．辛格．布拉。布拉堪稱一位謀略家，擁有企管碩士學位，後來成為帕溫德不可或缺的副手。就在父子倆爭執不休該不該雇用布拉之際，蘭伯西的董事會也因各擁其主而分裂。這場鬥爭共有幾十個高層加入，有些挺派蒙漢，有些挺布拉，他們邊呼著競爭口號，邊走進會議室。其中一名挺布拉上任的高層有天早上被炒了魷魚，但當天下午又被帕溫德下令復職。一九九三年二月六日，曼吉特警告他父親那天董事會上有人要罷黜他。派蒙漢和他的支持者最後請辭，帕溫德接下蘭伯西的董事長和總經理職務。派蒙漢則被冠上榮譽董事長的頭銜。帕溫德和他父親一直沒有修好，最後還被他父親告上法院，指控他違反繼承協議裡的條款，這爭議一直拖到下一代都還沒解決。

一九九五年，蘭伯西成了第一家被ＦＤＡ核准可以幫美國市場製造藥劑的印度製藥公司。那時候，蘭伯西已經有五分之四的營業額來自海外市場。兩年後，帕溫德被診斷出食道癌。當時他的父親竟還寫信酸他，說他不會去參加他的葬禮。事實上，最後還是由他父親負責統籌葬禮，甚至利用自己的人脈，找來四百名賓客觀禮火葬。帕溫德於一九九九年七月過世後，他的蘭伯西所有權由他的兩個兒子繼承，分別是二十六歲的馬爾溫德和二十四歲的席溫德（Shivinder）。

派蒙漢立刻試圖把這兩個孫子拉進蘭伯西的董事會裡，目的是為了重申他對這家公司的控制權。但帕溫德的精神不死，擋下了這件事。原來他在死前最後一次接受訪問時就曾堅定主張，他的兩個兒子一定要受過足夠的專業訓練，有資格勝任時，才能加入董事會。對已故父親向來尊重的這兩位兄弟遂簽署了一份聲明書，說他們將奉行父親的遺願。

席溫德去了家族經營的另外一家醫院工作，馬爾溫德則進了蘭伯西，從基層幹起，負責打電話向小鎮和村落裡的醫生推銷藥劑。他畢業於杜克大學福夸商學院（Duke University's Fuqua School of Business），既具有西方商業教育背景，又奉行印度精神價值觀，在蘭伯西升遷得很快。而在這個時候，這家公司一直是由專業經理人布拉在經營，當初就是他的就任害那兩個父子陷入醜陋的鬥爭。

帕溫德是為了一個全球化的世界在部署蘭伯西。只是儘管他有先見之明，做足萬全準備，仍然料想不到最終是靠什麼才把那個世界引到蘭伯西的門口。某場巨大的危機正在逼近，它巨大到就連最專業的經理人都無法只靠技術招架。它需要的是宏觀的道德想像力——連西普拉的執行長尤蘇夫也被它召喚，付諸行動。

第七章
一天一美元

◆

一九八六年
印度孟買

西普拉的尤蘇夫·哈密德博士是一位醫學期刊的重度讀者，每年的訂閱預算高達十五萬美元。一九八六年的某一天，他第一次讀到一種他完全不懂的東西。一名同行提到，「根據塔夫茨報告（the Tufts report），AZT是愛滋病唯一可用的藥物。」

哈密德博士的當下反應是：「什麼是愛滋病？」

就在五年前，也就是一九八一年，美國疾病管制預防中心（U.S. Centers for Disease Control and Prevention，簡稱CDC）公布美國境內出現一種罕見的癌症，叫做卡波西肉瘤（Kaposi's sarcoma），患者都是住在舊金山和紐約的年輕男同性戀。隔年，醫界和媒體誤導性地給了這個令人費解的疾病一個簡單的名稱：GRID（男同性戀免疫缺陷症，gay-related immune deficiency的英文縮寫）。而在非洲，醫師面對到是神秘的耗弱症候群（wasting syndrome），當地稱之為「瘦瘦病」（Slim）。到了一九八二年夏天，ＣＤＣ總算將這些點全連結起來，確認這是一種獲得性免疫缺陷綜合症（acquired immune deficiency syndrome，簡稱ＡＩＤＳ），罪魁禍首正是人類免疫缺陷性病毒（human immunodeficiency virus，簡稱ＨＩＶ）。

當哈密德提出他的疑問時，這種病還沒在印度的多數地區浮現。不過孟買的紅燈區裡已經風起雲湧，那地方離西普拉的總部不遠，後來短短幾年內，哈密德所在的都市就獲得了「印度愛滋病首都」（AIDS Capital of India）的綽號。

不到十年，愛滋病重挫非洲，一天就有五千多人垂死中。在非洲的某些國家，多達四分之一的人口受到感染。而在一些當地社區裡，最大的產業竟是棺木製造業。非洲成了專門出產孤兒的大陸，每年失去雙親的孤兒倍數成長。這個疾病在二〇二五年以前預計將造成九千萬名非洲人死亡。

一九九一年，某印度公立實驗室的研究主任拉瑪·勞博士（Rama Rao）告訴哈密德，他已經研發出一種ＡＺＴ或者說是疊氮胸苷（azidothymidine）的化學合成方法，希望西普拉可以接手製造。那是能夠延緩愛滋病發作的唯一藥物。當時在美國只有一家叫做巴洛茲·衛爾康的公司在製造它，售價是一個病人一年大約要花八千美元。哈密德欣然同意，於是在一九九三年推出這個藥物，價錢只有國際價格的十分之一，或者說一天兩塊美元。但哪怕是這麼低的價格，大多數的印度人仍負擔不起，「我們的業績是零。」哈密德回憶道。

那時候，哈密德有詢問過印度政府可不可以買下這些藥物進行分銷。印度政府拒絕了他。他們只有錢做檢測和預防，治療方面則完全沒有預算。哈密德一氣之下，就把二十萬顆膠囊全扔了。畢竟這種藥物帶著愛滋病的污名，找不到人買、也找不到人給。

幾年過後，哈密德在醫學期刊裡讀到，有一種由三種藥物組成的雞尾酒療法叫作HAART（highly active anti-retroviral therapy的簡稱，中文是高效能抗愛滋病毒療法）可以有效控制愛滋病。這三種受到熱議的藥物：司他夫定（stavudine）、拉米夫定（lamivudine）和奈韋拉平（nevirapine），是由三家不同的跨國公司在製造。加總起來，單一個病人每年的藥費就高達一萬兩千美元。這種療法不僅繁複，還昂貴到鮮少有人負擔得起。哈密德立刻著手製作這種混合性藥物。

一九九七年，在納爾遜．曼德拉（Nelson Mandela）的領導下，南非更改律法來規避藥物專利，以利進口低成本的藥物。當時沒有任何一個國家比南非更迫切需要愛滋病雞尾酒療法的藥物，因為那裡已經出現愛滋病的大流行。但是南非連同一百三十幾個國家都受制於一個叫做TRIPS的國際貿易協議（TRIP是Trade-Related Aspects of Intellectual Property Rights的縮寫，中文意思是與貿易有關的智慧財產權協定）。這份協議要求世界貿易組織的所有成員都得確保智慧財產權是受到保護的。

南非的新法案點燃了各大藥廠的怒火。三十九家國際性原廠藥公司在美國政府的支持下聯名提告南非，宣稱新的衛生法違反TRIPS協議。南非製藥商協會（The Pharmaceutical Manufacturers Association of South Africa）代表大藥廠登了報紙廣告，廣告圖片是一個嚎啕大哭的嬰兒，警告這條律法的通過等於准許「仿冒藥、假藥、過期藥、和有害健康的藥」進入市場。原廠藥公司紛紛關閉工廠，從南非撤離，宣稱這個國家意圖破壞國際條約。

這是極度嚴重的全球僵局。就在各家藥廠對智慧財產權爭執不休之際，全球有兩千四百萬人病得愈來愈重，他們走投無路，渴望買到自己負擔得起的藥物，但這指望遙遙無期。二〇〇〇年八月，哈密德接到美國一名維權活動分子打來的電話，但他根本不認識對方。「我和我的幾個同僚想去拜訪你。」電話裡的那個人說道。他是威廉．哈達德（William F. Haddad），一位滿口髒話的前任調查記者，曾經積極幫忙推動哈奇－韋克斯曼法案，正是這法案啟動了美國的學名藥產業。

他是從艾格妮絲．瓦里斯那裡打聽到哈密德這個名字，瓦里斯告訴他，「他是很厲害的化學家，一點也不怕那些跨國企業。」哈達德提到的那群同僚是一群由不同的維權活動分子所組成的雜牌軍，全都為了追求單一個目標：找到方法讓那些最需要抗愛滋病藥物的人，可以在不受專利權的桎梏下買到他們負擔得起的藥物。傑米．帕卡德．洛夫（Jamie Packard Love）是一位專精智慧財產權的維權活動分子，曾幫忙南非政府修正和捍衛新的專利法。在美國，他曾試著想搞清楚抗愛滋病藥物的真正製作成本，但這個成本好像都沒有人知道。「如果是有四千萬名白人即將死去，就一定有人知道怎麼解決這個問題。」洛夫回憶道。

哈達德聯絡上哈密德後，過了四天，他就帶著傑米．洛夫和另外三個人抵達哈密德用來避印度暑熱的倫敦公寓，這裡頭包括一名法國醫師和無國界醫生組織。哈密德帶著他們拾階而上，走到一張玻璃餐桌前，桌旁圍繞著昂貴的藝術品，其中一個甚至是印度最有名的藝術家之一胡珊（M. F. Husain）的作品，公寓還能俯瞰格羅斯特廣場花園（Gloucester Square garden）。他們問他，他的愛滋病雞尾酒療法的價格可以多低，還有他的製造量可以達到多少？

他們一邊談，哈密德一邊拿筆和紙在計算。他的結論是，他可以把他的價格砍掉一半多，大概是一年八百塊美金。他們密談到深夜。最後這群人發誓未來一定會無可避免地與跨國藥廠交戰，屆時定會全力支持哈密德。於是乎，一家印度藥廠和幾名跨國的維權活動分子結成連盟，為拯救數百萬條生命，誓言推翻已經建立的全球商業製藥秩序。

大概一個月後，部分是因為他們的奔走努力，哈密德竟獲得邀請前往布魯塞爾的歐盟委員會的會議上以HIV／AIDS、瘧疾、肺結核和扶貧為題發表演說。他欣然接受，並在那裡足足發表了三分鐘的演說。二〇〇〇年九月二十八日，他站上講台，俯看那群一本正經、半信半疑，而且都是白種人的歐洲人，裡頭有衛生部長、前任首相、跨國藥廠的代表。「各位朋友，」他告訴這群不是很友善的團體，「我代表的是第三世界。我代表的是第三世界的需求與渴望。我代表的是第三世界的本領，總而言之，我代表的是一個機會。」

然後他開始釋出他的三個提議：他願意以一年八百美元的價格出售AIDS雞尾酒療法，如果政府願意大量採購，售價可以降到六百美元；只要有任何非洲政府願意自行生產藥物，他就免費提供製藥技術；而且也免費提供奈韋拉平，因為這是一種可能阻絕愛滋病母傳子的藥物。他簡直就是當著所有人的面把自己的價格給砍了。最後他甚至用一個挑戰來結束這場演說：「我們在此呼籲與會者做出你們良知上的決定。」

哈密德本來以為會有政府機關接受他的提議，進而帶來製藥界的革命。畢竟這世界鮮少聽過昂貴的藥物可以「折價」出售，更別提「免費」了。但沒想到演說完了，面對的竟是一室冷漠。沒有人接受他的提議。部分原因是哈密德是在一個地雷區的正中央丟出藥物折價這個提議。全球藥物市場被專利權和貿易協定給橫刀一切，很多國家因此被排除在外，無法取得便宜的藥物。但另一個問題是卡在公信力上。世人大多認定印度的學名藥是品質低劣的仿冒品，而這個看法是哈密德多年來一直努力想改變的地方。

二〇〇〇年，這個普世看法將《紐約時報》的記者小唐納德．麥克尼爾（Donald G. McNeil Jr.）帶到了印度，試圖在這些衝突的觀點裡頭找到妥協。他是從無國界醫生組織的職員那兒聽到印度藥廠正在折價製造高品質的藥物。這是真的嗎？這種藥是不可靠的贗品還是品質上打了對折？哈密德給麥克尼爾充分的訪問權去採訪他的營運作業和實驗室。於是《紐約時報》用頭版詳盡報導了這位劍橋畢業的化學家，也為西方世界的讀者引進一個新的概念，這個概念完全顛覆了原廠藥公司的說法，昂貴的藥物其實是可以用較低的價格製造出來的。

二〇〇一年一月二十六日，史上最駭人的地震之一重創古加拉特省西半部，兩萬人因此喪命，傷者超過十六萬人。全世界爭相賑災。當時甫卸任總統職務的比爾．柯林頓特地募款，前往印度，向他們伸出援手。哈密德打開倉庫，捐出大批藥物。不過對他來說，這起事件是完全不同的警鐘。就在全球競相拯救受困於建物底下或流離失所的難民之際，哈密德發現相較於愛滋病，地震的破壞震度只算是小巫見大巫。於是他決定不再被動坐等政府機關接受他在布魯塞爾的提議。

就在他思索自己的下一步時，未來自動找上門了。地震重創後過了幾天，威廉．哈達德致電給哈密德，並提出一個具體的問題。西普拉的愛滋病雞尾酒療法可不可能降到每天一塊美元的售價？在經過粗略的計算之後，哈密德同意了。他可以用這個價格獨賣給無國界醫生組織。這個數字已經低到足以改變全世界。

二〇〇一年二月六日，就在午夜時分，哈密德正在孟買參加晚宴，這時手機響了，來電者是

《紐約時報》記者唐納德・麥克尼爾。「哈密德博士，你真的是用一天一塊美元的價格（賣給無國界醫生組織）嗎？」麥克尼爾這樣問他。哈密德一證實這個答案，麥克尼爾就大笑起來。「哈密德博士，你的人生從明天起就要不一樣了。」

麥克尼爾的報導第二天早上被發表在《紐約時報》的頭版，報導裡說，西普拉提供的愛滋病雞尾酒療法售價是每個病人每年三百五十美元，大約是一天一美元的價格，相較之下，西方藥廠的售價是一年一萬到一萬五千美元，不過這個提議目前被擁有專利權的跨國藥廠擋下，而這些藥廠都有布希政府在撐腰。麥克尼爾的報導等於「讓大壩徹底潰堤」，傑米・洛夫這樣回憶道。

全世界的報紙都在談論這件事。大藥廠面對全球蔓延的流行病，卻仍汲汲營營地只想保護自己的專利權，後面竟還有布希政府在撐腰。接踵而來的各種新聞報導終於點燃國際間的怒火，從費城（Philadelphia）到普勒托利亞（Pretoria）都出現街頭抗爭，甚至有人嚴正指控這是在意圖種族滅絕。大藥廠的公關潰不成軍。這個產業雖然不是沒見過什麼大風大浪，譬如藥物非法營銷給藥品仿單標示外使用（off-label uses）（譯註：藥品仿單標示外使用是指醫師開立處方所處置的疾病與仿單所載適應症不符）；對擔任藥品促銷代言人的醫生多所回饋；為備受關注的藥品刻意隱瞞安全數據上的負面消息……但這次對南非所採取的立場似乎格外令人髮指。這就像《華爾街日報》對此事件所做的結論：「製藥產業還要對那早已千瘡百孔的公共形象再補上一槍嗎？要不要乾脆去控告曼德拉算了？」

而這種憤慨是威廉・哈達德永遠吞不下去的。「大藥廠，這些吃人不吐骨頭渣的王八蛋，」多年後，他曾對一位記者這樣嗆聲道。「有三千四百萬人得到愛滋病，他們每一個人都會因為買不起藥物而死亡。他們不是死亡就是垂死中。而大藥廠竟然還敢一年索價一萬五千美元，（非洲）只有四千人買得起這種藥。」

但這種憎惡是互相的。就像葛蘭素史克藥廠的執行長尚恩－皮耶・卡尼爾（Jean-Pierre Garnier）也曾在二〇〇一年的一場醫療保健論壇裡，指責西普拉和印度的學名藥公司：「他們就是這付德性。他們這輩子從來沒有做過一天的研發。」大藥廠裡有某些人甚至指控哈密德是在試圖奪取非洲的市占率。但對此，他的回應是：「我被指控我的動機別有用心。沒錯，我是別有用心，我只是想在我死前做點好事。」

二〇〇一年三月五日，正當大藥廠在普勒托利亞對南非政府提起訴訟時，世界各地的人開始結合一氣，聯手對抗藥廠。在南非，示威者在普勒托利亞的高等法院外面遊行。在英國，他們在葛蘭素史克藥廠的工廠外面示威。在美國，愛滋病維權活動分子在各大城市串連抗議。

哈密德和這些激進分子占盡了上風。隔月，跨國藥廠終於宣布他們將撤銷訴訟，放棄專利權，讓非原廠的固定劑量愛滋病雞尾酒療法的綜合藥劑，可以在非洲便宜出售。到了八月，西普拉宣布他們的科學家已經成功創造出三合一的藥劑，將難以調配的愛滋病雞尾酒療法全濃縮在單一藥片裡。西普拉這麼做的目的是為了迴避西方世界的專利法，因為裡頭的三種藥物是由三家不同藥廠製作，而且各有專利，多年來都無法合法複製。

柯林頓基金會於是介入，苦心想出辦法讓印度藥廠同意再減價，降到一天三毛八美元，以此交換非洲政府的大批採購。基金會甚至請來化學工藝師幫忙藥廠找到方法降低藥劑製作所需的步驟次數，以達到降低成本的目的。

但是一天一美元這個數字，終究改變了西方世界的計算模式——從「我們負擔不起協助的成本」轉變成「我們負擔不起不協助所帶來的後果」。愛滋病維權活動分子從來沒把美國總統布希（George W. Bush）當成盟友過。可是二〇〇三年一月二十八日，他竟在他的國情咨文演說裡語出驚人地宣布他將推出一個新的計畫，預計未來五年內支出一百五十億美元在愛滋病藥物上。他的解釋是，拜成本大幅降低之賜，「我們才能手到擒來這個天大的好機會，畢竟歷史鮮少會給我們這麼好的機會去為這麼多人做這麼多事。」而這個被取名為美國總統救助愛滋病應急計畫，President's Emergency Plan for AIDS Relief，簡稱PEPFAR）的專案計畫到現在都還在運作。這世界總算是蹣跚趕上了哈密德所提倡的革命。

對大藥廠來說，PEPFAR是一場夢魘：靠美國納稅人的資助，花上億美元購買學名藥救助非洲。就在布希公布PEPFAR的幾天後，跨國藥廠的幾名執行長聯名向白宮請願，要求取消一天一美元藥費這個承諾，但被拒絕。不過布希還是做出讓步，答應由這個組織來挑選PEPFAR的負責人，最後的人選令AIDS維權活動分子大失所望，因為他們找來的是禮來藥廠（Eli Lilly）的前任執行長藍道爾．托比亞斯（Randall Tobias）。

除了成本問題之外，還有另一個問題正陰森逼近：品質。西方世界如何保證幫非洲採購的所有愛滋病藥物都有良好的品質？學名藥的擁護者轉向世界衛生組織求助，後者同意以國際交流中心的身分檢驗學名藥的品質，也會查驗想在國際間販售抗愛滋病藥物的那幾家製藥公司，只要過關，就會把它們放進預審合格的名單裡。但這辦法無法令所有人滿意。托比亞斯領導下的PEPFAR突然提出一個新的要求：任何購買來販售給非洲市場的愛滋病藥物，若使用的是美國納稅人的錢，就得獲得美國食品藥物管理局的核可。

這個新規定招致雪崩般的批評。對愛滋病維權活動分子來說，這根本是一種誘售法（以廉價商品招攬，再兜售較高價的商品）。多數印度藥廠製作的藥物從不曾得到FDA的核可。維權活動分子認為這純屬不必要的保護措施，懷疑真正目的只是想讓大藥廠賺錢，將非原廠藥的藥廠排除在外。但還好這次有背景雄厚的信徒幫他們撐腰。二〇〇四年三月，包括約翰．麥肯（John McCain，亞利桑那州共和黨）和泰德．甘迺迪（Ted Kennedy，麻州民主黨）在內的六名參議員合寫了一封語氣嗆辣的信給布希總統，認為FDA的核准只會不必要地拖延藥物取得的時間。還說WHO的檢驗標準完全符合、甚至超越這世上其他備受推崇的監管機構所使用的標準。」參議員們還刻意挖苦大藥廠，他們寫道：「我們懷疑美國政府重複流程檢驗學名藥的安全性與有效性，其背後動機究竟是什麼。」根據白宮某前任助理的爆料，就連柯林頓總統都曾致電布希總統，跟他解釋WHO的核可足以符合該基金會的要求標準。

但是要求要有FDA檢驗的這個條件，並不純粹是大藥廠見利忘義的再出招而已。事實上在布希政府裡，並不是每一個人都對印度學名藥的品質有信心。在白宮和FDA所召開的一連串緊急會議裡，官員們對於如何檢驗採購來的抗愛滋病藥物品質都絞盡腦汁，最後他們分成兩派。「我們認為如果我們幫忙（非洲）買到的是藥效減弱、受到污染的抗愛滋病藥物，這對美國納稅者來說是件很不堪的事。」史卡特．戈特利布博士（Scott Gottlieb）回憶道，當時他是FDA的醫療政策發展主任，如今已是局長。「購買印度的假藥，得承擔很大的壓力，」在他還沒當上局長的前幾年，曾這樣向一名記者說道，而且還補充說：「我都稱它們是假藥，其他人則稱它們是學名藥。」

最後迫於兩黨的壓力而有了妥協。FDA為PEPFAR的藥劑專門設立一條加速流程的檢驗通道，這被認為是公衛的一大勝利。在非洲以實惠價格售出的學名藥，都能享有FDA加速性檢驗流程的好處。二〇〇五年五月二十七日，蘭伯西成了第一家靠PEPFAR計畫取得其中一種抗愛滋病藥物核可的學名藥公司。其他公司也開始跟進。

這世上有一些最窮苦的人都是多虧了哈密德博士才活了下來。不過他的革命出現了一個意想不到的結果。就在愈來愈多家印度公司取得FDA許可去非洲販售藥物時，有個意識正漸漸成形，即將顛覆學名藥產業，徹底改觀美國市場的藥物供應：如果印度人可以製造出價格實惠、品質好到足以通過美國監管機關核可的藥物，那麼這個藥的品質是不是也好到美國人亦可服用。

第八章
聰明的做事方式

◆

二〇〇五年十二月
賓州卡農斯堡（Canonsburg）

原廠藥不管在製造上有多複雜和多困難，都必然得遵守自己的一套祕方，譬如：混合十五分鐘，形成顆粒，噴霧處理直到成分含水量達到百分之四，再混合三十分鐘。但要製造出一款仿製版的學名藥，就需要另外想出一套祕方，理想上這套祕方必須能更快地製造出產品，且能產生類似藥效。而這種逆向工程都是交由化學工藝師在處理。

在化學工藝師的圈子裡，拉吉夫．馬利克堪稱是佼佼者。在旁遮普省待過眾多實驗室的他，擁有六十幾項逆向工程的工藝專利。他在蘭伯西待了十七年，一路爬了上來，當上配方研發和法規事務的負責人。對於收拾實驗室裡的災難，他也是經驗老到，譬如蘭伯西專治青春痘的學名藥Sotret藥效全無的那件事。他後來說是因為他的同僚們選擇繼續銷售有瑕疵劑型，這種「不理性之舉」促成了他離職的決定。他在二〇〇三年六月提出辭呈。

把一個A-B-C-D-E-F-G的八步驟化學合成法改成G-C-B-F，不是個簡單的任務。這套配方必須要有成果，而且這個成果得經得起監管機關的檢驗和專利權律師的法律質疑才行。馬利克從事的工作就是找到對策解決別人解決不了的問題。說話像機關槍、個性樂觀的他有一張溫暖的笑臉，一頭花白的椒鹽色頭髮，話裡習慣夾雜著幾句髒話。

馬利克離開蘭伯西的時候，正逢美國仰賴印度公司幫非洲製造廉價藥物的當口。也因此顯著的改變隨之而來。印度公司開始將觸角探進美國市場，美國公司也將他們的營運作業遷往印度，這一切都發生在一個像有渦輪推進器一樣的全球化市場裡，而這種市場最倚重的就是馬利克的特殊長才。

他離開蘭伯西的兩年半後，就當上了矩陣實驗室的營運長。這家公司位在海德拉巴，是某位印度實業家所創辦。他在蘭伯西的一些同事也跟著他跳槽。他們合力將矩陣實驗室打造成全球第二大活性成分製造商，尤其專注在PEPFAR所採購的AIDS藥物上。在那裡的馬利克其實是高居在一種全新生態體系的頂端位置，而這體系是靠西普拉的尤蘇夫．哈密德博士對這世界做出保證後才被創造出來的。印度藥廠可以用便宜的價格製造出大量的有效藥物，並遵守西方監管機關所要求的優良藥品製造標準。

要說印度公司是如何完成此壯舉？印度科學界裡著名的傳道人古納特．阿南特．馬謝卡博士（Raghunath Anant Mashelkar）提出了一種說法：印度的科學家很擅長重新思考舊有的流程，將它們改造得更有效率，因為他們的工程能力很強，而且都經歷過貧困的生活。馬謝卡說這種成果就是所謂的「甘地式創新」（Gandhian innovation）。甘地的基本信條之一是科學的創新是為了公眾利益。馬謝卡認為是印度資源的缺乏逼得他們不得不發展出一種「聰明的做事方法」，才能靠較低的成本為更多人服務。

但有些人還是認定印度公司位在食物鏈的底層，靠著別人嘔心瀝血的研發和創新成果所剩下來的殘羹剩飯為生。但馬謝卡認為，「價格負擔得起」不代表「品質比較差」。它通常也代表「更好」的意思。在矩陣實驗室裡，馬利克傑出的成就令人矚目。沒多久，西方世界就自動找上門。

位在阿帕拉契山脈的學名藥公司邁蘭實驗室（Mylan Laboratories）是道地的美國公司。一九六一年，兩名戰地軍醫在西維吉尼亞州白硫磺泉鎮（White Sulphur Springs, West Virginia）一處廢棄的溜冰場上創辦這家公司，向來以道德思想著名，就像創辦者之一邁克・普斯卡（Mike Puskar）所闡述：「要嘛把它做對，要嘛就不要做。」它的旗艦工廠位在西維吉尼亞州的摩根城（Morgantown），占地二十二英畝，堪稱全球最大的藥廠之一。它的重要性和規模之大，使得FDA幾乎經常出現在那裡。誠如那本邁蘭所贊助的書《邁蘭：五十年不落俗套的成功》（*Mylan: 50 Years of Unconventional Success*）所詳述的，FDA調查員會站在樓梯上面，伸出戴著白色手套的手指劃過製造設備的外殼（法規要求所有設施表面都必須乾淨無塵）。公司高層看見戴著手套的指頭仍「潔白如新」，才終於舒了口氣。

這家工廠會要求技師一定要講究細節。準員工得先看一部十五分鐘的影片（內容跟製藥無關），再接受測驗，回答影片中看到什麼：第一個出現什麼？第二個又是什麼？「在GMP（優良藥品製造標準）的環境裡，你希望他們是照著指示的方法在做事。」凱文・科拉爾（Kevin

Kolar）解釋道，他是製造技術支援部的前任副總。「萬一有誰犯錯，調查就會上門。」

任何負責任的製藥商都會設法降低犯錯的風險。不過二〇〇五年年底的時候，邁蘭的執行長羅伯特．寇里（Robert Coury）面臨到一個未知變數：邁蘭的市占率正在被印度藥廠攻城掠地，後者都是自行製造活性成分，以最低的成本在生產。相反的，邁蘭則是向中國和印度的供應商訂購活性成分，所以價格上根本打不過印度公司，除非它也加入它們，走向世界。

寇里只好求助邁蘭的其中一家成分供應商：矩陣實驗室。二〇〇五年十二月，他在新澤西州的候機貴賓室與矩陣的董事長碰面，兩人在一張餐巾紙上喬出一樁交易。邁蘭於是成了買下上市印度公司的第一家美國公司。二〇〇七年一月結案的這樁交易，賜給了邁蘭一個全球的平台。不過邁蘭從這次收購裡所獲得的最大資產也許是拉吉夫．馬利克本人，後者成了邁蘭的執行副總，負責全球技術營運。他帶來了幾位以前跟他在蘭伯西一起打拚、很靠譜的團隊成員。

在邁蘭，他成了美國管理團隊的一分子。寇里旁邊坐的是營運長希瑟．布雷施（Heather Bresch），她是當時西維吉尼亞州民主黨州長喬依．曼欽（Joe Manchin，現在是美國的資深參議員）的女兒。印度人和美國人都喜歡把矩陣和邁蘭的合併作業形容成天衣無縫的結合。誠如邁蘭贊助的那本書所寫到的：「布雷施和寇里在看矩陣的團隊時就像在看鏡子裡的邁蘭一樣：他們有同樣的企圖心，一樣工作認真、品質至上。」「交易一完成，「我們就開始說一樣的語言，」馬利克說道。在他們第一場的慶功宴上，大夥兒全都在吃印度菜。邁蘭多數的高層從小吃慣大魚大肉，從沒嘗過印度食物。

不過這兩個團隊之間的差異，終究還是跟他們出身的世界一樣完全不同。在印度，學名藥公司是市場上的明星，股價的一舉一動都會成為商業新聞的焦點。但在美國，學名藥公司的運作相對默默無名。馬利克在匹茲堡的醫生社區裡安頓下來時，才驚覺到，「X的根本沒有人知道邁蘭是什麼東東。」

而馬利克以前的老闆跟現在老闆兩者之間，一個重要的差異就在於對品質的要求態度上。理論上，監管為嚴格市場製造藥物的公司，全都在一個靠成本、速度和品質構成的三角框裡運作。而在這三個要素裡，品質理當是固定不動的點，它的條件是由法規來訂定。製程必須透明、可以反覆進行、可以接受調查，不容許任何異常或偏差。但是這些學名藥製造商所面臨到的巨大壓力是他們必須降低成本，而且還要加快開發的速度，才能搶先提出申請。因此他們必須思索的是：能把成本砍到多低？還有可以趕在品質開始變差之前，把開發的速度加到多快？

在這個產業裡，有些人說要完全遵守像美國這種監管嚴格的市場所要求的優良藥品製造標準，成本至少得多出百分之二十五才可能能辦到。而這就讓那些公司陷入了兩難。要是一根無菌拖把得花四塊美元（比一般拖把貴很多），而且一天通常就要用掉九根拖把，那該怎麼辦？要是你的顧客要的是單一劑量四分美元的疫苗，可是製造成本卻是單一劑量四十分美元，又該怎麼辦？不過整個核心問題在於學名藥的營運模式。如果一個一天成本高達十四塊美元的原廠藥得在第二天變成成本只有四分美元的學名藥，要怎麼維持住品質呢？誠如馬利克本人所承認，這樣的落差「不可能激勵你去多做投資」以維持住優良的製造品質。

在這樣的矛盾下，企業文化就變得很重要了。馬利克和他的團隊是在蘭伯西培訓出來的，那裡辦公室牆上的海報都是在敦促員工為公司的目標多加把勁，二〇一五年前的美國市場營業額必須達到十億美元。但馬利克現在身處在不同的文化裡。邁蘭會議室裡的海報強調的是：「你要知道在邁蘭為什麼品質不是只是說說而已，而是一個我們會去身體力行的目標。」邁蘭對品質和製程透明化的執著，已經到了就連位在賓州卡農斯堡的總部都是玻璃帷幕蓋的、高層的名片也是半透明。

在邁蘭，馬利克的任務跟他以前的工作一樣：解決實驗室裡的連串問題；盡快提出申請，讓商品上市流通；確保這一切努力能得到全世界最機車的監管機構的核可。而這些事情都是在一家美國公司的玻璃帷幕總部裡頭處理，這家公司期許的是——或者說習慣的是——不斷監督。

病患們往往認定他們服用的學名藥跟原廠藥是一樣的，部分原因出在他們以為這只是一個簡單又平和的過程：專利權一到期，原廠藥公司就會交出祕方，學名藥公司便能依樣畫葫蘆地製造出同樣的藥物，只是以比較低的成本製造，畢竟它不用再對研發或行銷進行任何投資。但事實上，學名藥公司打從他們開始開發某款學名藥的那一刻起，就得在法律上、科學上和法規上打一場仗，而且多半是暗中進行。一般來說，他們的藥不是靠著原廠藥公司的幫忙進入市場，而是在無視原廠藥公司的阻止下硬行進入。

誠如那位有點惱火的FDA局長史卡特．戈特利布所說過的，原廠藥公司通常會靠一些「手腕」和「詭計」來拖延學名藥進場的時間。他們會在他們的原廠藥四周蓋起專利權的堡壘，有時甚至連每一步製程都有專利——就連延時釋放的機制也都加了專利。他們也可能在他們的藥物上做一點更動，再宣稱這是新藥，藉此延長專利權的年限，這一招就是眾所皆知的「萬年常青術」（evergreening）。原廠藥公司會扣住藥物樣本，絕對不出售，畢竟學名藥製造商巴不得拿到他們的樣品來做研究和進行逆向工程。但也因此讓FDA在二〇一八年做出動作，將這些原廠藥公司的名稱張貼在網站上，公開羞辱這些被控扣留樣本的公司。

學名藥公司要成功地推出一個產品，必須得在這條布滿障礙的跑道上逆向往回走。學名藥公司一旦鎖定某個分子，它的科學家就會先去搞清楚它在人體裡的運作方式，律師們也會開始動起來，查出法律對它的保護程度。接下來就是實驗室的工作了：把它合成出成分的形式，以研發出活性藥物成分。但是光這個步驟就要進行好幾年的反覆試驗。一旦成功，學名藥的成品必須跟原廠藥的形狀一樣，無論後者是藥丸、膠囊、片劑還是注射劑。而藥物的配製過程中會需要用到被稱之為賦形劑的額外成分，可能會不太一樣，但也可能被告。

接下來就是檢測了。在實驗室裡，體外（試管內）試驗（in-vitro tests）是在仿造體內的狀態。比方說在溶離度試驗（dissolution tests）裡，會將藥物放進燒杯中，而燒杯裡的內容物會模擬胃裡的狀態，藉此檢測這個藥物是如何分解。不過有一些最重要的檢測屬於活體試驗（in-vivo），也就是在人體身上試驗此藥物。

原廠藥公司必須在成千上萬個病患身上試驗過藥物，證明它的安全性和有效性。而學名藥公司只需要證明他們的藥在人體內的功能作用類似原廠藥就可以了。要做到這一點，就得先在數十位健康的自願者身上進行試驗，再把受測者血液裡的藥物濃度繪製成圖，上面會有極為重要的生體相等性曲線（bioequivalence curve）。水平線代表的是藥物在血液中達到最高濃度的時間（簡稱Tmax），垂直線代表血液中藥物的峰值濃度（簡稱Cmax）。在這兩個軸之間有一塊曲線下面積

（area under the curve，簡稱AUC）。最後的檢測結果就落在被視為生體相等性的那塊面積裡。

每一批藥物都有差異。就連在同一個實驗室裡以完全相同的條件製造出來的原廠藥也都會有批次間的差異。因此FDA於一九九二年創造出一套複雜的統計公式來界定生體相等性的範圍：學名藥在血液裡的濃度最低不能低於原廠藥的百分之八十，最高不能高於原廠藥的百分之一百二十五。不過這個公式也要求藥廠必須在他們的檢測裡加上百分之九十的信賴區間（confidence interval），以確保只有不到百分之二十的樣本會落在指定的範圍外，多數樣本都落在離原創藥物比較近的範圍內。

等到活性成分被製造出來，額外的成分也都選定，重要的實驗室和臨床試驗也都執行過了，這個配方就會移轉到生產線，看看能否進行商業規模化的製造。

但是隨著製造量的變大，製程會變得難以控管。萬一中間有出岔，就會出問題。這就猶如馬利克常說的，哪怕你可以為藥物的製程建立起一套固若金湯的現行優良藥品製造標準，但還是會「出現鳥問題」。有良心的製造商會設法防範舊事重演，預防新的鳥問題出現。但因為製造工廠是人為操作，不管系統設計得多完美，都會有故障的時候。譬如嬌生公司（Johnson & Johnson）的抗癲癇藥本來一切正常，直到被堆在木棧板上就出事了，可能是因為木棧板的溶劑滲進了藥物裡。在邁蘭的摩根城工廠裡，有個實驗室技師留了一張字條給另一位技師，說他必須「處理一下」設備上面的水管，讓它正常運作。這種字條要是被FDA的調查員無意中發現，這家工廠恐怕就要關門了，因為這字眼會讓調查員懷疑其中有鬼，而不是單純地在解決原始問題。

對工廠來說，要克服這中間的變異性，唯一的補救辦法就是一絲不苟地遵照優良藥品製造標準，並針對每一個藥物製作步驟製作出即時紀錄（real-time record），再把得出的數據資料當成藍本，從中找出不可避免的誤差，加以修補，這也是一個可供FDA調查員詳查的過程，可以讓他們知道這家公司的自行調查能力有多強和多仔細。誠如馬利克所言，目標是找到一種「絕不會再犯同樣問題的解決方法」來解決問題。

當馬利克遭遇這些挑戰時，他證明了自己不只是一個配方魔術師而已。他很會把自己打掉重練。他在邁蘭快速崛起，成為首席營運長，布雷施反而成了執行長，寇里則高升為執行董事長。馬利克負責監管在印度不斷膨脹的營運作業，在邁蘭的四十家全球機構裡，印度那邊就快速成長到占了二十五家，而在全球三千名員工裡，它也占了一半以上。

從很多方面來說，馬利克像風暴一樣襲捲了邁蘭。他把這家公司重新導向印度，幫忙在摩根城和海得拉巴這兩地的研發團隊之間打造競爭的氛圍。短短三年，邁蘭向FDA送件的藥物申請數量增加三倍，核准數量也加倍。不過馬利克也很強調品質的重要，並常用一句話向員工總結這件事的重要性：「如果你們在品質領域上有任何閃失，我們絕不他X的容忍。」

他的快速崛起似乎證明了他很會利用自己的機智來掌控成本、品質和速度這三者之間的張力，創新專家馬謝卡曾這樣形容他。不過馬謝卡也說印度的「聰明的做事方法」不能跟印度人所謂的「變通」（Jugaad）混為一談，他把這兩者加以區分：變通會為了盡快達到所欲目標而採取道德上令人疑慮的捷徑。馬謝卡在普納（Pune）的國家化學實驗室（National Chemical Laboratory）有個辦公室，他曾在那裡向一位訪客解釋道，「變通」意味品質上的某種妥協，是一種必須被完全「排除」的方法。

不過在邁蘭，由於馬利克和他的團隊似乎總是能趕上每一次的配方設計期限，於是有些員工不免懷疑，甘地式創新真的是他們之所以能夠成功的唯一解釋嗎？

第九章

工作任務

◆

二〇〇四年八月十八日
印度古爾崗

早上八點半，外頭的熱氣已經快讓人窒息，塔庫爾環顧會議桌那六位專案經理人，看到他們面容疲憊。其中幾位是提早幾個小時就出家門上班，以避開交通尖峰，準時抵達。他們知道這個會議很重要，但不曉得議程是什麼。塔庫爾打算把企業盡職調查年鑑（the annals of corporate due diligence）裡頭其中一個比較奇特的任務交給自己的團隊來辦，但決定先不讓他們知道這任務背後真正的原因。

「庫馬博士交辦給我們一個新的任務，」他開口道。「他想知道我們有沒有辦法證明那些被我們提供給不同國家的數據資料是有根據的。換言之，就是要對我們一系列的產品做回顧性調查。還有他想知道我們對過去二十年來提供給不同監管機關的資料有多少把握和信心。」

他的團隊成員表情詫異，不過這種作業任務向來是他們擅長的。眼前的工作就是把蘭伯西的所有數據資料繪製成圖，才能條理分明地查出這些數據是否在一開始就是精確無誤的。

塔庫爾把他們的注意力帶到一塊大白板上，他在白板上畫了圖表，垂直軸上有這家公司在全球販售藥物的各個區域，水平軸上則是無以數計的疑問，包括那個市場販售的是什麼產品？它們什麼時候註冊登記？支持性數據在哪裡？那個市場賣了多少個批次的藥物？是在哪些設施製造生產？

塔庫爾指派每個幕僚負責一個區域。他要他們把公司在那些市場上的藥物原始製造數據拿來，跟提交給監管人員的那些聲明做比較。數據資料吻合嗎？還是有任何差異？提交的文件有符合當地的監管規定嗎？

以前從來沒有人把這家公司的整個營運作業圖拼湊起來過。在這之前，蘭伯西一直處於分治狀態。由不同團隊各自負責不同區域的產品研發，但幾乎從沒被湊起來交換意見過。對於這家公司的藥物是如何被批准、甚或在哪裡被批准的，沒有任何一個人有全盤的了解。但塔庫爾命令他的團隊做出多面向的評估，必須橫跨全球，並往回追溯好幾年。

塔庫爾自己也開始在做功課，他先去拜訪負責法規事務的副主任阿朗．庫馬（Arun Kumar），後者曾被拉吉達．庫馬要求要好好配合這次的作業任務（這兩位庫馬沒有任何親戚關係）。阿朗的辦公室就在塔庫爾辦公室的正上方，他帶著一種困惑的神情等候塔庫爾的到來。「這大家都知道嘛，」他打招呼時順道這樣說。

「知道什麼？」塔庫爾問道。

「知道實情啊。」阿朗說道，然後就繼續說蘭伯西是如何在法規最寬鬆、被查到的風險最低的市場上爭取到它最大的自由。

「你是說在那些區域裡上市的產品全都沒有可以佐證的數據資料？」

「也不是全部啦，」庫馬用一種漫不經心的語氣說道，同時翻著他辦公桌上的一份報告。「我們都知道哪些地方的數據不實。」

塔庫爾對他冷淡的態度感到吃驚。「你有跟管理階層提過嗎？」

「為什麼？」庫馬回答。「他們早就知道啦。事實上，他們知道的可能比我還多。」

塔庫爾以為一定是自己聽錯了。於是他問道，既然知道這些申請書裡的數據不實，為什麼阿朗還在上面簽名批可，他不是要負責核實申請書裡的內容嗎？

阿朗說，這就是問題的一部分。就算他把案卷準備好，區域性法規主管，像是美國的艾卜哈·潘特，還是可以喜歡怎麼改這些申請書就怎麼改。他們都是直接聽命於高層，不用知會阿朗也不用得到他的許可，就能在那些案卷上簽名。

這聽在塔庫爾耳裡實在很不可思議。在像必治妥施貴寶這種公司裡，舉凡呈交給ＦＤＡ的任何東西，法規事務主任都具有絕對的管控權，而且一定是有足夠充分的理由。當法規主管在要提交的文件上簽下名字時，便等於是打包票保證裡頭的數據是正確無誤的。對政府的紀錄和文件上面製作虛假的陳述，是觸犯刑法的。

「你說的應該跟我想的不一樣吧？」塔庫爾問道。

「像美國和歐洲這類先進市場，在那裡若是被逮到，損失會很慘重，所以沒道理為了那些系列產品公然冒險，」阿朗解釋道，「但是非洲、拉丁美洲和印度這些地方就不一樣了。」

塔庫爾聽得目瞪口呆。「有誰從頭到尾都知道？」

「每個人都知道啊，」阿朗說道，然後又補充，「大家都知道命令是從哪裡來的？」

「你們不怕有人反應嗎？」

「這些都是搓好的，」阿朗說道，「所有事情都是搓好的。」

塔庫爾驚駭到只能趕緊結束會談，告辭離開，好讓自己鎮定下來。

他走進自己的辦公室時，他的行政助理還問他：「你怎麼了？看起來像見到鬼似的。」塔庫爾當場癱坐在自己的辦公椅上。

他知道在原廠藥產業裡，也有存在著違反法規和道德過失的問題。他離開必治妥施貴寶之後，那家公司的財務長和全球醫藥集團負責人就因為隱瞞未售出的存貨，涉嫌誇大銷量和利潤而被控刑事共謀罪和證券詐欺，不過後來又被撤銷了。

玩弄股市或者傷害股東是一回事，雖然會被告，但被告只需要跟美國證券交易委員會（U.S. Securities and Exchange Commission）達成和解就行了，但是阿朗剛剛描述的那種問題就又是另一回事了，你必須去檢測藥物，看配方對不對、穩不穩定和有沒有效。因為檢測出來的數據是用來證明這個藥物具有療效、不會致人於死的唯一證據。但是蘭伯西卻把這些數據當成一種可以互相換來換去的行銷工具，顯然並未考慮到它對病人的影響。這是明目張膽的欺詐行為，而且攸關生死。

塔庫爾幾乎沒辦法理清思緒。但這個工作任務逼得他那天稍晚不得不再回阿朗．庫馬的辦公室一趟。

「現在去挖那些陳年老帳，沒什麼意義，」阿朗告訴他。「如果你執意追究下去，只能捲鋪蓋走人。所以你就告訴拉吉達你已經查過了，但查不出什麼東西。」

「我不能對我老闆撒謊。」塔庫爾說道。

「你們這些傢伙是怎樣？去過美國、喝了幾年洋墨水，就自以為是可以捍衛全球的道德警察了嗎？」阿朗問道。「你以為美國藥廠就從沒做過這種事？」

塔庫爾在大藥廠工作了十年，從來沒見過，甚或想像有這種行為的存在。他是很年輕，而且有點天真，不過也夠固執，沒有打退堂鼓的意思。「那就這樣吧，我們先從哪裡開始？」他不耐地問道。

阿朗不情不願地走到白板那裡，畫了一個按區域分類的圖表來說明蘭伯西所面臨到的法律責任：美國和加拿大在最下面，然後是歐洲，拉丁美洲在歐洲上面，接著是印度，最後是ROW（rest of the world的縮寫，意思是世界其他區域），最貧窮的非洲國家都在最上面。「我會從這裡開始。」阿朗說道，同時指著最上面。

塔庫爾還是覺得自己在黑暗中摸索。他需要數字。於是阿朗把他的行政助理叫來幫忙。塔庫爾問這位年輕人，在呈交給監管人員的那些案卷裡，有多少比例的案卷所含的數據並不吻合公司檔案裡的數據。助理支吾其詞：「這個……嗯……視區域而定。」

「預估一下各區域的數字。」塔庫爾說道。「美國是多少？」

助理想了一下，然後說：「可能介於百分之五十到百分之六十吧。」塔庫爾嚇得差點喘不過氣來。蘭伯西送交給FDA的造假案卷超過一半以上？而那還是比較沒有問題的區域之一？

「歐洲呢？」

「差不多吧。」助理回答。

「印度？」

助理猶豫了一會兒才回答：「百分之百。」他的解釋是，為印度市場檢測藥物根本是浪費時間，因為沒有監管人員會看那些數據。所以區域代表就自行編造，再送到印度藥品管制總局（Drug Controller General of India，簡稱ＤＣＧＩ）。ＤＣＧＩ需要的不是真實數據，而是良好的人脈關係，而他們的關係一向很好，助理這樣解釋道。

整個騙局的規模令塔庫爾驚駭不已。他一想到那些病患，就很不好受。塔庫爾告訴這兩人他要一個細目：歷年來的各個產品，以及每份案卷裡的問題出在哪裡。

塔庫爾的幾位專案經理人也都開始著手分析：取得數據資料、展開訪談、拜訪實驗室和製造工廠，結果發現公司內部僵化的階級制度是最大的障礙。塔庫爾團隊不只是新而已，按印度企業文化裡的潛規則來說，這裡頭的成員根本就資淺到沒有資格去質疑部門主管。「我們不受歡迎。」其中一位團隊成員回憶道，他的任務是去查出亞洲和巴西市場那裡的數據資料。結果他們竟然得靠鬼祟和頑強的行動手段才能查出來，譬如不先打招呼就出現在工廠裡；為了跟部門主管說幾句話，一等就是好幾個小時；還有開好幾個小時的車前往地址偏遠的製造工廠。這些團隊成員將各種資訊殘片一點一滴地拼湊起來，意外撞見了蘭伯西的祕密：這家公司為了快速製作出冠冕堂皇的數據來撐起自己的說法，幾乎操縱了製造過程裡的每一個切面。

塔庫爾團隊裡的各個成員都有回報類似的例子：在經理的一聲令下，科學家用較低純度的成分來取代較高純度的成分，以降低成本。他們也會更改檢測的參數，以便讓雜質較高的製劑過關。他們甚至會假造溶離度研究。而且為了得出最優化的結果，他們會把壓碎的原廠藥放進膠囊裡，以替代自己的藥劑接受檢測。他們還會把原廠藥的檢測結果附加在自家藥劑的申請書上。而在某些市場，這家公司甚至會欺騙性地混搭數據流，把某市場的最佳製造數據拿去呈交給別地方的監管機關，冒充是那地方的藥物才有的數據。至於其他市場，這家公司則是索性自己杜撰數據。偽造文書這種事處處可見。他們甚至也偽造自己的標準作業程序文件，而那是FDA調查員賴以評估該公司是否遵循自家政策規範的標準所在。拿其中一個例子來說，員工會在文件上倒填以前的日期，然後在一間充滿水氣的屋子裡利用一個晚上的時間以人工方式讓字跡受潮，使紙質迅速變舊，藉此在查驗期間瞞過監管人員。

他們幾乎不費什麼力就讓這一切瞞天過海。這種事眾所皆知，從資深經理、研發主管到負責配方的人和臨床人員全都心知肚明。基本上，蘭伯西的製造標準簡而言之就是公司可以為所欲為。

受過多年訓練的塔庫爾很清楚一個製作良好的藥劑不是光通過最後檢測就算數。它的品質必須在每個生產步驟裡接受評估，它靠的是這一路下來所得出的所有數據。在製程中被詳加記錄下來的每一個檢測結果，都有助於創造出一份最基本的品質路線圖。但因為蘭伯西只執著於結果，於是對任何法規和要求都予以漠視。優良藥品製造標準成了礙事的停車標誌和很是不便的繞路過程。而蘭伯西為了駛抵最合它意的終點站，隨自己的意思開上他想開的路，它繞過路標，重新排列交通號誌，甚至事畢再回頭調整里程數。誠如該公司負責分析研究的主管後來告訴某稽查員的，「邊實驗邊記錄數據，這不是我們印度的文化。」

塔庫爾的其中一位團隊成員在幾個月前才很興奮地加入蘭伯西，結果卻發現自己處在一種矛盾的情境裡。沒有數據告訴他這些藥物不安全，但也沒有可靠的數據可以證明它們是安全的。他下班後回到家，只能力勸自己的親朋好友不要購買蘭伯西的產品。

塔庫爾每天工作十四個小時，想盡辦法為每一個市場建立起電子表格，表格裡有跟藥劑一起被歸檔的數據；公司為每一個被核可的藥劑所送交給監管機關的最初數據；能佐證那些聲明的現有數據。他會在辦公室待到晚上九點，準備隔天的工作計畫。就連在家裡，他也不顧索娜的反對，逕自到地下室的辦公室繼續工作到凌晨，試圖整合團隊給的數據資料。他跟平常一樣對這個案子含糊其詞，索娜也不過問。就連他也沒有反問過自己，他這樣調查自家公司，對自己的專業身分可能帶來什麼後果。如果他有退後一步想的話，或許就會發現這件事有多危險。

相反的，他只是一心想搞清楚這個愈演愈烈的危機範圍到底有多大。怎麼會有這麼多欺瞞？這種行徑可以用什麼名稱來定義嗎？畢竟他從來沒想過它可以離譜到這種程度。結果在工作了幾天之後，他的腦袋裡赫然出現一個字眼，當場點破他一直想搞清楚的東西。犯罪！沒錯，就是這種行徑。他在揭發的是一樁不折不扣的全球犯罪活動。

在經過幾個禮拜的詳盡調查之後，塔庫爾把他團隊在拉丁美洲、印度和世界其他區域市場的初步發現拿去給他的老闆拉吉達・庫馬看。

當時是早上七點半，庫馬通常這時候開始工作，他們在他辦公室碰面。走廊仍靜悄悄的。塔庫爾把一些初步的電子表格攤在庫馬面前，內容顯示曾有數不清的藥物就算被檢測過，也從來不是用正確的方式在做檢測，而且根本沒有基本數據足以支持公司的說法。庫馬默不作聲地詳讀內容。「這怎麼可能？」他終於開口。蘭伯西怎麼看都不太可能會把沒在藥物上做過任何實際檢測的申請書送出去。庫馬從沒聽過這種事。「你們一定有漏掉數據。」

「我們已經看過了，真的沒有數據。」塔庫爾堅稱道。

「你們再回去檢查一遍，」庫馬也很堅持。「這裡頭一定有問題。」

對庫馬來說，唯一合理的解釋是塔庫爾漏掉了現有的檢測結果，或者錯誤詮釋了他所找到的資料。不然塔庫爾所揭發出來的這些問題，以前怎麼都沒碰到類似例子？接下來那幾個禮拜，庫馬一再要他回去重新檢查，次數多到塔庫爾乾脆找整個團隊來一起開會，讓庫馬直接聽取他們的報告。

但是整個團隊也被自己所找到的真相給嚇到了，不知道要怎麼面對這種事。「對我來說，所謂的腐敗比較像是安隆案（Enron）那種例子，涉及到怎麼捏造收益，」迪奈許．卡斯杜里爾回憶道。而凡卡．斯瓦米納坦本來以為只會在這家公司看到「裙帶關係和效率低下」等問題。但這種草菅人命的生意，就又是另一回事了。

等到庫馬聽完塔庫爾團隊裡每位成員的報告之後，心裡終於有了底。這家公司是在做詐騙的生意，而且可能危及病患，範圍擴及全球。他把這些資料去蕪存菁地濃縮成四頁報告，交給當時的執行長布萊恩．譚彼斯。報告的標題〈為各產品在各國提交的不當申報資料〉平淡無奇，而且用的還是企業品質保證的乏味術語，但內容卻很爆炸性。它揭發了蘭伯西在全球各地的送審資料全都是預謀性的詐欺行為。「在巴西、墨西哥、中東、俄羅斯、羅馬尼亞、緬甸、泰國、越南、馬來西亞、非洲國家送審的產品，有絕大多數所提交的數據根本不存在，或者是取自於不同產品和不同國家的數據。」

庫馬的這份文件說明了雖然公司在那些市場大幅降低了生產成本，使用價格最低廉的成分，但它提交送審的數據卻是取自於那些專為法規較為嚴格的市場所製作的藥劑，這是為刻意隱瞞低劣品質的一種調包手法。這份報告也提到未通過純度檢驗的活性藥物成分（簡稱API）都會拿來跟品質優良的API重新混合，直到符合標準要求為止。

這份報告也提到在印度和拉丁美洲的驗證方法、安定性檢測數據和生體相等性報告都「無法取得」。簡而言之，蘭伯西幾乎沒有方法可以證實在這些市場的藥物內容是什麼。舉例來說，塔庫爾團隊蒐集到的數據資料顯示，自二〇〇〇年起在巴西這個國家所核准的一百六十三種藥物產品裡，幾乎所有產品都是用偽造的批次紀錄和根本不存在的安定性檢測數據送審。

這份報告還提到，在大多數的送審資料裡，蘭伯西會把用於研發的小型批量（大約是兩千劑）「故意謊報」為數量多出一百倍的申報批量，再以假亂真地在數量較少、較容易控管品質的批量上進行至關重要的生體相等性檢測和安定性檢測。所以真相是那些商業用量的藥物批次在販售之前從來沒被確實檢測過，等於把數百萬名病人置於險境。

庫馬在一封收件者是譚彼斯、被標示為「機密」且附上這份報告的電子郵件裡提到，不遵守法規只是問題的一部分，「看起來其中有些問題顯然在一年多前便已經浮出檯面。但我找不到任何文件記載公司方面曾試圖處置這些疑慮或解決這些問題。」在結語裡，他清楚表明他效忠的對象不只是公司而已，也包括真相本身。「除非有充分的數據佐證，否則我無法允許任何案卷濫用任何數據資料。」他這樣寫道，同時補充，「至於我個人因以上問題應負的現有責任和彌償保障，若蒙允許，我將向倫敦那裡徵詢法律顧問的意見。」

譚彼斯給庫馬的回應是，他保證公司會做對的事情。

儘管形勢險惡，庫馬還是向塔庫爾推心置腹地說，只要他有得到充分授權，他相信他可以解決這些問題。

塔庫爾的發現對蘭伯西的高層來說並不是新聞。早在十個月前，也就是二〇〇三年十月，外聘的稽查員就開始在調查蘭伯西全球各地的設施。以這件事來說，稽查員是蘭伯西自己請來的。而這在這個產業裡是很尋常的一種作業：製藥公司通常會聘用顧問來查核自家設施，把它當成一種預演排練，才知道自己的問題是不是很容易被抓到。他們的理由是，如果顧問都抓得到，監管人員就更有可能了。

拉赫曼顧問服務公司（Lachman Consultant Service）的調查結果，毫不留情面地向蘭伯西的高層揭露了這家公司的種種缺失。在蘭伯西的新澤西州普林斯頓廠區裡，稽查員發現該公司的病患安全部門（Patient Safety Department）形同虛設，訓練這種東西基本上「根本不存在」。碰到病患抱怨投訴時，工作人員根本沒有書面規程可以遵循，以利調查，所有的申訴都被堆放在箱子裡，既沒分類也沒提報。他們沒有事務員處理最基本的工作，譬如把病患的樣本寄送出去檢驗。病患最常見的抱怨大多是「我不覺得這個藥跟我以前吃的那種藥相同。」就算有進行調查，態度也敷衍和漫不經心到連有效日期都用「不詳」來一語帶過，哪怕這可以從產品的批號上輕易查到。

新澤西州歐姆實驗室（Ohm Laboratories）是蘭伯西在美國的主要製造廠，負責那地方的稽查員發現到，這家公司雖然被要求必須向FDA回報不良事件（adverse events），但根本鮮少回報。廠內沒有裝設任何系統來錄製下班時間病患打來的抱怨內容，也沒有全球醫務主管來確實監控病患可能出現的不良反應。來自拉赫曼的顧問們敦促蘭伯西正視它在全球各地所找到的這些問題。但蘭伯西對於這些調查發現的當下反應卻是先質疑時數和費用清單，因為拉赫曼已經把它們寄過來準備請款。

在海外，情況也好不到哪裡去。有一家叫做莫哈里（Mohali）的工廠位在印度北邊的旁遮普省，在那裡的稽查員發現他們對各種紀錄的管控幾乎付之闕如，以至於竟有多達二十人有權更改檢測紀錄，並有多達一百二十幾份的批次紀錄曾經重印過。蘭伯西對此事的說法是，因為沒有更換故障的點陣式印表機。如果說所謂的優良生產是以全面管控（total control）為目標，那這大概就是你所能想像得到最不受管控的場面了。

拉赫曼顧問公司的負責人後來把一份內容廣泛的糾正措施計畫書寄給蘭伯西的一位高層，其中有個建議是建立一套員工訓練課程，課程裡的其中一個單元是〈建立信任的文化、道德行為以及「品質至上」的心態〉。但因為某公司高層認定這套關乎道德訓練的提案根本沒用，於是蘭伯西拒絕實施。

其他員工的疑竇也愈來愈大。二〇〇四年五月，也就是塔庫爾展開調查的三個月前，凱西．施普倫博士（Kathy Spreen）加入蘭伯西，擔任美國辦公室的執行主任，負責臨床醫學和藥物警戒。曾在惠氏藥廠（Wyeth）和阿斯利康製藥公司（AstraZeneca）服務過的施普倫是一位有十五年工作經驗的老手，加入蘭伯西的目的是要幫忙開辦該公司的品牌產品部，這個部門打算在現有的藥品上進行新劑量和新配方的改造計畫。施普倫把這份工作想像成自己就像是個法規教練，是來幫忙指導蘭伯西通過FDA那套錯綜複雜的系統。

一開始，該公司高超的製造技術似乎令她很是意外。當時她忙了好幾個月，正在為公司打算推出的藥品Riomet做投影片的提案準備，而Riomet是一種叫做二甲雙胍（metformin）的糖尿病藥物。她當時就注意到這家公司的神奇之處，因為數據顯示蘭伯西的藥物在血液裡的濃度似乎跟原廠藥的濃度完全吻合。瞧這家公司多厲害，她記得她心裡這樣想，生體相等性的數據完全吻合我們所仿製的原廠藥。

過了一個月左右，施普倫在比對Sotret的數據資料，Sotret是仿製專治青春痘的原廠藥羅可坦膠囊所製作出來的學名藥，是蘭伯西暗中費了好大力氣才有的配方。但是她發現它的數據跟原廠藥的數據幾乎一模一樣。這時她開始有了疑竇。這也未免厲害到太不真實了吧，可能是捏造的嗎？

她很清楚數據這種東西是挺搞怪的，兩批相同的藥物哪怕是在同一家公司、同一家工廠，甚至在完全相同的條件下製造出來，也會有些許差異。所以由別家公司以不同配方製造出來的類似藥物或仿製藥物，理當會不太一樣才對。

施普倫的疑慮愈來愈大，於是要求她的印度同僚把可以佐證檢測結果的原始數據寄給她。但他們只是一再跟她保證資料已經寄出，可是她一直沒有收到，他們給的藉口是：原始數據整理得「很亂」，他們會覺得「很不好意思」。於是她拜託那些同僚：「我不在乎它是寫在衛生紙上還是哪裡，只要寄給我就行了。」但始終沒有收到那些數據。

施普倫一直以為只要她把美國的法規解釋得更清楚，蘭伯西的高層們就會懂怎麼回事。但是不管怎麼解釋，似乎都改變不了這家公司的生意之道。印度那裡的高層將法規系統視為一種必須靠鬥智來取勝的障礙物。他們會吹噓誰誰誰曾使計騙過監管人員。也曾經有某糖尿病藥物的銷售不見起色，於是一名高層詢問施普倫可不可以借用她的行醫執照將這藥物當成處方籤開給公司裡的每一個人，這樣就能多出好幾百筆的銷售紀錄。施普倫當場拒絕。

有一次施普倫請蘭伯西負責全球製造的主任寄資料過來，佐證某種含抗生素的抗痘凝膠是在優良藥品製造標準下製造出來的。結果對方提議要給她一份「外表堂皇」的證書。這提議聽在施普倫耳裡很像是他要給的是一張偽造的證書。當時她試圖跟對方解釋，「證書的外表長什麼樣子，對我來說不重要，只要FDA說它符合優良藥品製造標準就行了。」

二〇〇四年十月，塔庫爾的老闆拉吉達．庫馬在新澤西州向施普倫私下證實了她一直以來的疑慮：公司內部眾多藥物的重要檢測數據根本不存在，呈交給監管機關的那些資料都是偽造的。她曾有一度當面對質當時的董事長馬爾溫德．辛格，提出她的疑問。結果他要她多點耐心，並跟她保證所有問題都會獲得解決。可是要解決所有問題，這家公司勢必得在法規的遵從上多用點心，並且把保護病人視為當務之急。

但這樣的情操似乎付之闕如，而且確實如此。在一次與十幾位高層開會的電話會議上，施普倫對蘭伯西供應給非洲的抗愛滋藥物表達對品質的擔憂。結果其中一位醫藥方面的高層竟回答她：「管他的，反正死的只是黑人。」

庫馬就像凱西．施普倫一樣不確定下一步該怎麼做。有一次在回美國的旅途中，他去拜訪公司的律師傑依．德斯穆克。「我想以客戶對律師的角色跟你談一下。」他說道。但是德斯穆克回答他，他代表的是公司，所以不能擔任他的律師。「你不知道怎回事，」庫馬告訴他，隨即跟他解釋公司內部出了可怕的問題。「我為我的人身自由感到擔憂。」

「我無法提供任何建言，」德斯穆克告訴他。「我不是專家。」但庫馬走了之後，德斯穆克立刻私下打探了一下，才知道庫馬曾回頭去檢查一些東西。這讓這位律師立刻警覺到在沒有適當的保護措施下，逕行啟動全面的自評作業是極度危險的。但是一旦啟動了，就不可能罷手，所以難以預料這些發現會帶來什麼樣的後果。「跟不諳世故的人一起工作，不是件好事。」他後來這樣說道，意思活像是庫馬竟然准小孩在沒有大人監督的情況下去玩火柴。

那時塔庫爾的分析作業仍在公司內部悄悄進行。在曼谷的一場高層管理會議上，庫馬將塔庫爾準備的電子表格分發出去，上面按區域和英文字母列出蘭伯西的各地市場，阿爾及利亞排在第一位，最後一個是越南。表格上有一欄專門註明每個藥物的問題所在，另一欄的標題則是「風險」，但塔庫爾指的是病患所承擔的風險。第三欄的標題則是「行動計畫」。塔庫爾已經在病患風險的那一欄事先用「高」、「中」、「低」三種級數標註，所依據的標準是看公司的文件紀錄裡少了多少數據和哪類數據。

但是在會議上，這些高層在看表格單的時候卻誤以為那一欄指的是公司所承擔的風險。有兩位高層：一位負責全球行銷，另一位負責法規事務，在「行動計畫」欄位的邊角地方潦草做了點筆記。顯然公司會先權衡一下被揭穿的風險和失去市場占有率的風險孰高孰低，再決定是要中止這些藥物的販售還是暫時撤出市場重新檢測。至於病人所承受的風險完全不在他們的考量裡。

會議結束時，庫馬帶走了有那兩人手寫筆記的表格單。不管這舉動是不是別有意圖，並不重要，反正他現在開始在蒐集證據了。

二〇〇四年十月十四日，也就是命令塔庫爾找出真相的幾個月後，庫馬站在新德里蘭伯西企業總部的會議室裡，面對著董事會科學委員會的成員們。他的聽眾包括布萊恩．譚彼斯、當時的藥品董事長馬爾溫德．辛格、曾擔任過新德里副省長的特金德拉．卡納（Tejendra Khanna）、傑出的心臟病學家喬希博士（P. S. Joshi）以及其他幾位成員。公司的秘書則被請出會議室。

庫馬向這些人秀了二十四張PowerPoint投影片，都是塔庫爾幫他準備的。標題是〈ANDA全套風險管理〉（Risk Management for ANDA Portfolio）。就某種程度來說，這是一個還在進行中的作業任務，因為美國市場的數據資料還沒涵括進來。但是這個報告已經可以明確證實蘭伯西在這場追逐利潤的競賽過程中欺瞞了監管機關、偽造數據、危害病患，範圍幾乎遍及每一個有販售蘭伯西藥物的國家。「在四十幾個國家裡有超過兩百項產品的數據元素，是靠造假來滿足商業需求。」投影片上這樣陳述道。這個報告還說，「商業需求」這個字眼只是在委婉形容蘭伯西為極小化成本、極大化利潤，愚弄監管機關核准不合標準的藥物所運用的種種伎倆。

沒有任何一個市場或任何一種藥物得以豁免，這當中也包括美國和世界衛生組織為擊敗非洲的HIV所採購的抗逆轉濾過性病毒藥物。在歐洲，蘭伯西使用來源未經許可的成分、捏造保存期限的數據、接受檢測的配方並非來自於自己所售的藥物、製程中的任何變更都未做記錄。投影片裡也提到，威姆它實驗室稽查結果所引發的餘波——庫馬當初就是為了這件事專程去了南非一趟——已經引起監管機關的注意，可能會對公司聲譽造成進一步的傷害。

這家公司在整個市場（包括巴西、肯亞、衣索匹亞、烏干達、埃及、緬甸、泰國、越南、秘魯和多明尼加共和國）的數據都是自行捏造的。會中並提到蘭伯西有簽過企業協定幫一些原廠藥公司製造某些藥物，因此其中一張投影片做了這樣的陳述：「除此之外，由於在案卷裡使用的是不可靠的數據，因此也會害我們的夥伴（墨西哥和南非的拜耳默克〔Bayer & Merck〕）陷入險境。」

庫馬提出一個激烈的手段：從市場上召回受到牽連的所有藥物；將所有可疑的檢測重做一遍；把數據曾被調包過的案子全數通知監管機關；以及創建一套流程方法把正確的數據連對藥物。有一張標題是〈指導原則〉的投影片就清楚表明庫馬認為公司該背負的責任是什麼：「病人的安全是我們的首要責任。我們的產品必須被證明是安全和有效的。對整個企業來說，短期的收入損失總好過於一個長期來看一定會失敗的主張。」

庫馬報告完之後，整個董事會陷入沉默。只有一位身分是科學家的董事對這些調查發現感到驚訝，至於其他董事看起來反而是比較驚訝庫馬的最後通牒：如果不全權授權他來解決這些問題，他就辭職不幹。

「你不能把數據資料全藏起來嗎？」其中一位董事轉頭問譚彼斯，但沒有人回答他。全場的沉默令庫馬心知肚明他得到的答案是什麼。譚彼斯要求PowerPoint所印出來的複本要悉數摧毀，就連那台做出PowerPoint投影片的筆電也被完全拆開。而且沒有任何會議紀錄。

庫馬原本以為蘭伯西在親眼目睹到無可辯駁的證據，發現自己長久以來都做錯了事情，一定會想改過自新。沒想到結果竟是董事會議過後不到兩天，庫馬就提出辭呈，而他其實才來蘭伯西工作不到四個月。「我們討論過的那些問題很嚴重，基於這一點……」他這樣寫給譚彼斯，他只剩下唯一的選擇，那就是「優雅地即刻」退出。

但是庫馬的PowerPoint提案所灑下的陰霾，也堪稱是有史以來公司主管拋出最具震撼力的內部引爆文件之一，在未來數年分裂了那些高層。它在公司內部被稱之為「the SAR」（自評報告Self-Assessment Report的英文縮寫）。而這份證明有罪的文件就像是燃燒緩慢的引信一樣，直接燒向公司的最高層。

塔庫爾留了下來。但是庫馬的離職讓他失去了保護傘。那場董事會議過後，又過了三個月，公司內部的稽查員來到他的部門進行所謂的例行審評，對方在這裡待了十個禮拜，徹底搜查部門裡的所有帳冊，也訪談所有職員。凡卡．斯瓦米納坦是塔庫爾的團隊成員之一，對他來說，這些稽查員就像「公司的祕密警察，我們都有了案底，而迪奈許是他們的目標。」

四月底的時候，公司指控塔庫爾利用他辦公室裡的電腦瀏覽色情網站。塔庫爾極力否認。憤怒的他要求網路管理員一筆不漏地找出所有電腦紀錄，結果發現有人在公司的資訊部登入他部門的伺服器，把他的IP位址植進幾筆搜尋裡頭。

塔庫爾回家告訴他太太索娜，他要離開這家公司。雖然他沒有詳說細節，她也沒有追問，但他還是告訴她，這份工作可能再也做不下去。

「我們接下來要怎麼辦？」她問道。

塔庫爾沒有答案給她。但是有鑒於先前發生的種種，他在蘭伯西的事業生涯算是告終。

在某個星期四的早上，塔庫爾擬好辭職信，還印出一份資料來證明色情網站被植進他的IP位址。然後第二天下午，他走進譚彼斯博士的辦公室，而那還是他先前好不容易才預約到的三十分鐘會面時間。

塔庫爾秀給他看電腦被入侵的證據。「我無法在一個老是有人跟我過不去的環境裡工作，只因做好自己的本分。」他這樣解釋道，然後就把辭職信交給譚彼斯。

譚彼斯雖然夠滿意，但仍開口補了句：「我懂你為什麼要辭職。」然後還告訴塔庫爾那天下午不用回去自己的辦公室，改下個禮拜再回來收拾個人物品。

塔庫爾禮拜一回到了辦公室。人力資源主管站在旁邊監督。塔庫爾從辦公桌上取走了幾張依善的照片。他們甚至不准他打開抽屜或者跟他的小組成員道別。然後他就被護送到大樓外面，司機維杰在車裡等他。算起來他在蘭伯西勞心焦思地工作了二十二個月，但離開時只花了不到十分鐘的時間。他累了……或者說他當時是這麼認為的。

PART III

貓捉老鼠

第十章

全面隱瞞

◆

二〇〇四年十一月十八日
阿肯色州小岩城（Little Rock, Arkansas）

滂沱大雨下，譚彼斯和蘭伯西的其他幾位高層穿著防雨的塑膠斗篷，擠在阿肯色河旁（Arkansas River），他們決心要好好利用這場濕漉漉的活動。出席這場活動的還有喬治．布希總統（George W. Bush）、三位美國前任總統和眾多國會議員。蘭伯西是捐了將近二十五萬美元，才得以讓董事們參加比爾．柯林頓總統圖書館和展覽館的開幕儀式。

艾格瓦化學公司的創辦人艾格妮絲．瓦里斯博士站在他們旁邊，她在美國政界已經幫他們穿針引線好一陣子了。身為民主黨捐款大戶、且對美國製藥業有深厚知識的她，也是柯林頓家族的老友，曾經帶著蘭伯西的高層們去威斯特徹斯特郡（Westchester）的柯林頓豪宅參加過派對。柯林頓任期屆滿後，瓦里斯就在她那台有私人司機的賓利轎車（Bentley）後方保險桿上貼了一張貼紙，上面寫著「我想念比爾」。她捐贈了五十萬美元給柯林頓基金會贊助圖書館的落成典禮。

蘭伯西充分利用這次活動的機會，極盡所能地與前任總統搭上線。該公司發表公開聲明，標榜自己與柯林頓基金會「往來密切」，共同目標是「為貧苦國家的愛滋病患提供藥物療法」。隨後發布的蘭伯西時事通訊更是將蘭伯西形容為「這場活動的座上嘉賓」。雖然這說法絕對言過其實，但柯林頓倒是真的有特別上前致謝，感謝蘭伯西的善舉為非洲製造價格低廉的HIV藥物。

圖書館落成不到六個月，柯林頓又重返印度，這一次他在AIDS研討會和另一場雞尾酒會上都花了更多時間與馬爾溫德．辛格和其他蘭伯西高層交流。能跟美國前任總統有這麼多面對面的交流機會，這對該公司的公共形象以及它的損益表底線來說，就像是加足了噴射引擎的燃料。

從遠處看，蘭伯西的一路高升彷彿勢如破竹。二〇〇四年年初，該公司的全球銷售額已經超過十億美元。在美國，蘭伯西成了成長最快速的國外學名藥製造商，有九十六項產品在藥房貨架上販售，另有五十幾項藥物申請案已經送進FDA。它的藥品對兩位美國總統的AIDS計畫來說已經變得不可或缺。該公司於是勾勒出更大的願景：二〇一二年的全球銷售額要達到五十億美元；從全球第八大學名藥公司擠進全球前五大；還要推出自家的特有產品。

這家公司的行銷人員在時事通訊《蘭伯西世界》（*Ranbaxy World*）裡清楚說明了這些遠大的夢想，並強調公司的誠信與社會責任。內容裡提到全新的品質計畫、蘭伯西精心製作的行為準則，以及它矢志為貧困的非洲人製造價格低廉的抗逆轉濾過性病毒藥物。時事通訊上面還說，這家公司「在追求成長與卓越的同時，也從沒忘記自己必須堅守與員工、顧客、供應商、政府、當地社區、合作者和股東的誠信關係，不曾退縮過。」

在這層薄如面紗的情操底下，很容易讓人瞥見這家公司的另一付嘴臉。圖書館落成一個禮拜後，製藥董事長馬爾溫德．辛格接受某印度網站的訪問。訪談中，他把蘭伯西的成功部分歸功於「它是一家野心勃勃的行銷公司，以最低的價格爭取市場占有率，使這套模式成功發揮作用。」但是他沒有解釋這套模式到底是怎麼發揮作用的，反而繼續說道：「蘭伯西之所以有今天，是因為我們敢冒險。」他後來解釋蘭伯西是第一家敢冒險率先在印度以外的地方，設置營運和製造設施的印度製藥公司。

但在公司內部，主管們正在為別的風險焦頭爛額。

威姆它實驗室曾被蘭伯西雇來檢測它的AIDS藥物，但是那裡詐欺行徑的東窗事發宛若搖搖晃晃的骨牌，正威脅著它在全球各地幾椿互有關聯的藥物申請案。慈善團體紛紛要求蘭伯西出示基礎數據來證實自己的說法。主管們所面臨到的問題幾乎無解。這些藥物不是從沒被檢測過，就是檢測結果顯示產品失敗。但是現在這些藥物在世界各國的期限都快到了，得再重新登記註冊。可是有許多原始數據跟蘭伯西當初送件給監管機構的數據並不吻合。它們不是根本不存在或者根本牛頭不對馬嘴，就是之前在某個時候自行捏造出來的。拒絕提供數據反而引發更多懷疑，這下害得公司只剩下兩個糟糕的選擇：要嘛全盤托出，但這會造成損失慘重的商業後果，要嘛用更多的謊言來掩蓋。

這家公司其實必須開始好好檢測藥物，但是這麼做不只可能暴露出以前的騙術，也往往需要編出另一套新的謊言。這種進退兩難的立場大剌剌地出現在大量的機密電子郵件裡，譚彼斯和未來的執行長馬爾溫德．辛格都曾收到這些郵件的副本，也在電郵裡參與過討論。二〇〇四年七月中，聯合國兒童基金會（簡稱UNICEF）的某官員詢問蘭伯西，為什麼只有其中幾項AIDS藥物提交了數量有限的安定性數據資料。藥廠通常必須證明他們的藥物在某個範圍的溫度條件下，仍然能夠維持藥效的安定性。這類必備的檢測有助於確定藥物的貨架壽命，並測出長時間下來雜質含量的變化。這是在類似超大冰箱的箱體裡進行檢測，箱體裡面可以模擬極端的高溫和低溫。

聯合國兒童基金會的提問害得蘭伯西內部的電子郵件恐慌地滿天飛。在一封標題是〈安定性研究：緊急信件〉的電子郵件裡，某主管寫道：「根據聯合國兒童基金會的說法，如果我們不能在周三傍晚前交出這個數據，也不按底下那封郵件的要求提供資料，我們乾脆放棄這個標案算了。」他還補充道，「這個標案價值五百萬美元，我們不能不去碰碰運氣。」

可是蘭伯西能給聯合國兒童基金會的唯一數據，根本就像大雜燴一樣毫無意義，只會引發對方更多的疑問。蘭伯西對HIV藥物曾做過有限的檢測實驗，顯示藥物裡的雜質會維持原樣，甚至在九到十二個月間逐漸減少。但這在技術上來說根本不可能。誠如某位主管指出，這些問題「一定會讓審評員心生懷疑，我們必須修正這個數字。」

蘭伯西的主管們被世界各地市場有類似問題的案卷搞得焦頭爛額。二〇〇五年二月，公司一位主管針對該公司在西班牙送審抗生素頭孢呋辛酯（cefuroxime axetil）的這個案子寫信給同僚們：「請告知下一步方向。這份送審資料十二月四日就該交出。過去兩個月來，我們一直在等候你們的回覆。我們需要**盡快**送件。」一某位資深科學家因這封電子郵件憤而寫了封簡短的回函。「一月二十七日我們在古爾崗討論時，我就已經說得很明白，我們檔案裡的數據跟送審文件裡的數據**完全不符**，所以我無法交出數據。」

早在幾個月前，也就是二〇〇四年九月，當時FDA正在評估蘭伯西為某些AIDS藥物所提交的PEPFAR申請案，於是要求查看該公司曾呈交給世界衛生組織的數據。法規事務主任阿朗．庫馬於是寫了封信給包括譚彼斯在內的同僚們：「如果我們無法在這個階段提供數據，一定會遭到質疑，很難去解釋何以我們無法提供現有批次的數據。」他還補充說道，「我們正處在十字路口，因為我們生不出WHO要求的產品數據。」

這個問題特別棘手，因為這家公司曾千方百計地與FDA打好關係。就在他們激烈爭吵到底有什麼數據可以交給監管機關時，蘭伯西的美國分公司總經理迪巴克．查塔拉吉（Dipak Chattaraj）在一封電郵裡提到，FDA學名藥辦事處裡有兩位高級官員「對蘭伯西很有好感，如果這時刁難他們，不只得付出代價，對我們也很不利。」

這家公司跟FDA之間的問題，遠比那些被打算賣到非洲的藥物還要麻煩。蘭伯西幾乎不曾好好檢測過美國市場上任何藥物的安定性。而最基本的優良藥品製造標準要求的，就是持續監測藥物品質。藥物的安定性必須每隔一段時間進行檢測，而這些間隔時間被稱之為「站」（stations）：三個月、六個月、九個月，依此類推。只要是上市販售的藥物，這種安定性數據就必須放進年度報告裡送交給FDA。檢測報告絕對不會有數據不夠的問題，因為取得數據就是檢測過程的一部分。

可是這家公司陷入了絕境，主管們被迫面對上市美國的產品批次沒有三十六個月的安定性數據可以提交的窘境。這不是光靠說「糟了」兩個字就能帶過的問題。這就像你車禍撞上樹，頭上腳下地看著地圖。

主管們在已經抓狂到滿天飛的電郵裡，焦頭爛額地處理這看似無解的難題。艾卜哈．潘特寄出一封內容簡扼的電子郵件給同僚們：「這是非常嚴重的問題。我不知道我們要怎麼送交年度報告。我們要用什麼理由來告訴（FDA）我們交不出安定性數據。我們就是需要這個數據，沒有別的辦法。」

哪怕公司主管們下定決心，就像其中一位主管形容的：以「正確認真的態度」開始檢測藥物，但類似危機仍源源不斷地出現在世界各地的案卷裡。二〇〇五年以前，至少會有一個國家有多達二十二項高度優先產品得面臨重新註冊的問題。它們全都是蘭伯西那家位在中央省（Madhya Pradesh）的德瓦斯（Dewas）工廠製造出來的，全都沒被完整檢測過。阿朗·庫馬在一封電郵裡跟他的同僚們解釋：「多數產品根本沒有這些數據，也沒有檔案資料。」換言之，它們從沒被檢測過。

二〇〇五年二月，德瓦斯一位品保主任在評估眼前這份作業任務時，曾寫信給同僚們，也把副本寄給譚彼斯：「如果我們拿不到絕大多數產品的安定性數據，我們幾乎得一切都重頭開始。但這任務看起來很困難。」換句話說，已經在市場上市的藥物必須重頭開始接受檢測。這個時候，譚彼斯寄了一封緊急電郵給全球品質主任：「除非我們先處理好重新註冊用的安定性數據，否則恐怕沒有生意付你薪水。」

以前這家公司曾經拿過新出爐的研發批次數據，假冒數量大很多的申報批次數據，因為後者的檢測結果比較難控制。有一個很麻煩的藥物是阿莫西林克拉維酸鉀（co-amoxiclav）懸浮液，這種抗生素通常是用來治療孩童的耳炎，就是當初沒能治好塔庫爾兒子的那款藥物。蘭伯西曾在幾近三十個國家幫這個藥物註冊了二十四個月的保存期限，可是檢測結果顯示，它的保存期限其實比較接近十八個月。因此在重新註冊這款藥物時，一名資深顧問在一封副本有寄給譚彼斯和馬爾溫德．辛格的電郵裡提到，再跟監管機構交涉時，若能有一個「看似可信的說法來解釋這個產品的保存期限必須縮短」，這樣會「比較好交代」。

雖然多數的主管都在忙著找人問要怎麼樣才能騙過監管機關，但也有人很擔心自己會在工作上被要求從事欺詐的行為。有些人不敢送出假數據，也有人直接拒絕參與不法。不過就算是行事最謹慎的員工，也會一時不察陷進這家公司的詐騙體制裡。多數的蘭伯西主管在回印度時，都被要求順道帶一箱裝滿原廠藥的行李回去。在蘭伯西的新澤西州總部辦公室裡，從當地的渥爾瑪商場（Walmart）買來的行李箱全都裝滿藥物，等下一位出差人士帶回印度。順道帶箱行李的這個要求似乎很單純。大部分的主管都以為這些藥物是帶回去研發用的。

學名藥公司通常會取用某個原廠藥的少量藥劑來做研究，以便進行逆向工程或者把它當成申請案裡的一個比較點。但隨著二〇〇一年愛國者法案（Patriot Act）的通過，購買和運送這類藥物的管道有了明確規定，不容置疑。個人運送藥物理論上是不合法的，等同於走私。但對於那幾十位通常是迫於情況緊急而不得不私帶藥物的員工來說，這似乎是一條不太可能出問題的捷徑，公司可能只是想省貨運成本、避開檢疫或者縮短運送時間。

在某一年，光是那一整年，就有十七名主管從新澤西州攜帶未經申報的藥物通過印度海關。其中四名有多次攜帶紀錄。在最常帶藥回來的人裡頭也赫然出現美國分公司的總經理，就連在美國的法規執行主任艾卜哈．潘特，也就是負責確保公司遵守法規的主管，也都沒能免俗。

在蘭伯西，高層經常故意躲避這些法規，有時在碰到監管機關的重新提交截止日期迫在眉梢時，還會親自下海監督不法的藥物運送作業。有主管不免懷疑他們是拿原廠藥的樣本替代自家藥品，以便製作出漂亮的數據來證明蘭伯西的藥物有多像它所仿製的原廠藥。這足以解釋何以藥物運送任務總是十萬火急，尤其是在蘭伯西的某些職員極力抗拒被當成藥騾使用時。

二〇〇四年五月，一位法規專案經理拒絕攜帶法國原廠藥的樣本回來。他在一封電子郵件裡抗議：「我不會攜帶任何樣本回來，不只是因為我很認真看待公司政策，也因為我個人覺得用這種方法把樣本帶回來會很不妥。」但一位主管又把問題丟回去：「你一定要把樣本帶回來，這非常要緊。我們不能再拖了。」但這名員工斷然拒絕。

馬爾溫德・辛格當時是蘭伯西全球藥品的負責人，他也參了一腳。有一次他透過秘書詢問那些樣本什麼時候可以送到古爾崗。「這些產品已經等在我們的倫敦辦公室，可惜沒有人願意負責送回來。」

這話刺激到該公司的全球製藥事業總經理，他給了一個回覆：「親愛的馬爾溫德，我必須向你解釋一下歐洲的勞工法是怎麼回事。原則上攜帶這些樣本回印度是非法的，所以我們不能強迫員工做這種事，不管員工有多願意冒這個險。」但由於這些藥物對這家公司的生意來說太重要了，於是這名主管索性在信裡對辛格做出一個非常提議：既然譚彼斯和辛格經常來往英國，「請你們未來也抽空帶些樣本回去。」其他高層也被要求提供這樣的服務。

這些幫蘭伯西攜帶藥物的人事先都有拿到一封信，心中宣稱這些產品是做為研發用途，不具商業價值，以防萬一被逮到。二〇〇四年六月，一位主管因為帶了數百盒、市價高達數千美元的止吐藥 Kytril®（中文商品名：康你適強膜衣錠），但沒有申報，而被印度海關攔了下來。這些藥物當場被沒收。一位蘭伯西的主管在公司內部提到，「在缺乏正確文件的情況下，攜帶藥物進入印度會被視為非法的行為。」

為了瞞天過海，整個公司的能量都耗在各種謊言的編織裡。二〇〇四年八月，包括譚彼斯和馬爾溫德·辛格在內的公司高層在主管會議室裡開會。根據電子郵件的內容，那場會議的議程是〈如何在要求規定和可得性這兩者之間填補缺口〉。換言之，就是他們要怎麼提交他們根本沒有的數據？

二〇〇四年九月，主管們再度碰面，選定解方：把專為美國和PEPFAR這兩地最重要的製造作業從問題層出不窮的德瓦斯搬出來，移到帕奧恩塔薩希布較新的製造設施裡，希望在跟過去有詐欺紀錄的製造設施一刀兩斷後，監管機關就察覺不到問題出在哪裡。不過最後還是有留下幾乎沒有品質系統可言的德瓦斯製造廠來幫法規最鬆散的市場製造產品，包括巴西、墨西哥、越南和其他地方。

公司高層公開謊稱這樣的改變是為了因應來自美國市場和PEPFAR的大筆需求。二〇〇五年一月初，在孟買一場由印度學名藥製造商和AIDS維權活動分子所共同舉辦的會議上，來自蘭伯西的HIV和基礎藥物專案經理桑迪普·朱內賈（Sandeep Juneja）向與會者解釋，該公司的新策略將使他們的藥物可以快速得到PEPFAR的核准和重新回到WHO的清單上。「我們想完全配合美國市場，所以把製造作業集中在一個地方。」他說道。「如果一個產品可以得到FDA的核准，其他地方也會接受它。」

兩天後，阿朗·庫馬寫信給聯合國兒童基金會的官員，解釋抗逆轉濾過性病毒藥物拉米夫定

（lamivudine）更換製造地點的原因：「我們已經把產品的製造地點從德瓦斯換到帕奧恩塔薩希布的設施，以配合高標的商業要求。」但是在做完此聲明的四天後，就在公司準備向WHO重新提交它的抗逆轉濾過性病毒藥物數據時，朱內賈在一封副本有寄給譚彼斯的電子郵件裡，重申了該公司背後的真正算計。「我們已經相當成功地阻止WHO去仔細查看以前的安定性數據，」他寫道，同時又補充，「在我們徹底解決所有流程和效期問題之前，我們最不想見到的就是再查驗一次德瓦斯。」

可是把陣地轉移到帕奧恩塔薩希布，絕非完美的對策。以某些案子來說，新的研究資料根本來不及完成，無法趕上新的註冊日期。某主管就在一封電子郵件裡問道，他們要如何處理這種「過渡期的狀況」？監管機關正在跟他們要新的數據，但他們還沒準備出來。如果數據是來自於德瓦斯，「我們要怎麼在帕奧恩塔的案卷裡運用它呢？」某位同事給了回覆。「請打電話給我，我可以回答你的問題。」他的答案幾乎肯定是過渡期的騙法，不然就是暫時拿德瓦斯的舊數據去權充帕奧恩塔薩希布的新數據。

但就在蘭伯西加緊腳步地在帕奧恩塔薩希布進行藥物檢測，把全球最重要的監管機關的注意力重新導向這家工廠時，公司方面還是想要做到萬無一失的地步。可是正統的檢測最後仍然得靠點運氣。有可能整批的藥物都失敗，配方變得不穩定。但是回頭調查原因是很困難又花錢的。優良藥品製造標準之所以耗工費時就是因為它會要求用無以數計的步驟，來把一個不太有把握的製程做到很有把握為止。如果你必須確實檢測藥物，你要如何盡力控管最後的結果？為了得到最完美的數據，你要怎麼把手伸進每次的檢測作業裡？

蘭伯西想出了一個相當天才又神不知鬼不覺的對策。不過這能不能始終神不知鬼不覺，大多得看走進這家工廠的下一位ＦＤＡ調查員是誰。是一個只要看到外觀打理得光潔亮麗就很滿意的調查員？還是一個矢志要把所有線索拼湊出全貌的調查員？公司無法知道會現身的是哪一個。

但就在拉吉達．庫馬向蘭伯西的董事會提出那份註定惡果的報告之後，又過了兩個月，這家公司竟然走運了，下一個來喜馬偕爾省的蘭伯西帕奧恩塔薩希布製造廠查驗的調查員是穆拉利達拉．賈威尼博士（Muralidhara B. Gavini）。

在ＦＤＡ，被大家稱為麥克（Mike）的穆拉利達拉．賈威尼有個地方跟人家不太一樣：他是少數其中一位不只願意而且樂於到印度進行海外查驗的調查員。

大多數的調查員都不喜歡出差到那裡，尤其同僚們總是帶回各種繪聲繪影的故事，譬如那裡的溫度熱到像烤爐；大雨不斷；交通很恐怖；得在被雨水嚴重侵蝕和布滿坑洞的公路上旅行好幾個小時，才能抵達遙遠的製造工廠；再加上飲用水不乾淨和食物污染，染病的威脅無處不在。這逼使他們只能在行李箱裡夾帶花生醬和燕麥棒。而這種艱辛的出差行程也害得ＦＤＡ面臨到的危機愈演愈烈。

理論上，ＦＤＡ都會設法每兩年左右就去查驗一下美國市場的各處製藥設施，不管工廠是在馬里蘭州還是孟買都一樣。但是ＦＤＡ對海外製藥設施的實際查驗率卻幾乎是每十年才一次，也因此國外製藥設施的待檢案數量積壓得很多。對於該派誰去查驗海外的工廠以及報酬方式，顯然都沒有對策。這家機關已經絕望到甚至開始探索遠端查驗的可能性，也就是由工廠那裡提供製藥設施的影帶。影帶遠端查驗的這項提案就直接點出「資源逐年減少」的這個問題。

所以在一個缺乏自願者的體系裡，麥克．賈威尼自然變得十分搶手。海得拉巴附近地區才正要開發，這種海外查驗工作可以順道讓他回去探望自己的故居，畢竟他是在海得拉巴南邊的貢都爾（Guntur）長大。派賈威尼到印度出差並不違反ＦＤＡ的任何規定，部分原因是那時候還沒有太多的規定，但它的確有違一個基本原則。就像賈威尼的一位同僚後來的評論，「你絕不能派人回自己的老家出差，第101條法規就有這樣的規定。」因為這麼做可能會出現受賄或放水的問題。但是賈威尼巴不得能順道回家一趟。

他是在一九七二年首度離開印度，前往阿肯色大學（University of Arkansas）攻讀化學博士學位。對他來說，美國和費耶特維爾（Fayetteville）就跟異鄉一樣。不過他的成績也好到足以讓他在麻州的伍茲霍爾海洋研究所（Woods Hole Oceanographic Institution）找到一份工作。他在那裡繼續做研究，追蹤雨水裡的同位素鈽（plutonium isotopes）。在伍茲霍爾的他發現到安大略湖（Lake Ontario）的沉積物裡有鋦元素（curium），於是在美國化學學會（American Chemical Society）的一場全國會議上發表這個報告。但無意中，他洩露了某祕密核能設施有溢出的問題，結果在交相的指責中終結了自己的科學家生涯。

由於有三個孩子要養，後來那十年他都在一家檢測實驗室裡工作，直到管理階層換人，只好再另謀出路。一九九六年，他減薪七成，到ＦＤＡ新澤西州地方分部上班，當時他年薪三萬五千美元，工作內容是拜訪乳牛場，尋找牛隻海綿狀腦病變俗稱瘋牛症的染病證據。根據他的回憶，由於自己擁有博士學位，再加上曾有十年的私營機構工作經驗，因此被視為「怪胎」。一九九九年，他被拔擢為FDA藥品審評和研究中心（Center for Drug Evaluation and Research，簡稱CDER）的合規專員。

他以前在費耶特維爾可能不太得志，甚至在FDA也受到忽視。但是回到印度，他就成了一號大人物。他擁有的博士學位不只自動讓人肅然起敬，更是全球最具權威的監管機關所派來的代表。他經常獨自前往工廠，就像他自己說的，猶如單槍匹馬前來查驗的「一人大軍」。他，就單憑他一個人，便能決定是否批准這家工廠出口藥品到美國，而這是一個他顯然沒有訂出明確規範的專案任務。

國內的查驗向來都有一套清楚的公式可循，FDA調查員會不預警地出現在美國的工廠，而且為了追蹤數據線索的可能去向，他們想待在工廠多久都可以。「我們走進去，秀出徽章，把查驗通知單交給他們。」FDA調查員荷西·赫爾蘭德斯這樣說道。調查員和工廠的關係也很清楚，那就是沒有關係。「（新澤西州）那些傢伙甚至連杯咖啡都不喝。」一位調查員如是說道。

可是海外查驗的規定就渾沌不明了。為了盡量避免跟國外政府發生衝突，不要造成國際事件，FDA對外交手段的重視遠甚過於正面衝突。它都會在幾個禮拜甚或幾個月前就先預告調查員的來訪，並仰賴製藥廠擔任調查員的東道主和旅行社，請他們代訂飯店和安排地面交通工具。這種出差方式簡直太投賈威尼所好了。

他選擇用合作的方法，把自己當成合夥人那樣來教育製藥公司如何打造出品質完善的系統。「他比較以顧問身分自居。」其中一位同僚注意到。賈威尼認為FDA和製藥公司擁有共同的目標。「我們不是互相對立的，」他說道，「品質是我們的目標。」

他會想方設法地幫忙提升製藥公司的技術。他會教他們如何妥善清理製造設備，強調「常識」的重要性。「這個產業，」他說道，「從我這裡學到很多。」他個人對每次查驗任務的衡量方式都是「我對這家公司有做出積極貢獻嗎？最終結果必須是正面的。」它當然是正面的。在他的查驗下，海得拉巴的製藥業不斷成長，從大量生產活性成分，到最後變成印度的原料藥大本營。

賈威尼一天工作十到十二個小時。他很不屑那些工時較短或者事後花好幾個月才提交報告的同僚。但偶爾有同僚陪行時，都會很訝異他們所看見的景況：賈威尼跟那些接受他查驗的製藥公司關係密切，他會和主管們直接聯繫，可能是親自碰面也可能電話聯絡，而且喜歡讓製藥公司全身而退。他甚至會把他草擬的監管調查發現，也就是俗稱的四八三報告，先寄給製藥公司看過，再正式呈報出去。

賈威尼覺得有些東西沒必要保密。「我不知道FDA調查員為什麼每件事情都祕而不宣，」他說道。「我會把我所寫的東西拿出來（跟製藥公司）討論。」這讓製藥廠可以趁機影響他所寫的調查發現。如果有製藥公司聲稱自己可以解決問題，他就認為對方誠意很夠了。在二〇〇三年某份查驗報告裡，他甚至記錄某工廠的總經理曾透過電話保證會做出改善，他認為這是一個「令人滿意的」承諾。

靠無監督系統（honor system）來改善藥物品質不是個好方法，至少美國政府問責署（U.S. Government Accountability Office，簡稱GAO）一九九八年的報告是這樣說的，這報告是在賈威尼開始他查驗生涯的前兩年才發表的。該報告嚴厲抨擊FDA根據「國外製造商掛保證」會做出改變來做為查驗報告的結語，認為這是在降低報告的水準。「因此FDA又對這些製造設施重做了一些查驗，以證實國外製造商已經改正重大的製造缺失。」

賈威尼不願意把他的同胞當成罪犯來看，這一點他後來會解釋。但隨著海得拉巴製藥廠數量的激增，再加上FDA調查員回去重新查驗了賈威尼先前批准的設施，結果找到很嚴重的違規情事，他的放水調查員名聲於是開始遠播。同僚們稱他是「NAI調查員」，意思是他的視察報告最常見的結論就是No Action Indicated，意思是不需採取任何措施。

二〇〇四年十二月十七日，蘭伯西的主管們喜出望外，因為跟他們很熟的麥克．賈威尼來到了帕奧恩塔薩希布工廠。他是來做一場預先批核的查驗作業，確保這裡的設施可以妥善製造兩款AIDS藥物：拉米夫定和齊多夫定（zidovudine）。這是為了美國在非洲的AIDS救濟方案所製造的。

他的來訪對這家公司來說並不意外。畢竟這是FDA海外查驗作業的典型作法，早幾個禮拜前就先知會製藥公司誰會來查驗，並交由該公司負責行程安排。賈威尼在他的查驗摘要裡提到：「這家公司提供了往返工廠的交通工具，」而且「也提供食宿」。

賈威尼待了五天。跟著他走遍工廠上下的正是曾經恐慌地互寄郵件、討論缺乏數據的同一批主管裡的其中幾位。賈威尼完全沒看到數據。在他的查驗報告裡，他提到批次紀錄的指示不明，清洗程序含糊，但也毫無保留地讚美該公司的安定性檢測計畫。這種檢測會把藥物暴露在不同的溫度和濕度下，查看在不同環境下的降解程度有多快，有效期應該訂多久。他提到：「安定性檢測的樣本流量進出艙室都有受到監控，安定性清單目錄也很齊備。」

賈威尼會做出這樣的結論，八成是曾直接經過一台牌子是Thermolab的冷藏箱，那是用來做安定性檢測的箱體，七個月前就先設置好。這台可以讓人走進去的大型冷藏箱有恆溫攝氏四度的設定。但是該公司向ＦＤＡ提出申請書裡頭並沒有提到這台冷藏箱的用途。如果賈威尼曾打開過，就會發現裡面有數百瓶沒有被記錄到的樣本，全都塞在紙箱裡。

蘭伯西為什麼使用這台冷藏箱，這成了後來那幾年爭議最大、爭吵最激烈的疑點。但話說回來，當時賈威尼並未提出任何疑問。對蘭伯西那群緊張兮兮的主管來說，他根本是夢幻型調查員，沒有本領查不正當的藥物檢測方法，或者根本不會留意。

也難怪他調查報告裡的發現寥寥可數。他給了這家工廠一張合格證明，認定它「完全符合現行優良藥品製造標準。他的結論是ＮＡＩ：不需採取任何措施。

第十一章
世界的地圖

◆

二〇〇五年八月
印度古爾崗

雨季的熱氣和濕氣接踵而來，雨水滂沱打在屋頂。夜裡睡得益發不安穩的迪奈許．塔庫爾毫無睡意地躺在床上聽著柴油發電機的隆隆聲響，腦袋裡盡想著世界地圖。這地圖被分割出蘭伯西的五大主要市場：美國和加拿大、歐洲、拉丁美洲、印度和世界其他地方。他夜復一夜地想著他曾為每個市場的藥物準備的大量數據資料，每份數據資料都清楚指出他們的藥物對病人構成危險，而且這種危險幾乎篤定還在延燒中。

送往非洲的HIV藥物最令塔庫爾傷神。他知道那些藥都不好。它們的雜質很高，很容易降解，而且在非洲撒哈拉沙漠以南第四區的悶熱狀態下，無法發揮藥效已經算是最好的情況了。服用這些藥物的都是全世界最貧困的病患，那裡幾乎沒有基本醫療設施，也沒有申訴管道。這種不公不義令塔庫爾火冒三丈。

他去蘭伯西之前，以為所有的藥物都是名符其實，不管販售到世界上的哪個區域，在製作上都一樣。表面上，這家公司也是這麼宣稱，它說它在世界各地市場上所用的標準都是以最嚴格的標準在做檢視，也就是美國市場的標準。但是塔庫爾現在知道它都是把它最不好的藥留給幾乎沒有任何監管系統的國家使用，因為那裡被逮的機會很小。

但正在負責監控所有PEPFAR藥物品質的ＦＤＡ，顯然並不知情這中間的蹊蹺。塔庫爾辭職後，過了一個月，該機關竟核准了蘭伯西的帕奧恩塔薩希布工廠為PEPFAR計畫製造ＡＩＤＳ藥物。八月初的時候，世界衛生組織已經把該公司的ＡＩＤＳ藥物，也就是在威姆它受檢的藥物，重新放回預審合格的清單上，這令ＡＩＤＳ維權活動分子大大地鬆了口氣，因為他們想要確保有低成本供應的救命藥。

塔庫爾在二〇〇五年四月底離開蘭伯西後，曾試著說服自己這家公司的藥物不再是他的問題。可是這種解脫感被不安給取代。他失業了，只能湊合著做一些臨時的諮詢工作，家裡的存款愈來愈少。索娜懷了他們的第二胎。他沒有跟她提過他那揮之不去的疑慮，只是夜復一夜地發現自己一直在想有沒有可能做點什麼來解決蘭伯西的詐欺問題。他有義務揭發他們嗎？

這些無止盡的疑問令他回想起小時候夜裡聽到的那些故事——還有白天遇到的暴動。塔庫爾是在海得拉巴北邊一百英里外的尼扎馬巴德（Nizamabad）一座草木蔥綠的農業小鎮長大，那裡栽滿甘蔗、薑黃和玉蜀黍。塔庫爾家三代同堂住在祖厝裡。他母親是家庭主婦，身為律師的父親是民事訴訟員，常從事無償性的公益服務。

他們生活小康，過得簡樸。「無論如何，錢都不是驅動因素，」塔庫爾說道。教育才是。塔庫爾和他的弟弟妹妹是在一家嚴格的天主教學校裡上課，他們的老師是修女。這學校強調的是紀律和背誦。小鎮裡有兩條大馬路，他們每天都搭著人力車沿著其中一條去上學。

他的祖母安巴拜（Amba Bai）是一位戴著眼鏡、個子嬌小穿著簡樸莎麗的婦人，但塔庫爾對她印象最為深刻。在家裡，孩子們的主要娛樂就是每天晚上聽她說故事，故事都是取材自印度的兩大史詩《羅摩衍那》（*Ramayana*）和《摩訶婆羅多》（*Mahabharata*），裡頭有各種角色面對著渺茫的機會：公正的國王、詭計多端的親戚、稀奇古怪的神祇、猴子軍團。

每個晚上這些角色都在面臨對與錯的這個基本問題，還有如何活下去。他們會緊抓權力還是選擇正義？他們會步下通往地獄的道路，還是往上提升進入光明？而正當魔鬼與神祇在他夜間故事裡正面交鋒之際，家門外的真實世界也充斥著大小衝突。後殖民期的情勢一觸即發，一點點小事都可能造成印度教徒和穆斯林教徒之間的紛爭，有時候甚至在他們家門外演變成全武行的暴亂。

他父親經常得涉入這些小型衝突，跑到街上幫忙調解。「我常問他，『你為什麼要去那裡？那又不是我們的問題。』」塔庫爾回憶道。「他的答案總是『當你看到不對的事，就要盡你所能地挺身而出』。」通常他父親從他的調停之旅回來時，身上總是帶著割傷和瘀青，塔庫爾的母親難免沮喪。「她曾經很氣他到外面去幫人家調解糾紛。」塔庫爾回憶道，於是乎無可避免地她會一再出聲斥責：「那不是你的問題，反正他們也不會聽你的。」但這阻止不了他父親。

對小塔庫爾來說，他父親所面對的道德兩難比他祖母故事裡所呈現的更難以捉摸。如果有一場很糟糕的局面「不是你搞出來的」，你有責任義務去介入嗎？他父親的答案很清楚。身為鎮裡的資深律師，他相信他有責任出面，擔任人與司法制度之間的協調員，不管那個制度存在著什麼缺陷。

塔庫爾記取他父親的教誨，但發現這很難身體力行。八年級的時候，他的一個朋友因為一起違規事件而被足球隊懲罰，暫時停賽，可是那次違規根本不是他朋友的錯。塔庫爾代他朋友向體育老師申訴，但沒有進展。於是他直接找校長申訴。塔庫爾在整個球隊面前告訴校長這位體育老師太嚴苛，他的朋友根本不該被停賽。校長當場甩了塔庫爾一巴掌，並告訴他永遠不准抱怨他的任何一位老師。「校長不想看見老師被一個八年級生質疑。」塔庫爾後來才明白。

這個學校的價值系統以及整個文化，都把服從權威置於單純的公平原則之上。塔庫爾拒絕這樣的教條。在他一路成長的過程中，他始終堅守著自己的價值觀。他父親會上街去找那些互有敵意的鄰居們說之以理，很少考慮到自己的安危。但如果這是一個在世界各地蔓延的問題，塔庫爾要到哪兒上街找誰說理呢？塔庫爾知道有其他人也察覺到蘭伯西的詐騙行為，但他相信自己是看清全貌的少數圈內人之一。可是在這個小圈子裡，沒有一個人願意挺身而出解決這種違法行為。

有些人甚至從中獲利。他的舊老闆巴博海亞離職時就被給了一筆可觀的補償費，塔庫爾和庫馬都相信那是他的封口費。「印度的系統腐化墮落到就算你沒有貪贓舞弊也會被腐化。」塔庫爾後來說道。正直人士的折衷辦法就是置身事外，但這看在塔庫爾眼裡跟共犯沒什麼兩樣。他可以選擇開口戳破謊言，但誠實是危險的。

印度的吹哨者面對的是致命的風險。就像十八個月前，印度國家公路管理局（National Highways Authority of India）的一位專案主任揭發了某公路建設案嚴重的貪污情事，結果被發現中槍死在路旁。雖然他的死引發全國人民的公憤，但這種事早就不是新聞，尤其是因為印度的吹哨者完全沒有法律保障。而說到蘭伯西，有權有勢的辛格家族從以前就惡名昭彰。根據新聞報導，時有內訌的辛格家族鬥爭甚至會找來拿錢辦事的幫派流氓。

對塔庫爾來說，最合常理的作法就是袖手旁觀。要當善良的撒馬利亞人（Samaritan），後果將難以預料，甚至可能適得其反。就像他當初在梅勞利—古爾岡路上救了一個喝醉酒的路人，結果有警察反而試圖誣賴他，想向他敲詐。這個經驗教訓告訴他以後在路上遇到這種事應該繼續開車，別管閒事，他的司機維杰曾勸過他不要管。可是塔庫爾在決定要不要做他自認正當的事情時，鮮少會考慮到社會的傳統習慣。他有一套絕對的道德座標在支配自己的行為。

二〇〇五年八月十五日早上，也就是他提出辭呈的四個月後，他醒來的當下決定要展開行動。這一天是印度的獨立紀念日（Independence Day），全國放假一天，慶祝五十八年前這個國家從英國的統治下獲得自由。塔庫爾也想擺脫這幾個月的掛慮，讓自己重獲自由。

他步下樓梯，走到地下室的辦公室，打開他之前在權衡幾個選擇時就先註冊好的雅虎電子郵件帳號。他假裝是公司裡的一位基層科學家，然後刻意用蹩腳的英文寫信給美國國際開發署（U.S. Agency for International Development，簡稱USAID）和世界衛生組織的官員。他在信上寫道：「印度的蘭伯西實驗室在愚弄你們，利用假數據讓產品進入市場。」他聲稱蘭伯西逼他假造數據：「我一想到這些藥是用來醫治非洲的病患，夜裡就睡不著。這種藥在最好的情況下就只能做到毫無藥效的程度，但是最糟的情況卻是可能產生不良反應，害死病人。」他用假名寄出這封郵件。當時在挑選假名時，他臨時抓了一個氣勢上會讓人敬畏的名字，希望能吸引收信者注意到他的訴求。他用蘭伯西法定繼承人的名字馬爾溫德．辛格開了電子郵件帳戶。

郵件寄出後，他每天晚上都會走到地下室，打開電腦查看郵件，希望能得到回覆。這種等待很是折磨人。一天天過去了，音訊全無，害得他在新的痛苦和自我懷疑裡輪迴煎熬。他猜是不是他的電子郵件不夠權威或不夠詳盡，以至於不足以影響這個官僚體系。於是他又寫了一次，這次是更明確地寫給五、六位FDA官員：「我擔心向WHO和PEPFAR買這些假藥的非洲窮人以為病況會轉好，結果不是，他們沒有轉好，反而被害死了。」仍然沒有回應。

他繼續寫，現在不只補充細節，甚至附上文件。但仍然音訊全無。一周後，他又寫給FDA的官員，還是以基層科學家的語氣在寫，但這一次給了更多細節。「包括執行長、商務主管和品質保證主管在內的蘭伯西管理階層，都在有組織地要求實驗室和工廠裡的人假造數據做為安定性檢測的結果。其實根本沒有數據可以證明藥物的保存期限，而且在非洲南部第四區的狀態條件下，你們所核定的配方還沒送到病患手上，品質就先降解了。這個配方毫無價值，沒有任何藥效。」

塔庫爾不肯放棄，但也感到失望。他本來以為只要他克服了恐懼，大聲說出來，這世界就會回應，監管人員會襲擊那家公司。但是好像都沒有人在乎。在那幾天的等待中，他只稀疏得到幾封很有禮貌但語焉不詳的回函。世界衛生組織的一位秘書寫道，他所聯絡的那幾位官員都不在辦公室，但是他的訊息已經收到，「會在適當時候進行處理。」

等了兩個禮拜之後，他決定暫且擱下蹩腳英文寫作的那一招，直接寄函給FDA局長萊斯特．克勞佛（Lester Crawford）。他寄了一封內容鏗鏘有力但又急迫的電子郵件，指控蘭伯西正在販售「未經檢測、偽造和沒有任何藥效的藥物」。他提到他已經三番兩次寫信給克勞佛的屬下，信裡還附上包括蘭伯西執行長在內的公司高層互換消息的文件和電郵內容。」最後他使用了幾個月前當他發現蘭伯西的劣行時曾出現在他腦袋裡的那個字眼，「我拜託你，」他寫道，「一定要阻止這場犯罪活動。」

這一次他寄出的信終於有了重大突破。兩天後，塔庫爾收到FDA藥品審評和研究中心調查和預先批核合規主任艾德溫．里維拉—馬丁內斯（Edwin Rivera-Martinez）的回函。對方說他有收到塔庫爾「分別在八月十五日、十七日、二十七日和三十一日寄來的電郵訊息」，他問塔庫爾同不同意進行電話會議。塔庫爾本來是打算把自己藏起來。他以為他只要催促監管機關追蹤內情，自己不必涉入，沒想到他要做的不只這些。

這兩人信件往返了幾次。塔庫爾不想開電話會議，說這對他家人有危險，但也附上更多資料文件。里維拉—馬丁內斯回信向他保證，他可以繼續匿名。「從你的電子郵件裡，我們得到的印象是你深信有人被假藥害死，你想阻止這一切的發生。」里維拉—馬丁內斯寫道。「……若是沒有你的電話會談內容，我們的調查會受到極大的阻力。」

塔庫爾很是提防，他回信給他：「會有會談紀錄嗎？我們會談的時候，你身邊會有誰？如果我跟你談，我個人得負擔任何法律責任嗎？檢方那裡會提供我任何保護嗎？我們討論的是那家公司正在進行的犯罪行為。」里維拉—馬丁內斯的回覆是，召集相關官員開電話會議會比電子郵件的往返更有效。他也向塔庫爾保證，他的身分絕對會被嚴加保密，除非這件事上了法庭，FDA就會被要求供出他的身分。

塔庫爾猶豫再三，終於答應電話會議。但還是想在這場互動裡擁有主導權。他試圖說服里維拉—馬丁內斯用他認為最理想和最牢靠的方式來進行電話會議。「你可以使用公開的網路電話應用程式嗎（VOIP applications）？」他在一封電郵裡問道。「我意思是說像GoogleTalk或Skype這樣的程式？只要電腦上裝有麥克風和揚聲器，就能用這種程式。」然後他寄了連結給FDA的官員們，要他們下載程式。可是FDA有自己的一套技術，也有自己的作業方式。

塔庫爾最後還是照指示打電話到FDA裡。電話會議開了九十分鐘左右。態度穩重又有說服力的里維拉—馬丁內斯和顏悅色地提問了幾個問題，有幾個不同部門的職員在旁聽。其中一位是FDA刑事調查處（Office of Criminal Investigations）的探員道格拉斯．拉夫蘭（Douglas Loveland）。麥克．賈威尼博士也在其列，還有一位合規專員凱倫．高橋（Karen Takahashi）。他們想知道塔庫爾是從哪裡得到消息，他對這些內容的自信程度有多少，還有他所分享的其中一些文件裡面的意思到底是什麼。

在後來寫給里維拉—馬丁內斯的一封電郵裡，塔庫爾一開始幾乎就用失望的語氣寫道：「如果我能成功地向你證明，這家公司販售到世界各地的藥物，完全沒有做到美國FDA要求的品質，我一定會很高興。但你會不會選擇進一步展開調查，這個權限是在你手上。我個人當然希望你會展開調查。」

可是接下來的那幾個月，塔庫爾一點也不高興。對他來說，不法行為是黑白分明的事情。他已經給了證據，以為接下來就會有行動。可是在電話會議後，過了十天，FDA竟宣布核准蘭伯西第一代小兒科的AIDS學名藥齊多夫定的申請案。「既然你今天都有了足夠的犯罪證據證明這家公司在ARVs的註冊上使用捏造的數據，我不懂為什麼美國FDA還能給這樣的許可。」塔庫爾寫信給里維拉—馬丁內斯。「這意思是你的調查已經結案，認定蘭伯西無罪？」

這位官員回信說因為這個藥物在塔庫爾與他們搭上線之前就已經被核准了，除非有確鑿的詐欺證據，才能逆轉原先的決定。塔庫爾很是驚愕。他都已經把大量的內部資料和往來信件用電郵寄給了FDA，那些東西顯然就能夠證明是蘭伯西的高層共謀更改檢測結果。如果它們不能被當成詐欺的證據，還有什麼東西可以當成證據。

接下來那幾個禮拜，塔庫爾和里維拉—馬丁內斯的溝通就像是一場用慢動作在進行角力的決鬥，在電郵裡互相鬥智。里維拉—馬丁內斯哄勸心裡很不甘願的塔庫爾釋出更多資訊，多點耐心。塔庫爾反過來不停激他，要他叫FDA積極一點，趕快付諸行動。

十月六日，里維拉—馬丁內斯寄了一封電子郵件，要求塔庫爾「立刻打電話進來，這事關該局正在著手進行的幾則新聞公告」。可是塔庫爾沒及時看到這封電郵。於是FDA再度公布了蘭伯西另外兩個被核准的藥物：一個是糖尿病藥物格列美脲（glimepiride），另一個是防癲癇藥物加巴噴丁（gabapentin）。沮喪的塔庫爾回了封電郵給里維拉—馬丁內斯，說他「已經盡可能地提供資訊，他等於是拿自己和家人的性命在冒險。」他還說，「貴局的行為令我憂心，因為在我看來，你們已經決定很大程度地忽略我所提供的證據……如果你們的結論是這家公司沒有犯任何錯，麻煩請告訴我一聲，至少我心安理得我已經盡到自己的本分。」

他想要放棄，有好幾次都跟里維拉—馬丁內斯這樣表明。十月的核准案過後，他緊接著就把他以前老闆拉吉達．庫馬寫的辭職信，以及他最後一次跟執行長譚彼斯的通信內容寄出去。塔庫爾聲稱這是「最後一次……里維拉－馬丁內斯，球現在在你手上了，我不能再為你或貴局提供任何協助。我會先等著看你們的行動，再主動開啟與你的對話。」

但對話還是進行。塔庫爾繼續保持匿名。局裡那些人都簡稱他是M或M先生，也就是他與他們搭上線時所使用的英文名字Malvinder Singh的縮寫。塔庫爾雖然已經提供很多文件，但仍保留了一份最重要的資料：也就是庫馬向董事會提交的自評報告（簡稱SAR）。它在蘭伯西是大家避之惟恐不及的東西，而且如果追起源頭的話，一定會追到塔庫爾這裡。十一月二日，里維拉－馬丁內斯回信給他：「在我們的電話會議裡……你提到你在蘭伯西時曾被要求準備一份風險評估報告，我們可能需要這份報告的副本做為調查的主軸。」

這個要求引發了另一個疑慮。雖然塔庫爾沒有做錯任何事，但是他沒有律師，也沒有豁免權。「你應該已經從我們這兩個月來的通信內容看得出來，我唯一在乎的是，向這家公司購買藥物的人有沒有得到保護，」他告訴里維拉－馬丁內斯，在他釋出更多文件之前，「我必須先有檢控豁免權。」塔庫爾這樣警告。

里維拉－馬丁內斯試圖解釋FDA無權給予豁免權，但是他安排了一場有FDA刑事調查員與會的電話會議，後者打消了塔庫爾的疑慮。最後的障礙物被移除了，塔庫爾這才把蘭伯西執行長一心想要毀跡滅屍的那份報告寄出去：也就是庫馬用PowerPoint秀給董事會裡某小組委員會看的那份資料。FDA現在對這家骨子裡全是騙術的公司總算有了全盤了解。

儘管那個時候的塔庫爾還不知情，但FDA其實已經發現他的資料具有可信度，一直在進行確認作業。二〇〇五年十月，離他第一次聯絡上FDA的時間還不到兩個月，里維拉—馬丁內斯的部門就向現場調查部提出申請，對蘭伯西的兩家主要製造廠德瓦斯和帕奧恩塔薩希布優先展開調查。

一份長達五頁的作業任務備忘錄羅列出所有被指控的詐欺行徑，用來提醒調查員該提防什麼地方。里維拉—馬丁內斯也要求被挑中的調查員出發前必須先跟他碰面開會。備忘錄裡建議調查員在對蘭伯西做出任何要求時，一定要當天拿到對方提供的文件，因為「線民說這家公司曾在查驗期間連夜偽造文件。」

FDA需要徹底了解這家公司的原貌。但是在二〇〇六年一月，塔庫爾緊急轉發消息給里維拉—馬丁內斯，說他從以前同事那裡得知，該公司的高層「正在進駐兩家工廠：帕奧恩塔薩希布和德瓦斯」，信中警告「他們正在進行大規模的障眼法，為的是『製造出』調查員可能要求的任何文件。考慮到蘭伯西似乎已經察覺即將有查驗作業，因此塔庫爾要求知道這場調查是否已經先做了某種程度的讓步。結果得到的答案令他驚愕：蘭伯西在幾個月前就被通知監管人員即將來訪，因為海外公司向來都會被提前通知。這是一直以來的作法。

第十二章

製藥界的法老王

◆

二〇〇六年一月十九日

印度古爾崗

塔庫爾與FDA首度搭上線之後，又過了五個月，馬爾溫德．辛格接替布萊恩．譚彼斯，當上蘭伯西的總經理兼執行長，這家公司的領導權重新回到創辦人家族的手中。當時的馬爾溫德才三十三歲，對醫藥科學所知不多。不過他的個性和成長環境再加上家族背景，都使得他看起來很適合投入這樣一個以社會使命為核心的競爭性產業。

馬爾溫德的父親帕溫德個性嚴肅，大大小小事他都要管。從他們很小的時候，帕溫德就強行灌輸他們外祖父那套叫做羅陀索米沙特比亞斯（Radha Soami Satsang Beas，簡稱RSSB）的心靈組織。帕溫德經常帶他的幾個兒子和妻子妮米（Nimmi）到比亞斯社區（Beas community）當志工勞動。雖然帕溫德把孩子送到名校就讀，但他們不像同儕那樣過著豪奢放縱的生活。在大學裡，有錢人家的孩子都是開名車，有揮霍不完的零用錢，晚餐都在五星級飯店吃。相反的，馬爾溫德搭的是大眾交通工具，每天搭乘德里運輸公司的巴士通勤到學校，一個月的零用錢不到十美元，吃的是路邊攤。

雖然辛格家族長久以來的家訓就是清心寡欲，但馬爾溫德一直被當成企業接班人在訓練，隨著年紀的增長，也慢慢養成了昂貴的品味和優人一等的氣質。他還是小伙子的時候就被帶進蘭伯西熟悉內部作業。他父親准他瀏覽公司裡的文件報告，希望讓他大概了解產業趨勢。學校放假時，馬爾溫德會跟著蘭伯西的業務代表跑業務，被他們用摩托車載著一起去拜訪醫生和化學家。

他輕鬆地取得了執行長這個新的角色。他的管理風格盛氣凌人、不肯服輸、野心勃勃，一上任就在世界各地尋找商機。向來愛討好他的印度財經媒體立刻封他為「製藥界的法老王」（the Pharaoh of Pharma），並把他吹捧成「跳脫慣性思考的決策者」。但在蘭伯西公司內部，有人認為他愛耍脾氣，不夠成熟。他耿耿於懷他在《富比世》（*Forbes*）印度前四十大富豪的排名。他和他弟弟席溫德的合計資產是十六億美元，從二〇〇四年的第十名掉到了二〇〇五年的第十九名。今年的排名可能更糟，對於這一點，馬爾溫德似乎把錯都怪在員工缺乏忠誠度這件事情上。每當有人告訴他，某個部門沒有賺錢，他就會對員工大吼：「我要看見利潤！」後來他對某記者解釋，他有滿腔的熱情想要實現蘭伯西的集體使命，成為一家研究型的國際性製藥公司，他的管理風格就是受到這股熱情的鞭策，但又補充：「我們也很重視營收和損益表的底線，就像任何企業組織一樣。」

馬爾溫德和席溫德這兩人開的都是價值十萬美元的香檳色旗艦款賓士房車（Mercedes S-class），也都有蒐集藝術品和攝影作品的嗜好。他們喜穿華服，是德里少數幾家頂尖裁縫師的貴賓之一，比方有一家在新德里的男裝高級訂製店叫做里沃利的衛許（Vaish at Rivoli）常吹噓他們服務的都是「企業界的王公」（maharajas of business）。每天早上，馬爾溫德和他弟弟會先喬好當天各自要穿的服裝，免得在同一個會議裡撞衫。馬爾溫德也被廣播電台Fever 104 FM聽眾票選為德里最時尚的男士。他甚至是印度小姐選美比賽的座上嘉賓，擔任裁判。

馬爾溫德和員工互動時，很愛引用他最喜歡的一本書《孫子兵法》（*The Art of War*）裡頭的說法，這是一本有兩千五百年歷史的中國軍事戰略論述，被他視為是商業人士的必讀之作。這一點也許並不令人驚訝，因為在他自己的家族裡，房地產和企業資產的產權之爭就很類似一場戰爭。

多年下來，辛格這個大家族一直住在新德里市中心堪稱全世界最高級的地址之一：奧朗則布大道（Aurangzeb Road）。那裡的豪宅或者說是當地居民口中所謂的「獨棟別墅」，全都坐擁面積以英畝在計算的綠蔭庭園，屋前高聳著牢不可破的圍牆。二〇〇六年，馬爾溫德的母親妮米和他的叔叔阿納吉特（Analjit）都向警方投訴對方。在那面積廣達好幾英畝的家族地產上，他們都是各自住在自己的獨棟別墅裡。但妮米聲稱她逮到阿納吉特蓋了一道非法的圍牆，結果對方竟雇用「彪形大漢」拿著斧頭和鎚子來威嚇她。「我被暴徒攻擊、威脅和肢體虐待，對方還嗆聲帕溫德·辛格家族裡包括孫子在內的所有成員，沒有一個可以活著。」她向警方這樣指控道。阿納吉特則投訴妮米和馬爾溫德刑事恐嚇和侵犯人身。

這就像最新一季的「蘭伯西家族夙怨」，很是轟動地襲捲所有印度媒體，這些家族成員在幾乎長達二十年的勾心鬥角裡，你爭我奪派蒙漢·辛格分配下的帝國與財產。絕望的妮米最後轉向她的兒子們求助。結果不到一個月，馬爾溫德便和他的叔叔宣布，整個家族已經以友好方式達成和解，雙方都會撤銷告訴。自一九九〇年代以來，這些告訴累積下來已經多達三十幾件。於是馬爾溫德留給了大家一個印象，他是家族裡最具手腕的和事佬。

一位熟悉這個家族的印度記者曾說過，他的表現就像是一個「很屬靈的年輕人」。馬爾溫德常回遮普省的比亞斯小鎮拜訪他在RSSB組織裡的上師，一年多達八次。而這個組織強調的是透過冥想，讓人的靈魂與上帝重新結合。他的靈性教育背景，再加上他的家族簡樸為上的核心價值觀，全都成了他個人品牌形象的一部分。馬爾溫德曾在接受杜克大學商學院的校友雜誌訪問時回顧自己的童年，他代表他自己和他弟弟說：「我們都同意我們是出生在一個很顯赫的家族裡，但我們很幸運我們的環境很單純、很虔誠、很屬靈……我們家族的價值觀強調的是勤奮工作、高道德標準、關係的平等與謙卑。」但是才接下蘭伯西領導權短短六個禮拜後的馬爾溫德，可能會需要把他很愛提倡的那套大澈大悟的價值觀，貫徹進一場令人愈來愈不安的衝突裡。

二〇〇六年二月二十日，FDA最有經驗的其中兩位調查員雷吉娜·布朗（Regina Brown）和羅伯·霍蘭（Robert Horan）抵達位在北部喜馬偕爾省的帕奧恩塔薩希布製造廠。雖然他們只待六天，但已經握有艾德溫·里維拉－馬丁內斯的部門所交付的機密作業備忘錄：長達五頁的內容簡扼摘要了塔庫爾所指控的種種騙術。

儘管蘭伯西有前置作業和準備時間，但調查員還是找到了令人不安的多項疏失。原始數據如常丟棄，病患的投訴沒人調查。而最重要的發現是麥克·賈威尼博士十四個月前曾經看到和經過的那台冷藏箱。這台冷藏箱沒有登記在冊、空間大到可以讓人走進去，恆溫設定在攝氏四度。此外還有另一台類似的冷藏箱是後來添購的。冷藏箱裡的內容物不合常理。它裡面有很多紙箱，箱內塞滿沒有標籤的瓶裝藥物樣本。「這些品項沒有數量紀錄，冷藏箱存單上的一千多項樣本以及第二台冷藏箱裡的一百五十多項樣本，全都沒有檢測狀態和庫存原因的紀錄。」調查員在報告上這樣寫道。

冷藏箱的用途是什麼？有一個藥瓶上面標示攝氏三十度。它是像蘭伯西後來聲稱的不小心被錯放進冷藏箱嗎？還是每個樣本都被故意放錯地方？調查員要求要看冷藏箱內容物的日誌紀錄，但被告知沒有。後來，該公司又聲稱是有保存一份藥物清單，但沒有給過ＦＤＡ，「因為我們當時不曉得ＦＤＡ有要求要看這份清單。」

冷藏箱看起來不太像是欺詐的樞紐所在。但蘭伯西為了要解釋清楚這兩台未登記在冊的冷藏箱裡為什麼有這麼多未標示的樣本，反而陷進了各種反覆不定的說詞裡。這家公司一開始宣稱這些樣本是給「全球各地的送審案」用的，但它的冷藏效果對安定性檢測沒有任何影響。可是公司裡的主管們好像又前後矛盾地另外宣稱，這些藥瓶都是「隨選檢測的對照樣本」（test-on-demand control samples），只做為「參考用途」，不是用來創造任何（正式的）數據。」ＦＤＡ在報告裡提到「我們還不清楚這些『備用』樣本的實際用途。」調查員也採樣了蘭伯西仿原廠藥羅可坦膠囊的抗青春痘學名藥Sotret，結果發現這種藥會在保存期限之前就先降解，而且效力低於預期。

接下來那一周，布朗和霍蘭動身前往德瓦斯查驗，那裡是蘭伯西問題最多的製造工廠。賈威尼上次才在二〇〇四年十二月查驗過，當時沒有發現任何問題。而這一次有幾十名蘭伯西主管一路跟在布朗和霍蘭的後面搶答他們的提問。調查員發現蘭伯西一直在棄置原始的電子數據，在他們抵達的前幾個禮拜才改變政策，決定保留數據。調查員甚至發現自己得解釋什麼是優良生產的基本要素：原始數據不能「事後更改，也不能在實驗室操作以外的地方由非執行檢測者進行更改。」

霍蘭和布朗的工作已經完成。他們找到的重大瑕疵顯示背後有更大的問題。這些調查發現都很嚴重，而公司方面的解釋前後不一到ＦＤＡ完全不買帳。二〇〇六年六月，ＦＤＡ發出警告信函給帕奧恩塔薩希布工廠，這封函件看在世人眼裡，無疑是在嚴厲指責這家工廠。它按事件順序列舉了一長串的缺失：沒有保留「分析用的原始數據，未記錄安定性樣本檢測的間隔時間，『備用』樣本用途不明（指冷藏箱裡的藥物），安定性檢測實驗室的人員配備和資源不足」，再加上ＦＤＡ實驗室針對抗青春痘藥物Sotret所做的檢測結果發現有降解和效力喪失的問題。該局表示，在這家公司證明問題改善之前，將不再考慮從帕奧恩塔薩希布新送來的藥物申請案。

這是自從蘭伯西把那些專為美國市場和PEPFAR生產、利潤最高的重要產品移往帕奧恩塔薩希布製造以來，最嚴重的一場僵局。但ＦＤＡ這個行動並未阻止蘭伯西已上市販售的其他所有藥物，以及那家工廠先前就已獲核可的藥物，或者從其他工廠提交的藥物申請案。就在ＦＤＡ公布這封警告函的幾個禮拜前，里維拉－馬丁內斯便曾以一種近似哀怨的語氣在信上對塔庫爾寫道：「我們是在極大的壓力下，通過這禮拜四獨家專利權就會到期的蘭伯西仿製版學名藥普伐他汀（Pravastatin，一種可以降低膽固醇的藥物）。」簡而言之，官僚的雙手被該機構牢不可破的體制綁死了，所以幾乎是不管怎麼樣，都會繼續核准它的藥物申請案。

塔庫爾已經盡力了。他對FDA還在許可蘭伯西藥物的這件事灰心喪志，索性試著把生活重心轉回自己的家庭上。索娜才剛生了他們的第二個孩子，是個女孩，被取名為莫哈薇（Mohavi）。塔庫爾告訴他太太，她會是他們的幸運符。但是就算索娜躺在古爾崗的一家私人醫院裡，懷裡抱著新生的女娃兒，受到無微不至的照顧，她還是很擔憂。住院四天的費用相當高。塔庫爾這一家不再有健康保險，都是在靠存款度日。他們的生活從大公司保護傘底下順順當當的日子轉變成脆弱不堪的未知人生。

塔庫爾始終沒在印度找到足夠糊口的差事。諮詢的工作和它的收入只是杯水車薪。莫哈薇出生後又過了幾個月，他終於獲得印孚瑟斯資訊科技公司（Infosys Technologies）的聘雇，但這份工作需要經常旅行，而且得搬到美國去住，算是全職工作。他覺得自己沒有選擇，只能接受，於是想說服索娜跟他一起去，甚至拜託她母親出面說項。但索娜決心獨自帶著孩子留在印度。

索娜向來自豪自己的獨立自主。她並不覺得無助，也不缺少資源。沒錯，她是憑媒妁之言結婚的，有兩個年幼的小孩，目前沒有工作。但是養育她的母親擁有梵文碩士學位，堅持自己的女兒必須受到良好教育，要有能力在這世上走出自己的一條路。索娜確實是照著這個目標在走，她一拿到電腦工程碩士學位，就到開利公司當軟體工程師。她很喜歡婚姻裡彼此扶持的感覺。她和塔庫爾曾經一起工作共同撫養依善。

但是當她丈夫準備要離開印度，出發前往美國的那一天，她卻覺得那是她生命中最黑暗的一天。雖然她選擇留在印度，但她覺得好孤單。她父母住在南邊的萊普（Raipur），離她有八百英里遠。那天早上，她找不到依善，於是步下地下室的樓梯，來到塔庫爾的辦公室。結果發現她丈夫正在啜泣。他懷裡抱著依善，不敢讓他妻子看見他心碎的一面。她從來沒看塔庫爾哭過。依善也沒看過，於是一直不解問道：「爹地，你為什麼要哭？」

索娜看到這幅畫面，當場大喊：「不可以！迪奈許！你不可以在依善面前這樣。」她心裡已經有很多的恐懼在萌芽，而此刻的她最怕的是，她兒子會因她丈夫的悲傷在心裡留下陰影。索娜到現在都還不知道她丈夫跟FDA聯手合作的事，但是無形的壓力已經像霧霾一樣籠罩著他們的婚姻。

他們之間一直有一層隔閡。哪怕是在最好的情況下，塔庫爾也總是對她築起高牆。他不習慣有知己。他匿名聯絡FDA的這件事，只曾透露給一個人知道，那就是他的朋友和以前的部屬迪奈許．卡斯杜里爾。卡斯杜里爾以為塔庫爾只是向FDA通風報信而已，所以覺得他是「在做對的事情」，完全不曉得他跟FDA沒有斷過聯絡。如果他知道的話，也許也會質疑在印度誰可能像小蝦米對抗大鯨魚一樣成功挑戰一家大企業。

塔庫爾也在懷疑自己做的這件事到底夠不夠聰明。他等於是把全家人都推入險境。他擔憂他們的人身安全。辛格家族的恐嚇紀錄眾所皆知，而他又知道他們太多的祕密。塔庫爾只能把他家外面的保全站崗時間拉長到二十四小時。他告訴索娜他這麼做的目的是因為他要遠行。而在此同時，一直在等候FDA明確展開行動的他愈來愈失望，因為對方看起來不是無能為力，就是對行動沒什麼興趣。

在這整起事件中，似乎只有一個人能理解塔庫爾所經歷的一切，而且與他有共同的目標，深信他這番作為的正當性。她的名字叫做黛比．羅柏森（Debbie Robertson），是FDA刑事調查處的探員。二〇〇六年一月，她寫信告知塔庫爾，她會是他在FDA裡新的接洽人。

雖然艾德溫．里維拉—馬丁內斯的部門持續在調查蘭伯西有無遵守法規，但羅柏森的加入意味這個案子有了新的發展。她的工作是調查蘭伯西有無違法，是不是需要面對任何刑事責任。

羅柏森是剛加入FDA的新探員，二〇〇五年十月才履職。但她是一位經驗老到的執法專業人員，曾在國稅局當了十年的刑事調查員。由於她在FDA算是新人，他們就把蘭伯西這案子丟給她，要她再研究一下，這個動作的意思其實是這案子目前一團亂。羅柏森本來還不太知道FDA口中的M先生是個什麼樣的人，但跟他對過話之後，才發現對方態度很認真、顯然非常聰明，而且是冒了極大的危險在跟FDA暗中聯繫。而從另一方面來說，她在電郵裡所釋出的友善和保證，也讓塔庫爾感受到他從這家機關身上始終沒有得到的東西，那就是希望。

其實當塔庫爾回到美國時，已經心灰意冷。因為他從以前同事那裡主動打聽到FDA在印度的查驗作業沒有什麼出奇致勝的地方。他擔心這意謂這家機關的追查作業已經走到盡頭。可是羅柏森針對這一點向他再三保證。「讓（蘭伯西）以為查驗作業一如往常，其實是件好事，」她在信中對塔庫爾這樣說道。「這表示他們還不會起疑。」

自從塔庫爾與FDA搭上線後，已經又過了好幾個月。他看著FDA一次又一次地宣布核准蘭伯西新藥物申請案。黛比．羅柏森試圖為他打氣。「如果可以的話，你不妨這樣想，在你告訴我們的這些惡行劣跡裡，就算我們只能證明一半是對的，」她在信中這樣寫道，「也足以拉垮整個企業。它可是全球最大型的企業之一。」她還補充道，「但要是我們在技術細節上沒有處理好，本身也是一種犯罪。」她還勸他：「你想想看美國的安隆公司那個案子花了多久的時間。」

塔庫爾回信道：「你認為你們未來還會對這家公司展開任何具體的反擊嗎？……我很想知道我這一切的努力和這樣的自找麻煩是不是全白費了。」

她鼓勵他不要放棄希望。「正義的輪子轉動得很慢，」她寫道。「但它們的確在轉。」

PART IV

終於動手

第十三章

步出暗處

◆

二〇〇六年十月十一日
新澤西洲普林斯頓

在某一個明亮清新的早晨，黛比．羅柏森開車載著著兩名同事下了美國一號公路，前往美國套房飯店（American Suite Hotel）見一個人，局裡的人都用代號M來稱呼他，也就是馬爾溫德．辛格的英文縮寫。

自從塔庫爾首度聯繫FDA後，已經又過十四個月。看來他並沒有掩飾任何真相，也沒有誇大他所提供的資訊，而且看得出來他並非別有居心，他只是想阻止他的老東家繼續製造極度劣質的藥物。但是由於這些調查員正在準備邁出決定性的一步，因此羅柏森必須證實她的所屬單位和美國檢方並沒有被某種內部鬥爭或背後冷箭牽著鼻子走，M就像他給人的感覺一樣是可靠的。

FDA探員和檢察官正準備要對蘭伯西的新澤西州總部提出搜索票，於是塔庫爾成了該機關的耳目。羅柏森曾經求助他，要忙著回答一個又一個的問題：誰坐在哪裡？有多少入口和出口？遠端存取（WAN access）在哪裡？網域控制器在哪裡？微軟 Exchange 電郵伺服器會加密嗎？普林斯頓的伺服器可以從印度那裡遠端關閉嗎？一旦印度辦公室聽到被我們闖入的消息，有辦法從那裡阻止我們嗎？

塔庫爾用他那一貫審慎仔細的態度協助羅柏森在一個虛擬的迷宮裡摸索。他打造出新澤西辦公室的數位圖解，連洗手間的位置都有。他的電子郵件裡充斥著各種細節。

但就在二〇〇六年九月，也就是密集電郵交流的九個月後，羅柏森寫信向他提出另一個不一樣的問題：他們可以碰面嗎？她的解釋是：

我絕對不會想要騙你，我只覺得這是最明智的時間運用方式，而且可以幫忙釐清一些問題。老實跟你說，美國聯邦地方法院檢察署（U.S. Attorney's Office）全力支持這個案子，但由於案情複雜，會引發政治效應，因此負責起訴這起案件的美國聯邦地方法院助理檢察官變得很保守，想確定我們有確實掌握所有這些資訊的真正意涵。

但實情不是這樣。目前為止，馬里蘭州美國聯邦地方法院檢察署似乎並不知道這件案子的存在，更遑論對它有所了解。只有一位檢察官被分派到這個案子，對方是格林貝爾特辦事處（Greenbelt）的主管，但他的案件數量已經滿到根本沒有心力再管這件事。可是羅柏森有責任去認識自己的消息源頭，確保自己清楚對方的動機何在。

塔庫爾如今在新澤西州工作，很願意碰面，於是馬上答應。但這提議仍不免令他擔憂。他在信上寫道，他沒有律師，一直都是以「誠實個體」的身分與她合作，「既然這是一場較正式的會議，我需要找個律師來代表我嗎？我必須告訴你，我不是很有錢，找個美國律師對我來說價格可能會高到我負擔不起。」但是羅柏森對這一點也做了再三保證。這場會議只是把目前為止的所有電郵聯繫內容改成一個面對面的版本。

塔庫爾早上九點半出現在美國套房飯店的大廳裡，穿著無可挑剔的夾克和休閒褲。羅柏森也來了，她有一頭齊肩的波浪黑髮和一雙溫暖的棕色眼睛，態度親切踏實。一把點三五七希格紹爾手槍（Sig Sauer .357）就插在她那件飄逸罩衫底下的槍套裡。隨行的還有另外兩位女士：來自刑事調查處的另一名探員以及合規專員凱倫．高橋，後者曾出現在第一次的電話會議上。他們都坐在大廳裡，秋陽隔著窗子灑了進來。

這幾個人在那裡待了兩個小時，過程中塔庫爾回顧公司裡的事件歷程，他是如何拿到資訊，他認為哪些美國產品受到牽連，還有蘭伯西以前是怎麼唬弄FDA的查驗作業。大多是羅柏森在提問。當她問到他是否料到他的家人可能陷入什麼風險時，塔庫爾轉述了辛格家族以前有糾紛時都是如何雇用流氓來當打手，還有吹哨者在印度的下場通常是什麼。

他們當下全都噤聲不語。雖然塔庫爾盡量控制住自己的情緒，但羅柏森看得出來他在發抖。

等到這三位FDA探員離開時，他們原本以代號M來稱呼的這位男士終於有了迪奈許．塔庫爾這個全名而活了起來。但他之前選對了假名，因為他直覺若要把蘭伯西繩之以法，馬爾溫德．辛格將是最大的阻礙之一。

二〇〇六年十一月二十九日，辛格找來公司的五位高層組成代表團前往ＦＤＡ總部，艾卜哈．潘特也在其列，此外還有公司的智慧財產權法務顧問傑依．德斯穆克，蘭伯西長期外聘的律師凱特．比爾茲利（Kate Beardsley），以及顧問公司百瑞精鼎（Parexel）的一位代表。這次任務事關蘭伯西的存亡：說服ＦＤＡ官員解除帕奧恩塔薩希布工廠藥物申請的凍結令。會議桌的對面坐著十個多疑的ＦＤＡ監管人員，艾德溫．里維拉－馬丁內斯也在裡頭，是他同意聽取該公司的說法。這次會議是由蘭伯西主動要求，他們的高層已經做了萬全的準備。

那時還是蘭伯西法規事務副總的艾卜哈．潘特用嚴肅的表情開口道：「很謝謝你們給我們這個碰面的機會。」

馬爾溫德．辛格冷靜地看著監管人員，表示蘭伯西承諾全力把關製造品質。「我們非常重視ＦＤＡ的評述，已經立刻採取行動解決問題。」他這樣解釋道。「我已經授權所有資源，一定完全遵守法規。」但沒有人開口，於是他又補充道：「遵守法規對我個人來說很重要。我是這個家族裡負責經營蘭伯西的第三代。」他接著提議，「如果你們有任何疑問覺得我們沒有充分配合，希望你們直接跟我本人聯絡。」

監管人員一臉存疑地聽著這幾個高層輪番說明該公司新的品質改善計畫，包括外聘一家叫做百瑞精鼎的稽核公司，裡頭成員都是ＦＤＡ以前的經驗老手，還有成立新的管理審評委員會。

這些高層說他們已經在安定性檢測實驗室裡新增十八名分析師，並淘汰庫存的樣本。他們也聲稱公司不會再冷藏等待受檢的安定性檢測用樣本。這時擔任顧問的羅恩．特茨拉夫（Ron Tetzlaff）打斷道，說他的公司也就是百瑞精鼎，已經提出很多建言，蘭伯西也都逐項照辦了。

但這場會談又繞回冷藏箱裡的那些神秘樣本。監管人員想知道他們是不是利用那些樣本來做出美國市場所需要的安定性數據。一位蘭伯西高層當場否認。他們也當場反擊了FDA認定Sotret的藥效低於預期的這個調查發現。他們聲稱該公司已經把市場上的樣本全部收回進行檢測，而檢測結果跟FDA的報告不一樣。這些蘭伯西高層說，這是因為FDA的檢測方法不若他們的那麼精確。

監管人員們看起來神情不悅。他們繼續追問。而其中一位資深的官員說FDA想看蘭伯西顧問公司百瑞精鼎所做的稽核報告。蘭伯西推說這些都是機密文件。兩方在這件事情上你來我往脣槍舌戰。

蘭伯西的外聘律師比爾茲利突然開口說話。他說公司這邊已齊心協力地解決FDA所顧慮的問題，但貴機關調查報告裡的OAI結論給公司帶來了破壞性的影響，不知道FDA是否願意解除它對蘭伯西帕奧恩塔薩希布工廠的申請案凍結令？監管人員們的答案是不行。

雖然當時三十四歲的馬爾溫德很清楚這種問題在印度要怎麼解決，但是在美國想解決這類問題，就又是全然不同的另一回事了。會議快結束時，這場僵局反而變得更難解了。除非帕奧恩塔薩希布工廠能通過下一次的查驗作業，否則FDA不會解除它的申請案凍結令，除此之外，他們也要看百瑞精鼎的稽核報告。

這場會議的結果已經夠糟了，沒想到竟又從這場會議裡得知另一件可能更慘的事，他們當中有人在某位監管人員面前的一疊文件裡瞄到拉吉達·庫馬的PointPower……也就是惡名昭彰的自評報告SAR。

三個月前，傑依．德斯穆克和蘭伯西美國分處的董事長有一次在普林斯頓總部外面抽菸時，艾卜哈．潘特給了他們一個重要情報。FDA裡頭一位印度裔的調查員曾私下警告她，監管人員那裡手中握有「核彈級文件」，可能會毀了這家公司。當時潘特完全不知道對方說的文件是什麼文件，但它顯然已經拖緩該機關對蘭伯西藥物申請案的速度。德斯穆克循著公司內部的線索，找到了那份足以釀災的文件，如今又在FDA的會議桌上看見它重出江湖。

在FDA總部那場氣氛緊繃的會議結束後，又過了兩個月，FDA重回帕奧恩塔薩希布。一如往常，查驗作業有事先通知。FDA表面的目的是去監控活性成分普伐他汀鈉（pravastatin sodium）的製造，這成分會用在Pravachol®的仿製學名藥普伐他汀裡，用來降膽固醇。不過在機關內部，查驗作業的任務單讓準備前往查驗的監管人員很清楚自己該抓的漏洞在哪裡：「我們還是很擔心實驗室裡數據的完整性，擔憂紀錄會被刪除，還有查驗小組和公司這兩方的報告內容會互相矛盾。」任務單裡也提到，務必小心可能會有兩套不是在帕奧恩塔薩希布工廠製造的（活性藥物成分）帳冊。」

FDA除了知道該抓什麼漏洞之外，更厲害的是他們這次派出的調查員人選：荷西．赫爾蘭德斯，他現在是巴爾的摩地區辦事處（Baltimore District Office）高級合規專員，也是最擅長查出騙術的調查員之一。當年在螃蟹加工廠聞到狗肉味，還有曾在路易斯安那州的製藥廠後方林子裡找到一堆冒煙藥瓶的調查員正是赫爾蘭德斯。但是這家工廠已經事先被通知FDA會來查驗，而它的存亡與否得看FDA對它的印象好壞來決定，所以他能在這裡查到什麼呢？

赫爾蘭德斯在二〇〇七年一月二十六日抵達。當他小心翼翼地查驗工廠時，一群主管就跟在他後面。這裡的設施都光潔無暇。每個單位都有齊全的員工。主管們也當著他的面迅速找到他要的紀錄。高度戒備的他仔細研究著那些來自普伐他汀鈉批次紀錄上的原始數據，好像有什麼不太對勁，但他又找不到問題。

後來他在某倉庫主管的辦公桌抽屜裡找到一本未經授權的筆記本，裡面記載某種活性成分的可能用途，那種活性成分是別家公司製造的，但蘭伯西並沒有向FDA註冊使用。這個線索令人眼睛一亮，但是公司主管的解釋是蘭伯西從沒用過這種原料，所以才沒向FDA提報它的用途。赫爾蘭德斯請某位員工把那家未經核准的公司名稱輸進電腦系統查一下，他就在旁邊看，但什麼也沒查到。

赫爾蘭德斯待了三天半，這也是FDA給他的時間。雖然他的查驗方式絕不手軟，而且也有一些發現，但並沒有逮到什麼證據，枉費了他那素來有名、對不法行為向來敏銳的洞察力。但是他知道這裡頭不太對勁，他發誓下次一定要逮到。

第十四章
「不要交給FDA」

◆

二〇〇七年二月十四日
新澤西州普林斯頓

就在普林斯頓地區被冰雹和風雪肆虐之際，專為員工準備的情人節花束也在當天早上送抵蘭伯西的美國企業總部。那時大約是早上九點半，突然一陣騷動，由黛比．羅柏森帶隊的聯邦探員蜂擁擠進接待區。全球許可業務副總文森．法比亞諾（Vincent Fabiano）當時在自己的辦公室裡，有個他從沒見過的男子走進來告訴他，「離開你的辦公桌。」

「你到底是誰？」法比亞諾問道。

「我是ＦＤＡ刑事調查員，」那男的回答。法比亞諾注意到對方的臀部掛了把槍，只好照他指示離開辦公桌。

在二樓，一名員工聽到後方突然傳出聲音。「不要碰你的電腦，也不要碰電話，離開你的辦公桌。」她的第一個念頭是這裡可能藏有炸彈。她轉身看見身穿防彈背心、腰間掛槍的ＦＤＡ

刑事調查員出現在二樓樓面，旁邊跟著新澤西州的當地警察。

大樓四周被警車團團圍住，人心惶惶不安。「大家都嚇壞了，不停哭喊，」一名前任員工回憶道。「電腦全都被他們拿走了，有人身上還佩著槍。」有員工躲在辦公桌底下，搞不清楚這究竟是在搜查非法移民還是什麼。探員們帶走了成箱的文件，並把員工全趕進一間會議室裡逐一約談：他們詢問他們的公民身分，在這家公司工作多久，就連他們的身高和體重都要知道。誰都不能去上廁所，除非有聯邦探員陪同。

那天早上人不在辦公室的公司法律顧問德斯穆克接到助理驚慌失措打來的電話，要他趕快回來。德斯穆克趕回來時場面還很混亂，聯邦探員正吃力地搬走電腦，職員們也還在被詢問。他鑽了進去，企圖阻止探員審查員工。

哪怕德斯穆克已經盡量讓自己冷靜下來，但還是沉不住氣，尤其在他看過那張搜索令之後。檢方似乎正在搜找可能證實有罪的大量資料。就在這消息從新澤西州傳到新德里時，蘭伯西發布了一則聲明：「這場行動出乎意料之外，本公司並不知情自己有任何不法，但會完全配合那裡的官員。」

到了傍晚，這群精神受創的員工終於從大樓裡被護送出來，途中經過堆滿枯萎花束的接待區，聞起來就像是葬禮會客廳的味道，後來他們都稱那是「情人節大突擊」。這場突襲行動的時間長到連參與的ＦＤＡ探員都稱它是「情人節大屠殺」，因為它扼殺了他們原本安排好的各種情人節活動。

聯邦探員們帶著近五兆位元組的數據資料結束了這場突擊行動，估計這相當於國會圖書館一半的館藏印本。可是就算這些文件紀錄多到排山倒海，卻只有一份文件特別醒目。它是該公司針對Sotret的配方問題所記錄的機密報告，被艾卜哈．潘特歸了檔。調查員是在她的辦公室裡找到，封面上寫著「**不要交給ＦＤＡ**」這幾個粗體字。文件裡的內容清楚顯示這家公司兩個半月前在ＦＤＡ的會議上為Sotret所做的辯護──聲稱是監管人員檢測不當，才會有不良的檢測結果──根本是厚顏無恥的謊言。這家公司很清楚它的藥物失敗，而且是幾年前就知道了。

這場突擊行動發生時，塔庫爾正在印度幫莫哈薇過第一個生日。這本來是他享受天倫之樂的家庭時光，但突擊行動的新聞吞蝕了他所有的注意力。以前的同事不斷打電話跟他聯絡，告訴他那裡發生的事。他並沒有跟任何人提過他在這張搜索令裡所扮演的角色。十天後，也就是二月底，他耳聞到他最害怕的事了：馬爾溫德．辛格和董事長特金德拉．卡納顯然跟公司幾位高層開會檢討過一份名單，想要查出可能是誰把消息洩露給ＦＤＡ，才會有那場突擊行動。塔庫爾榜上有名。他以前的老闆拉吉達．庫馬也沒倖免。

要是這家公司試圖傷害他或他的家人，那該怎麼辦？要是他回美國工作的時候出了事，又該怎麼辦呢？他把他的恐懼告訴羅柏森，後者給了他新德里美國大使館區域安全官的姓名和直接聯絡方式。於是他故作平常地跟索娜順道提起，ＦＤＡ正在聯絡以前的員工，他們已經聯絡上他了。所以要是她有遇到什麼麻煩，大使館裡有人可以提供協助。

索娜愈來愈不安。家裡最近好像烏雲罩頂：他們的經濟出了問題；她丈夫老是心事重重；他長期待在美國；她一個女人家帶著嬰兒和剛學會走路的孩子住在外面有警衛站崗的獨棟屋子裡。

她從來沒想到她丈夫在他老東家的那件調查案裡占有關鍵性的角色。儘管如此，她因為太擔心自己的家人了，所以還是決定把他給的聯絡資料先貼在衣櫥門的裡面。

搜索令事件後，又過了幾個禮拜，ＦＤＡ調查員開始分進合擊釣出兩種人，一種是可能幫他們的人，另一種是可能牽涉其中的人，這時員工們也開始選邊站。有的選擇繼續效忠蘭伯西，雇用公司付錢請來的律師。蘭伯西則幫幾個高層升了官，裡頭包括艾卜哈．潘特，甚至把他們從美國調回印度，讓ＦＤＡ和美國檢方無法輕易接觸到他們。有人斷了跟公司的聯絡，改而跟調查員合作。拉吉達．庫馬博士在家裡收到來自蘭伯西法律顧問傑依．德斯穆克傳來的兩封訊息，催他趕快回電。

對德斯穆克來說，庫馬就像定時炸彈，隨時可能引爆。當初他堅守原則地離開公司，從來沒有同意他會保持緘默。而他手邊恐怕還有那份公司曾經全力毀屍滅跡的ＳＡＲ。畢竟這家公司的領導高層都看過那份文件，知道內容直指他們牽涉其中。

庫馬「基本上是躲起來了」，德斯穆克回憶道。「我們當時都在想辦法要把他找出來。如果他手裡握有有利的證據，我們想知道，如果他握有的是不利的證據，我也想知道。」他補充說明，「多半是不利的證據吧。」

回到倫敦的庫馬並沒有回電給德斯穆克。他已經幫自已找了律師。拚命想把庫馬找出來的德斯穆克索性直接打電話給庫馬的律師，想提供法律協助，此外也留下一句話，令人聽得膽破心驚：「叫拉吉達小心他對ＦＤＡ的說詞，因為這案子他也脫不了關係。」

庫馬認為這是在威脅他。

三月十六日早上，大約是蘭伯西新澤西州總部辦公室搜索行動的一個月後，迪奈許．塔庫爾來到FDA的刑事調查處，接著被帶進一間會議室裡，裡面有許多他素未謀面的調查員和來自馬里蘭州地區美國聯邦地方法院檢察署的檢察官，全都圍坐會議桌旁。羅柏森也在其中，她解釋他們現在已有充分證據可以起訴這家公司。

其中一位檢察官突兀地告訴塔庫爾，「你必須找個律師。」

他大吃一驚。「為什麼？我把我知道的都告訴你們了。你是法律人，你的工作不就是保護像我這樣的人嗎？」

「不不不……」那位檢察官開口道。

「你們告訴我，你們證實了我所有的指控？我幾乎兩年沒有工作，我哪有錢去請律師？」塔庫爾嗆了回去。

「那是你的問題。」檢察官說道。「現在這是一場正式的調查，政府單位的檢察官不能代表你。」

羅柏森注意到塔庫爾很苦惱，於是問他需不需要到洗手間，然後趁機在走廊上私下找他說話。羅柏森給了他一個叫做納稅人反詐欺教育基金會（Taxpayer Against Fraud Education Fund，簡稱TAFEF）的聯絡方式，這家組織可以協助可能的吹哨者。她要他聯絡這個團體，說他們會幫他找到律師。

塔庫爾當時暫居在新澤西州貝爾米德（Belle Mead）的一棟公寓，那天他開車回去的路上，覺得心情低落到極點。他離他的兩個孩子有七千英里遠，住在一間陰冷乏味的出租公寓裡，以穀類食品和沙拉為生，生活只能求得溫飽。但現在他還得找律師來保護自己免於掉進自己所挖的坑裡面。整個晚上他都在想著羅柏森給他的那張紙條。他覺得打這通電話會害他更遠離他曾經熟悉和盼望的那種生活。可是他已經深陷在一種他完全陌生的處境裡，而且隨著日子一天天過去，愈陷愈深。

塔庫爾入睡時，滿腦子仍在想著羅柏森給他的那個電話號碼。醒來時，腦袋裡第一個念頭還是那個號碼。那天早上他致電過去留了話。到了下午，接到一通來自TAFEF的電話，他們給了他一個律師的名字和電話號碼。

三十七歲的安德魯．貝托（Andrew Beato）正在華盛頓特區的史坦米奇謬斯西波羅有限責任聯合法律事務所（Stein, Mitchell, Muse & Cipollone LLP）試圖找出屬於自己的一條路。這位年輕的律師棕髮稀疏，戴著銀邊眼鏡，總是壓低音量在說話，聲音小到對方得探身過去才聽得清楚。他通常面無表情，但這無助於掩飾他緊張的神態。他很少笑，可是當他露出笑容時，就會浮現小小的酒渦。五年來，他都在幫吹哨者打官司，這次也被TAFEF告知，可能會有一個客戶打電話給他。

他的律師事務所有很豐富的吹哨者官司經驗。二〇〇二年，這家事務所曾代表辛西亞．庫柏（Cynthia Cooper），也就是美國世界通訊（WorldCom）那位揭發了近四十億美元假帳的內部審計員出庭打官司。而創辦這家事務所的其中一位合夥人約各．史坦（Jacob Stein）也曾在柯林頓彈劾公聽會上擔任過莫妮卡．陸文斯基（Monica Lewinsky）的辯護律師。不過貝托還在證明自己的實力，他的意見仍然需要有人審評。

那天是禮拜五，天色已經晚了，貝托正在收拾東西準備離開辦公室，等下要跟他太太碰面，但已經有點遲到了。他太太也當過律師，現在是全職母親。他才剛拿起外套要出門，電話響了。他想一定是他太太打來問他人在哪裡。語音信箱代他接了這通電話，結果竟是一位男士來電，聲音輕柔很有禮貌，帶著印度腔，語氣一本正經。那是吹哨者。

貝托回電給他，解釋他正要下班，請他「大概說明」一下狀況。塔庫爾不知從何說起，但還是從頭說起。貝托忍住衝動不去打斷對方支離破碎的內容，因為他愈聽愈覺得對方一定是瘋了。

塔庫爾敘述的內容難以置信到根本就像是不可能的事。印度最大製藥廠的高層在全球蓄意詐欺。這家公司的藥物也有賣給美國的消費者。聽他的說法，犯罪的範圍不只侷限在單一製造工廠或單一藥物，而是涉及到多家工廠以及販售到世界各地的數十種藥物，所指控的詐欺範圍大到聽起來就像這個人瘋了一樣。他一定是不太懂製藥廠的作業方式甚至製藥方法，貝托這樣想道。詐欺這種犯罪行為通常是有限度和有選擇性的，譬如一名行為失常的員工、單一事件，或者某家管理不善的工廠。怎麼可能是一家公司裡的所有一切都是用騙的？

沒有道理數百名員工都參與詐欺，把這種事當成平常的生意在做吧？這不可能發生。就算有，哪有可能拖這麼久都沒有人察覺？塔庫爾一直說個不停，貝托開始緊張他跟他太太約好的時間已經過頭，也開始懷疑這個吹哨者。

「我得走了。」貝托告訴他。他不想表現得太刻薄。「這樣好了，你寫電子郵件給我，把過程細節寫清楚。」

後來不到二十四小時內，貝托在跟迪奈許・塔庫爾通了五、六封電郵之後，開始改變了稍早的看法。雖然他還不是很清楚蘭伯西那裡到底發生了什麼事，但他已經開始覺得塔庫爾那套瘋狂的說法，可能是真的。

從很多方面來說，貝托都是最適合蘭伯西這個案子的律師，因為他懂其中的細節。貝托的原生家庭都在從事醫療保健業，疾病是這個家族的宿命。貝托在密蘇里州聖路易士（St. Louis, Missouri）長大，是七個孩子裡頭的老么，母親在他兩歲時死於乳癌，父親是一位全心奉獻的內科醫生，也是很罕見的一位會利用晚上到病患家看診的內科醫生。他勤奮不懈，矢志為病人的福祉奉獻，這種情操在所謂管理式醫療的年代，根本賺不了什麼錢，但他還是拒絕縮短看診病人的時間。

貝托的幾個手足也都投身醫療界，只有他進入法界。他從法學院畢業後就到史坦米奇法律事務所上班，代表一些企業去跟聯邦貿易委員會（Federal Trade Commission）打交道。但這份差事引不起他的興趣。他不想每天早上起床就得動腦筋想辦法讓一家公司不必負上任何法律責任。他要怎麼樣才能待在一家企業法律事務所裡幫助一般大眾，而不光是輔佐企業客戶？可是他一定得繼續待在這裡才能付清學生貸款。就在貝托苦思這個問題的答案時，他父親竟因罕見的腦瘤病逝。雖然他父親沒有留下任何存款給家人，但他有「豐富的人格」，貝托這樣回憶道。數百位感恩他父親的病人現身守靈，證明了他父親助人為樂的這種生活是有意義的。

貝托也想跟他父親一樣，這個想法帶他走進了法界一塊剛成形的領域：代表吹哨者打官司。這種官司作業可以回溯到美國內戰，歸在聯邦的虛假陳述法（False Claims Act）底下，也就是眾所皆知的公益代位訴訟（qui tam），這是一句縮寫的拉丁版成語，翻譯成「他是為了國王也為了自己而提起這場訴訟」。這種官司得以讓吹哨者控告那些詐騙政府的人，並得到部分取回的現款。這條法律起初的目的是為了阻止奸商販售有瑕疵的補給品給北方的聯邦軍隊。後來到了一九四〇年代，虛假陳述法做出修正，縮減吹哨者可以拿回的金額之後，這條法律就廢而不用了。但到了一九八七年，國防部包商普遍的舞弊行為被舉報之後，比如用六百四十美元的價格販售馬桶座給五角大廈這種惡名昭彰的舞弊案，這則法條又做了修正，提高吹哨者的報酬，製造新的誘因鼓勵舉報，也鼓勵律師接下這樣的案子。

貝托的第一個吹哨案涉及到一位做了不必要手術的心臟科醫生，雖然最後敗訴，但他從中看見了對人和政府糾正錯誤的這種法律工作，正是他想追求的那種正義。

在他們第一次對話後，又過了幾個禮拜，塔庫爾坐在這家法律事務所的會議桌上，對面是貝托和他的幾個同事，裡頭也包括一名資深合夥人。塔庫爾雖然穿著得體，口條清楚，但看起來精疲力竭、焦慮不安，眼睛底下有黑眼圈，垮著肩膀。他用很小的聲音費力說明這場由蘭伯西主導、錯綜複雜的騙局，以及他在裡頭扮演的角色。

會議才開不到十分鐘，塔庫爾就崩潰了，他開始啜泣。「我做了什麼？」他反覆問自己。

「我做了什麼？我只是想做對的事。」他愚蠢地害自己的家人陷入險境，但現在已經沒有回頭路。FDA已發出傳票給蘭伯西的主管們。塔庫爾擔心這家公司會如何因應。他的解釋是，在印度，這種問題是用很不一樣的方法在解決。考慮到塔庫爾和他家人所面臨到的人身風險，律師們這才恍然明白他們處理的是一件可能在美國從沒見過的案子。

除此之外，塔庫爾的這個案子極為複雜。律師們必須考慮到這起詐欺案的範疇規模。它算是一種虛假陳述的案子嗎？蘭伯西違犯了什麼法規？這些違規有實質更改藥物嗎？他們要如何證明這一點？他們要如何周全保護在會議室裡啜泣的這名男子？這案子也給這家法律事務所帶來了很大的財務風險：他們可能得承擔大筆費用、虧損，最後卻落得什麼都沒有。可是在跟塔庫爾開了兩天會之後，律師們幾乎都很篤定，儘管案情驚人地複雜，但是事務所一定會接受委任。「這是公共衛生問題，」貝托回憶道，「事務所裡的人不可能退縮。」

在短暫地沉默了一會兒之後，塔庫爾問貝托：「我要怎麼付你錢，要付多少？你們不可能免費幫我打官司啊。」

貝托的回答出乎意料地令人驚喜。塔庫爾不用付任何一毛錢。反而是事務所會賭一把地無償接受他的委任，成立案子，以塔庫爾的證據做為導引，跟政府機關聯手對付蘭伯西。事務所會把它的調查結果歸檔到一份機密訴訟案裡，密封保存。在政府調查期間，塔庫爾的身分將繼續保密。若有和解，塔庫爾可以從政府索回的金額裡頭拿到三分之一，貝托的事務所再從他那裡分得一部分。塔庫爾就在這樣的安排下成為被合法保護的吹哨者。直到那一刻，他才知道有這種保護機制的存在。

第十五章

「這問題有多大？」

◆

二〇〇七年
馬里蘭州洛克維爾

這件對付蘭伯西的監管案子在ＦＤＡ的各部門之間緩慢移動，有一次它出現在道格拉斯·坎貝爾（Douglas A. Campbell）的辦公桌上。坎貝爾是一位三十七歲的專員，在該機關的國際合規小組裡頭工作。他有幾個上司對這案子不太感興趣。「我們其實不覺得這裡頭有什麼問題。」其中一位曾這樣告訴他。它看起來就像一件會跟一家製造廠死纏爛打很久的案子。蘭伯西的律師們堅持要求ＦＤＡ解除對帕奧恩塔薩希布藥物申請案的凍結令，聲稱該公司已經完成所有必要的改正措施。但監管人員要求蘭伯西交出它的顧問公司百瑞精鼎所做的稽核報告。而像這樣的僵局就遍布在ＦＤＡ的各個辦公室裡。

可是當坎貝爾研究這個案子時，他變得愈來愈好奇。這家公司對ＦＤＡ查驗報告的回應都是把大部分的問題怪罪給抄寫錯誤、遺失數據或內部系統不合。但是在百瑞精鼎的稽核報告摘要裡，也就是蘭伯西的律師拒絕提供完整的稽核報告，顧問們曾提到安定性檢測裡的一些資料數據「記載前後不一」。這家公司現在正在遞送正確的資料數據。但是這裡頭前後不一的誤差有的竟大到似乎不太可能只是搞錯而已。譬如執行檢測的時間誤差竟然出現四十五天這麼離譜的數字。這家公司怎麼可能糊塗到這種程度？還是根本就是作業草率？

通常製藥公司的藥就算推出很久了，還是必須按預定好的間隔時間繼續檢測自家的藥物，每年都得把檢測結果放進年度報告裡交給ＦＤＡ。但是局裡鮮少有人會實際查看這些報告，它們全被堆在後面的辦公室裡。儘管如此，報告裡的資料仍然必須正確屬實。

二〇〇七年七月三日，坎貝爾開車到學名藥辦事處，它的總部是設在北地鐵公園（Metro Park North）的園區。他到那裡挖出了蘭伯西為三種抗感染藥物：氟康唑（fluconazole）、賽普沙星、依法韋倫（efavirenz）提交過的年度報告。從報告裡看，這家公司似乎都有按適當的間隔時間進行藥物檢測。可是當坎貝爾把報告裡的資料數據拿來跟他辦公桌上改正過的資料數據比對時，卻被這中間的誤差程度給嚇到。氟康唑的年度報告載明蘭伯西曾在二〇〇四年九月二十六日做過三個月的安定性檢測。但該公司在對ＦＤＡ警告函的回函裡，卻說它曾在二〇〇五年八月十七日做過同樣檢測。這兩個日期之間的誤差幾乎有一年。

在坎貝爾看來，若不是蘭伯西在製造流程上完全失了控，就是它根本忘了自己撒過什麼謊了。「只要你去比對（那些日期）就漏餡了。」他回憶道。

他的發現很重要，至少對他來說。ＦＤＡ要求頻繁檢測藥物的目的是為了確保能快速偵測出不安全的產品，沒必要讓它繼續留在市場上。可是坎貝爾的上級對日期比對不起來的這個發現似乎不怎麼興奮，有的甚至還對該公司給的解釋：大半歸咎於「抄寫錯誤」或者「資料數據未更新」挺滿意的。可是坎貝爾不買帳。他回憶道：這不光是0.54跟0.45這樣的誤差而已。蘭伯西的資料數據不準確到他根本「找不到有哪個地方的資料數據確實具有任何意義」。要是資料數據一點意義都沒有，便無法證明蘭伯西的藥物是安全和有效的。

坎貝爾的老闆艾德溫．里維拉－馬丁內斯，也就是第一位聯絡塔庫爾的FDA官員，也支持坎貝爾的論點。他完全沒有因為蘭伯西聲稱已經改正而態度軟化。他曾在二〇〇七年三月寫信給一位同僚，認為FDA應該繼續凍結來自帕奧恩塔薩希布工廠的新申請案，直到蘭伯西把FDA警告函上提出的「所有問題完全解決」為止。坎貝爾和他同事繼續檢視蘭伯西的檔案文件，結果發現到他們抓到的每條線索、循線追蹤的每一串檢測數據，似乎都會引領他們挖掘出更大的問題。這些新的意外發現全是監管人員始料未及的。

到了二〇〇七年十月，這家公司提報它的加巴噴丁顯示出有某種化合物的雜質含量急速升高，加巴噴丁是一種敏感的藥物，用來治療癲癇發作。大家都知道，通常在優良藥品製造標準下，不正常的升高和降低就是所謂的超出規格（out-of-specification，簡稱OOS）。這家公司曾被要求發現異常的三天內就得向FDA提交調查報告，但是它卻拖了四個月。監管人員很快發現到，這家公司不只不曾提報過加巴噴丁雜質升高的問題，甚至有長達六年時間都不曾向FDA的新澤西州地區辦公室提報過任何不正常的檢測結果。如果這是一家行事謹慎的量產藥廠，這種報告都是定期呈報的。

但是這家公司竟把這個惱人的疏失怪罪到內部連串出現的小問題。可是當FDA調查員前往理當負責公布這類報告的蘭伯西新澤西州總部時，卻意外有了重大的發現：拿六百毫克錠的加巴噴丁來說好了，蘭伯西竟把在每隔三個月、六個月和九個月才做一次的安定性檢測分散在四天內全部做完，另外八百毫克錠的安定性檢測則是在同一天就把這三種不同間隔時間的檢測全數做完。檢測日期都是偽造的，假裝是在適當的間隔時間下所做的記載。

在FDA內部，這則消息被認為是詐欺罪扣籃成功的明證。坎貝爾寫電郵給里維拉－馬丁內斯：「正中靶心！」里維拉－馬丁內斯則將這個發現上報指揮系統：「我們挖到金礦了！」他把偽造的檢測細節全數攤出來。CDER合規主任黛博拉．奧托（Deb Autor）只以一個字回應：「哇！」

突然間，所有的疏失、不合常規和遺漏看上去都有了新的意涵。坎貝爾在他那本政府發的筆記本上潦草寫道：「這問題有多大？」然後又寫道：「為了符合法規，他們會怎麼做？」接著又在下面寫道：「會抓住機會說出實話還是同樣滿口謊言。他們會繼續耍我們嗎？」下面又寫道：「我們能信任他們嗎？」

坎貝爾以前是個體格壯碩的足球運動員，在軍隊待了八年，服役三年。一九九八年，他在維吉尼亞州羅諾克（Roanoke）的常駐站展開了他的FDA生涯，查驗的業務從嬰兒奶粉配方到吳郭魚水產養殖場都有。二〇〇六年，坎貝爾改調到製造作業和產品品質部的國際合規小組，進了CDER。他的小組一年要執行上百件的海外查驗作業。坎貝爾自己就曾在尼加拉瓜檢驗過起司，也在希臘處理過葡萄葉捲。

這家機關似乎是在一夜之間被全球化的浪潮攻占。在坎貝爾的部門裡，有待查驗的業務量突然爆增。來自國外的申請案「全都堆在我們的辦公室裡」，坎貝爾這樣回憶道。從二〇〇二年到二〇〇九年，需要FDA查驗的海外設施數量從五百件一飛沖天到三千件。坎貝爾曾在某次回顧中提到，「跟我們任務有關的職責暴增，擔子很重，但資源沒有被妥善分配。」

隨著查驗業務量的增加，FDA的政策變得像在到處趕鴨子上架。有一回，坎貝爾寫信給某位同僚，詢問局裡的差旅政策：「我們會在雨季期間派人到印度嗎？如果那裡蔭涼處的溫度高達華氏一百一十度以上，我們還會派人去嗎？」對方的回答是：「以前雨季時，我們會按慣例延緩出差印度的公務，但由於業務量增加，不再沿用慣例。」

任何一家公司的海外工廠在被獲准製造藥物之前，坎貝爾的部門理當先進行預先批核的查驗作業，好確定那裡的設施能否安全和稱職地製造藥物。可是光是追蹤紀錄這些設施以及用來識別設施的各個代碼，就是個嚇人的任務了。追蹤系統裡的那些製造工廠真的有在製造藥物嗎？實際製造藥物的工廠真的是那些正在查驗的工廠嗎？坎貝爾很清楚他和他的同僚們肩負著很大的責任，那壓力大到他在篩查蘭伯西的文件時，都不禁會反問自己：「我們（應該）讓這些藥物進到美國嗎？」

十月的時候，離荷西．赫爾蘭德斯查驗過帕奧恩塔薩希布，卻滿腹懷疑、所獲不多地離開後，已經又過了九個月，他收到了一封很奇特的電子郵件，是一位員工寄給他的，署名桑尼（Sunny）。他說他一月時在工廠有見到赫爾蘭德斯，最後才鼓起勇氣寫信給他。桑尼說赫爾蘭德斯被騙了，就像在他之前的其他許多ＦＤＡ調查員一樣。「我的良心終於讓我不再繼續保持緘默，因為這攸關到人的健康。到目前為止，蘭伯西一直在隱瞞實情。」

桑尼繼續寫道：「你在這些地方看到的東西都不是真的。要找出真相至少得花上一個月的時間。」他說公司高層是如何不斷施壓基層員工，強迫他們放行重要的藥物，包括異維Ａ酸（isotretinoin）、加巴噴丁、氟康唑、二甲雙胍。這些全都有「問題，但都是ＱＡ（品質保證部門）送過來的」。他點名了幾位在背後策畫的高層。「這幾年來，他們一直在虛張聲勢地玩弄ＦＤＡ。」

桑尼解釋道，在赫爾蘭德斯抵達帕奧恩塔薩希布之前，研發那裡就來了二十個人進到工廠檢視和更改數據。「這種清理工作都是在ＦＤＡ查驗作業之前才完成的，」他寫道。「這樣的事情在蘭伯西的每家工廠裡屢見不鮮。」在公司高層的授意下，主管們精心策畫這些騙局，再脅迫基層員工執行他們的命令，他這樣解釋道。該公司聲稱他們已經在安定性檢測實驗室裡增加了人員配備，而為了取信ＦＤＡ，他們會在赫爾蘭德斯來查驗的期間，先臨時調派工廠裡的員工到實驗室裡充數。

吹哨者披露的真相在ＦＤＡ官員間傳播開來，監管人員都對蘭伯西的表裡不一感到訝異，部分原因是你搞不清楚這種表裡不一的程度範圍有多大。ＦＤＡ面對的是一個把數據巧妙更改到讓一切看似完美的系統。在那之前，儘管靠搜索令找到了一些證據，但他們一直以為這是個別人士犯下的詐欺行為。但如果是整家公司的運作方式都在詐騙，那該怎麼辦？他們要怎麼戳破這樁所有員工都有涉入的騙局？

ＦＤＡ對蘭伯西的各家設施開始展開襲擊，調查員這才發現到處都是他們之前曾過門不入的線索：使用未經核准的原料、配方被暗中更改、使用未經註冊登記的活性成分、剽竊已經發表過的數據資料，甚至離譜到抄襲原廠藥的色譜圖或雜質測量表，再移花接木成自己的圖表。這家公司好像出現了裂縫，因為現在至少有五、六名吹哨者寫信給FDA，告知他們所目睹到的詐欺和不當行為。

桑尼繼續寫信給FDA。於是赫爾蘭德斯很快將他轉介到黛比．羅柏森那裡，因為後者正在FDA的刑事調查處領軍整個調查作業。桑尼透露由於蘭伯西沒辦法幫那款最麻煩的藥Sotret找到合法的解法，於是趁它上市的時候暗中更改配方，在蠟成分裡加了一點油，試圖改善它的溶解問題。這些作業都沒有呈報FDA，成了最離譜的違規事件。因為任何公司在沒有FDA的批核下，是嚴禁對已經核准的配方進行任何變更。

另一位吹哨者也點名Sotret這款藥，催促FDA回頭檢視二〇〇六年十二月之前和之後的配方差異，因為配方就是那個時間點更改的。「早先在二〇〇五年期間和二〇〇六年初就有一些科學家想解決這問題，但負責商務那邊的人根本不理會。」一吹哨者寫信告訴FDA的申訴專員。「他們真的對誠實人士很不尊重。我不知道這件事會對美國的用藥者帶來什麼傷害，但身為（製造）小組的一分子，我自認是一位有良心的世界公民，所以我必須提醒你注意這件事。」

看來這家公司為了騙FDA核准藥物，沒有不敢做的事，也沒有不敢說的話，任何藉口都搬得出來，再牽強的聲明也都敢提出。蘭伯西並沒有按要求回頭去調查自己超出規格的問題，反而聲稱是自家的實驗室對樣本處理失當，才會錯誤導致檢測結果不佳。有時候真的不免有種感覺，蘭伯西編藉口的本領恐怕比它製藥的本領還大。有一次，一位FDA的監管人員力勸她的同僚們，這家公司的「誤差、前後不一、失誤、疏漏和各種執行不力的調查」絕非表面所見那麼單純。這些謊言誇張到連黛比・羅柏森後來都說她這輩子從沒見過這種事。「在我（調查）藥商的生涯裡，還從沒見過這麼藐視法律的公司。他們當著你的面撒謊。我曾被告知，這是一種文化差異。他們知道自己在撒謊，但他們認為可以僥倖逃過。」

要解決這樁全球性的不法行為，唯一的方法似乎就是採取全球性的懲處。該局有一套很少用到的辦法，也是它所能使出最嚴苛的懲處手段之一：申請誠信政策（Application Integrity Policy，簡稱AIP）。這項政策自一九九一年制訂以來，只在四家製藥公司身上施行過。AIP容許FDA可暫時中止一家公司所有申請案的審核作業，直到外聘的稽核員——費用由該公司支付——確認資料數據合法，才能再恢復申請。這項制裁辦法可以在彈指間將監管的壓力丟回去。FDA不用再自己扛起責任去證明對方詐欺，就可以輕鬆擋下蘭伯西的所有產品。改由這家公司自己去證明它的產品沒有欺騙，才能讓產品通過核可。

FDA只會在找到犯罪行為或「對重大事實有不實陳述」時，才會使出AIP這一招，蘭伯西這個案子顯然符合，或者說坎貝爾認為很符合。他草擬了一份備忘錄，列舉監管人員曾經證明的各種不實之詞。他向CDER提議對「所有跟蘭伯西實驗室有限公司有關的已核可和待決的申請案」施以AIP。簡而言之，就是對這整家公司來個斧底抽薪。

但隨著各種草案的來回傳閱和各種會議的開會散會，坎貝爾開始懷疑起自己的溝通能力。看起來好像沒有再出現什麼必不可少的證據。而且好像沒有誰敢確實打包票AIP是不是值得一用或者使用理由夠不夠正當。FDA裡面有很多律師，他們似乎都比較熱衷於攔阻製藥公司上法院提告，而不是保護公眾健康。這家機關裡的律師們不斷爭辯ＦＤＡ所訂下的各種條件要求。在這些要求裡，有提到過製藥公司不能在未經登記的冷藏箱裡儲存藥物嗎？如果對方聲稱它遺失了原始資料數據，有任何白紙黑字規定這種資料數據必須永久保存嗎？

ＦＤＡ連自己所該扮演的角色也好像都搞不清楚了。這家機關的角色是協助蘭伯西遵守法規？還是制止該公司的違法行為？被機關內部的種種猶豫不決給嚇到的坎貝爾在筆記本裡匆匆寫下：「放蘭伯西一馬不能成為我們的目標！」但事實上，似乎就是如此。國會和輿論不斷施壓要求要有更便宜的藥物！除此之外，美國政府主導下的PEPFAR計畫所提供給非洲的ＡＩＤＳ藥物，蘭伯西也在其中扮演了關鍵性的角色。難道蘭伯西真的規模大到或重要到不能倒嗎？

ＦＤＡ對於自己執法角色的困惑，並不是唯一的問題所在。「有某些外力正在壓下這個案子。」坎貝爾後來推論道。這跟錢有關嗎？背後有什麼權勢關係？是政治因素在作梗嗎？他愈來愈懷疑。尤其是局裡的一些印度裔同事，以前從來不會到他辦公室，現在卻找盡理由來拜訪他。

然後還有黛博拉．奧托。身為律師的奧托是ＣＤＥＲ合規處的負責人，在ＦＤＡ的官僚系統裡，她的位階比他高了好幾級，負責監督四千名員工的作業。在她一九九五年任職聯邦政府之前，曾在法律事務所待了三年，那家事務所後來成了巴克和比爾茲利聯合法律事務所（Buc & Beardsley），現在是蘭伯西所委任的律師事務所。而她跟該事務所的合夥人，也就是蘭伯西外聘的顧問凱特．比爾茲利很熟。

比爾茲利轉向奧托求助，把她當成用來了解案情的直接管道，不是打電話就是靠電郵來掌握

ＦＤＡ的進度，一有機會，就試著把ＦＤＡ的決策往有利她客戶的方向推。奧托在比爾茲利的吩咐下對ＦＤＡ裡的官僚作業進行督促，而她認為她的督促本來就是她在ＦＤＡ裡所應扮演的部分角色：她有責任對那些有客戶的案子卡在ＦＤＡ的律師們做出回應。奧托早在十三年前，也就是ＦＤＡ的合規處還沒開始認真調查蘭伯西這個案子之前，就已經離開那家法律事務所。可是看在坎貝爾眼裡，奧托好像還是常把工作重心放在如何協助她以前老闆的這件事情上，而非幫忙ＦＤＡ對付蘭伯西。

比爾茲利曾在二〇〇七年三月寫信給奧托：「小黛，我在電話裡有留言，我是覺得如果我又電郵給你，要你打通電話跟我說一下蘭伯西的事，不知道會不會太敏感。我們還在設法解決民事的部分，他們也在設法處理刑事上的問題。」

奧托有回信。「嗨，凱特，我很樂於致電給你。但看來我還是先掌握清楚這裡的後續作業狀況，再打電話給你，好嗎？」

十二月的時候，比爾茲利又寫了另一封電郵給她，信中解釋何以遲遲不公開百瑞精鼎的稽查報告全文，並請奧托回電給她。兩個小時後，奧托透過電子郵件告知她的同僚們：「蘭伯西需要全面考量稽查報告的提供對這起刑案可能造成的影響。所以請考慮是否能提供一份道格二〇〇七年十二月六日列舉的問題清單給蘭伯西，讓他們更清楚知道還有哪些ＧＭＰ問題正在困擾我們。」這種兩邊疏通的手法再加上官僚體制上的拖泥帶水，害得坎貝爾發現自己難以區分究竟是誰在幫ＦＤＡ工作，誰又在跟ＦＤＡ作對。由於這案子變得愈來愈難駕馭，坎貝爾開始變得不太想把案情進度洩露給奧托知道。

但就算這家機關裡的監管人員並未故意拖延，他們也沒有對策來面對一個問題：他們要如何證實有家公司正在七千英里外的工廠裡進行它所宣稱的改革？

在一封寫給羅柏森的電郵裡，吹哨者桑尼描述蘭伯西是如何利用工廠裡的隱密區域來儲存和藏匿沒跟公司主機連線的檢測機器。他指的是高效液相色譜儀（簡稱ＨＰＬＣ），這是任何一家優良的檢測實驗室都會配備的一種很耐操的機器。這種笨重的機器看起來就像一堆電腦印表機。但你只要把藥物樣本混合溶劑，注入機器裡，再施壓讓它通過一根裝滿顆粒材料的柱形物，它就可以分離出包括雜質在內的藥物成分進行測量，然後會在一種叫做色譜圖的圖表上呈現出一波又一波的峰值。

懂得遵守法規的實驗室，ＨＰＬＣ機器都會跟電腦主機系統連上線，確保所有資料數據全都看得見並保存下來。但桑尼寫道，在最近一次的查驗作業裡，有未經授權的ＨＰＬＣ被存放在兩處附屬的實驗室裡頭。「蘭伯西就是在這種小小的隱密區域裡進行人為加工。」

桑尼估計美國市場上大概有三十種產品沒有通過規格檢測，建議羅柏森必須叫ＦＤＡ去突擊檢查帕奧恩塔薩希布和德瓦斯，就像新澤西州的那次突襲一樣，才有辦法找到證據。他警告道：「現在在蘭伯西，出問題的產品細節都是採私下告知，不再透過電郵或信件。」

但由於美國檢察官在印度沒有管轄權，ＦＤＡ無法在那裡執行搜索令。羅柏森很是氣餒：「大家都說，『你必須去印度』。」但她的回答是：「我（到了那裡）要怎麼做？敲人家的門，希望他們可以跟我談嗎？我在印度那裡一點權限也沒有。這是一個全憑自己良心做事的體制。」這案子像顆落錘一樣撞進負擔早已過重的ＦＤＡ裡，暴露出這個機關根本缺少有效的機制來監督國外的製藥公司。

蘭伯西有一家位在德瓦斯的工廠是負責製造無菌的注射性產品，二〇〇七年十一月，就在FDA準備前往查驗，以決定是否核准它在美國市場販售時，桑尼電郵羅柏森，給了迄今為止最重要的一則內幕消息。FDA在法規上要求這種設施的無菌程度得盡可能達到其中一種最高標準。但是桑尼警告羅柏森：「微生物數據並不確實，它是透過人為加工才有較低的微生物菌數。」還補充說，這家工廠有幾件未提報的無菌檢測失敗案例。他建議：「在核准這項設施前，最好謹慎一點。」

FDA查驗的前一個月，桑尼又寫信給羅柏森，警告她留意那裡正在進行的障眼法：「環境監測和無菌檢測失敗的所有確實數據資料」已經被移出德瓦斯工廠，放在十五英里外勞克里（Raokheri）的倉庫內。桑尼提醒工廠裡的那些人「會盡其所能地混淆稽查員，這方面他們是訓練有素的。QA的人都被告知要對誤差這種事三緘其口。」

國際合規小組成員知道他們若想找到證據證明微生物檢測結果曾遭到人為加工，就一定得在無預警的情況下前往勞克里的倉庫。里維拉－馬丁內斯將這個要求往上提報，但得到的答案出乎他意料之外。在一封被標為「機密」的簡短電郵裡，當時任職現場調查部副主任的派翠西亞・阿爾科克（Patricia Alcock）寫道：「請查看你的語音信箱。撤掉倉庫提議。」

阿爾科克在語音信箱裡向他解釋，無預警式的查驗作業可能危及FDA上級機關美國衛生公共服務部（U.S. Department of Health and Human Services，簡稱HHS）與印度衛生當局一直以來做的各種外交努力。兩邊正在協商一份書面的合作聲明，有望提升那些受ＦＤＡ監管但在印度製造的產品的品質。雖然目前的目標只是草擬這份聲明，但ＨＨＳ不想在這個關卡上惹惱印度人。

里維拉—馬丁內斯很是憤怒。他寫了一封也公開給其他同僚看的電郵給阿爾科克，質疑對方的決定。他強調蘭伯西被指控的違規行為極其嚴重。「如果（指控）成立，這代表這家公司對法規的遵守態度、品質管理系統的適當性，以及製造上的管控狀態都有嚴重的問題。」他提醒阿爾科克，ＦＤＡ上個月才向參議員查爾斯．格拉斯里（Charles Grassley，愛荷華州共和黨）的幕僚針對如何強化國外的查驗作業做過簡報，承諾將採取無預警式的突擊檢查方式。在那份國會簡報上，ＦＤＡ承認目前並無法律規定必須事先知會國外的製造工廠。

里維拉—馬丁內斯的人馬都認為對那家倉庫進行無預警性查驗作業是「基於正當的理由而且是必要的」。里維拉—馬丁內斯手裡還有另一封來自桑尼的電郵，舉報蘭伯西最近一次對資料數據加工的行徑，於是他寫信給他的上司：「以下內容供您參考，這是線人寫來的另一封電郵，內容談及蘭伯西對付查驗作業和調查人員的手段有多厲害。在我看來，我們對蘭伯西的查驗／調查策略和技巧，顯然得考慮採用不同以往的大膽作法，才能更有機會找到數據造假／加工的證據。這也是我何以如此堅持對這家倉庫展開無預警性查驗作業的原因。」

里維拉—馬丁內斯堅持立場，訴之以常理。但這一次得到的是監管事務處合規政策副處長的回覆，同樣拒絕了倉庫無預警式查驗作業的提議。副處長解釋了ＦＤＡ高層們的想法：「我們一致同意在外國進行的任何無預警性查驗作業都（必須）先深思熟慮過，與各方協調出最周密的計畫，方能保障調查員的人身安全，並將負面國際事件發生的可能性降到最低。既然這個查驗小組在前往之前仍未能做出這類計畫，因此一致決議這次將不採取無預警性查驗的方式。」換言之，是因為擔心國際衝突可能破壞外交上的努力，所以ＦＤＡ無法毫無保留地全力調查對可能威脅美國民眾健康的國外工廠設施。病患的需求被擺在最後一位。

結果反而變成是調查員在德瓦斯的時候，順便要求去看一下勞克里的倉庫。第二天他們被帶去了，在那裡花了八個小時搜索抽屜和箱子。阿爾科克後來通知里維拉—馬丁內斯，他們「沒有找到任何如線人描述的相關證物。」吹哨者桑尼後來告訴羅柏森，「就在他們來查驗前，內部有人機警地把那些無法解釋的數據資料全搬離勞克里的倉庫。」

但這家公司終究隱瞞不住從無菌設施裡找到的一個驚人發現。整個情況就像阿爾科克向她的同僚說的，「那棟建物四周都是養豬場。（調查員也注意到）那裡沒有任何指示／程序告知人員在進入無菌中心前必須先洗滌手腳（很多員工都是穿著涼鞋，工廠場址所在和附近到處可見大批豬隻？？？）。」

它的無菌設施沒有獲得ＦＤＡ的核准。然後就在這家機關的監管人員繼續核可蘭伯西的其他申請案時，類似的姑息作法似乎也愈來愈演不下去了。二〇〇七年快年底的時候，奧托得知另一家聯邦機構，也就是美國國際開發署（簡稱ＵＳＡＩＤ），正在考慮終止蘭伯西的供應商身分，不再讓它繼續提供低成本的藥物給非洲。奧托沒有鼓掌叫好對方的積極作為，反而表達關切，擔心該署這樣公開斥責蘭伯西，反而會害ＦＤＡ的監管人員面子掛不住。她提醒她的上級，這會令人「質疑為什麼ＦＤＡ沒有要求蘭伯西停工。」她提議透過電話或當面親自處理這個問題。其中一位收到這封電郵副本的上級主管建議同僚們：「勿散布此消息。」

二〇〇七年十二月十二日，USAID寄了一封措辭嚴厲的信給蘭伯西，指控該公司拖延時間，未向FDA提報負面的檢測結果。「一家在美國政府資助下進行外包作業的公司竟然缺乏商業信譽和誠信，這種行為令我十分困擾。」信裡這樣陳述，署名的是收購協助處代理處長，信中還寫道，USAID正在考慮暫停或禁止蘭伯西的計畫參與權。反過來看，FDA倒似乎還能很怡然自得地繼續它那套沿用已久的處理方式：「監管者非常滿意這樣的拖拖拉拉。」坎貝爾回憶道。

二〇〇八年年初，蘭伯西為一家位在喜馬偕爾省、叫做巴達曼地（Batamandi）的工廠提出申請，打算在那裡製造包括他克莫司（tacrolimus）在內的敏感藥物，他克莫斯是一種免疫抑制劑，使用者都是為防器官排斥的移植患者。這項申請案立刻引發坎貝爾及其同僚的疑竇。巴達曼地離帕奧恩塔薩希布的距離近到可能就是它的廠區之一。蘭伯西是在混水摸魚地拿帕奧恩塔薩希布的其中一處廠區充當新工廠來躲避FDA的限令嗎？

按照慣例，FDA會下令對巴達曼地廠的他克莫司製程進行預先批核式的查驗作業。但是這個作業任務不比平常，荷西．赫爾蘭德斯被指派前往。他在三月初帶著他自豪的「寬廣思路」抵達巴達曼地，他向來喜歡這樣形容自己，並下定決心這次絕對不再被對方愚弄。一如往常，赫爾蘭德斯先從外面開始查驗，打量眼前的場地。站在廠址邊緣的他，可以看到大約兩英里半外的帕奧恩塔薩希布工廠。他注意到巴達曼地工廠四周幾乎被八尺高的籬笆完全圍繞，只有一個入口，有保全在警衛亭站崗。這些保全以前當過憲兵，似乎很自豪他們的門禁森嚴，都會登記進出大門的員工和訪客，沒有人可以逃過他們的法眼。

這正好遂了赫爾蘭德斯的意。他檢查訪客登記本，結果發現那些曾簽核證明自己曾在場參與他克莫司主要批次製造的主管們那幾天根本沒有來工廠。他們沒在警衛亭的登記簿上簽名。所以所有批次紀錄的日期、時間和簽名都是假的，是事後填上去的。有一天晚上在他下榻的飯店裡，那裡也是蘭伯西其他主管為了協助他查驗而飛來下榻的同一家飯店，赫爾蘭德斯硬是堵住其中一個人，跟對方說：「天主教徒犯了錯，都會找神父告解。現在你就把我當神父，趁這個機會告訴我究竟有誰涉及這些資料數據的竄改。」

對方沒有當下承認。但就在他查驗作業接近尾聲時，就在工廠的收尾會議上，經理們坦承這家公司是為了規避FDA對帕奧恩塔薩希布的限令才趕著把巴達曼地這家工廠推上陣。

赫爾蘭德斯向蘭伯西的高層們說明，他打算做出否決這家工廠申請案的建議。一位負責全球製造的資深副總也來這裡監督查驗作業，他把赫爾蘭德斯拉到一旁，情緒「很激動焦急」，赫爾蘭德斯這樣記錄道。這位副總承認這家工廠的建造過於倉促，難免犯下一些錯誤。他一而再再而三地保證會照赫爾蘭德斯的要求進行改正，求他千萬不要在報告上使用「偽造」這個字眼。

FDA最後拒絕把巴達曼地當成獨立的工廠來核准執照，蘭伯西只好撤回他克莫司申請案。不過這又是一個全球打地鼠的遊戲。每回FDA在蘭伯西的某個地方發現有欺詐的問題，使出小小的監管限令後，馬上又有另一種詐騙手法從蘭伯西的別處冒出來。對於全面禁止蘭伯西的整個運作，FDA依然無計可施。不過這場遊戲就要改變了。

第十六章

鑽石和紅寶石

◆

二〇〇七年十月
印度新德里

馬爾溫德．辛格的起步一開始並不順利。他父親是一位創業垂統的遠見之士，但他不像他父親，他知道自己的首要任務是幫股東們創造價值。他曾告訴印度的財經媒體：「我內心是個創業家，真正的創業家的終極目標就是要創造價值。」

但是要創造出長久的價值，就不像表面那麼容易了。二〇〇六年接管這家公司時，這位年輕的執行長立刻複習一遍他的企管碩士教戰守冊——積極尋找收購和結盟的機會。但就算他成功地製造出話題，根據《亞洲貨幣》（*AsiaMoney*）的說法，蘭伯西的損益表底線卻在「下降中」。蘭伯西不得不撤回收購德國最大學名藥公司的那場標案。後來又碰FDA的作梗。在他看來，美國的監管機關真的「很討人厭」，不管他怎麼保證公司一定會改革，怎麼暗示它們為這家公司留點面子，對方就是無動於衷。

在馬爾溫德的印度老家裡，你幾乎什麼問題都可以解決，不管是靠金錢來買通還是暴力威脅。就在五個月前，馬爾溫德的弟弟席溫德跑去堵一個很愛強出頭的心臟外科醫師，因為後者在一筆交易裡反對他重返辛格家族名下新德里的一家醫院。結果外科醫生上班的時候竟碰上幾近一百名的警力和多達一整個營的快速行動部隊，全都配備防暴用的催淚瓦斯和水灌車。

但在美國，你召集不到自衛部隊，而且FDA也拒絕讓步。身為蘭伯西最大股東的辛格兄弟發現這些問題已經有損他們的損益表底線。但就在這些紛擾當中，馬爾溫德注意到紐約有家公司的顧問傳了一則很有趣的訊息給他。日本製藥公司第一三共（Daiichi Sankyo）裡一個叫做宇根勉（Tsutomu Une，暫譯名）的傢伙想跟他談一下策略合夥的事。馬爾溫德嗅到了商機。

在離新德里四千英里外的東京，宇根勉博士正在全球各地尋找新的收入來源。身為全日本第二大藥廠第一三共全球企業策略資深執行官的宇根勉，想要打入公司尚未涉足的海外市場，譬如印度和東歐。他需要一個成本低廉但產值又夠大的合作對象。於是目光落在蘭伯西身上。

六十歲的微生物學家宇根勉是從醫藥創新領域裡的基層慢慢爬上來的。他在第一製藥公司（Daiichi Pharmaceutical Company）工作了三十幾年，並在該公司二〇〇五年與三共公司（Sankyo Company）合併之後繼續一路攀到高位。態度穩重又彬彬有禮的宇根勉從以前就有習慣把工作生涯的點滴內容記錄下來。

日本比任何一個國家都來得唯原廠藥是從，認為學名藥不值得信賴。這國家崇尚品質和衛生管理。儘管以前品質上曾受到鄙視，但它的現代製藥產業已不可同日而語，在品管上享有全球數一數二的地位。他們的藥丸必須是白色的，否則病患會存疑。宇根勉雖然是這塊謹慎招牌下的產物，卻也看出了日本製藥業的保守天性和對高成本研究的全心投入，將導致這個產業成長的趨緩。

從他的角度來看，在十一個國家設有製藥工廠、產品銷售遍布一百二十五個國家的蘭伯西，非常具有吸引力。它有眾多符合「先申請主義」的藥物申請案正在美國境內等待通過，其中仿製立普妥的學名藥勢必會是有史以來最賺錢的上市學名藥。第一三共的盤算是趁手邊還沒有暢銷藥（blockbusters）襲捲市場的空檔，先靠一批成本低廉的藥物產品來創造收入。蘭伯西似乎是一個絕佳的結盟夥伴，可以幫它達到這個目的。若是能很快完成收購，便可趕在下一季的投資者會議上撐起第一三共重創的股價。

在日本的董事會議廳裡，決策做成往往是靠共識的產生。所以宇根勉必須說服他的同僚們。只是當第一三共的總經理小田剛（Takashi Shoda，暫譯名）告訴他的同僚們，「印度會是一張王牌，可以讓一家日本製藥公司步上全球化。」這點子聽起來宛若空中樓閣。

對文化蘊涵向來敏感的宇根勉深知這種事要小心處理。蘭伯西不是一般的印度公司。它是一家有文化歷史的機構，是由顯赫的辛格家族創辦，已經傳了三代。現在掌權的是辛格家族裡的一位繼承人，他是受過美式教育的企管碩士，年紀只有他的一半多一點。但還好宇根勉在第一三共的地位算高，高瞻遠矚的見地向來受人敬重，商業頭腦也很受肯定。因此在二〇〇七年十月初，他首度伸出觸角，聯絡上蘭伯西在紐約的一位外聘顧問。

第一次對話後，不到三個禮拜，宇根勉和馬爾溫德就碰面了。銀髮整齊往後梳的宇根勉用日本腔很濃的英文開口說話。馬爾溫德措辭優雅、穿著訂製西服、包著頭巾和匹配的手帕，看上去泰然自若。他們的協商進行得很快，雙方訂好在新德里展開後續會談。宇根勉和馬爾溫德以保密方式保持聯絡，在內部報告和往來信件裡都使用「鑽石」這個代號來代表第一三共，「紅寶石」則代表蘭伯西。若有媒體詢問，便聲稱他們正在討論代工生產的協議內容。這種事情在業界很平常，並不稀罕，不會引起財經媒體的注意。

宇根勉首度伸出觸角後，又過了四個多月，兩方的對話已經從策略性合夥的議題提升到買斷協商。這位日本微生物學家和年輕的印度億萬富豪一直在股價和一些條款上討價還價。不過宇根勉對蘭伯西始終揮之不去的監管疑雲憂心忡忡。在雙方往返的電郵裡，宇根勉在律師們的指導棋下，不斷施壓蘭伯西必須詳述清楚該有的擔保、代表性與補償辦法，萬一蘭伯西的財務狀況不若馬爾溫德所保證的那樣，第一三共便可以控告對方違約。但馬爾溫德不斷擋住他的要求。最後宇根勉在一通電話裡告訴他，「我們的提問，你總是用『不用擔心』這種答案來打發，我的同僚們對此感到灰心。」同一天在第二通電話裡，馬爾溫德用他那一貫悅耳和平穩的聲音向這位科學家再三保證：「紅寶石無所畏懼，毫無過失。」

但是宇根勉仍有一些懸而未決的疑問。眾所皆知聯邦探員曾在二月突襲蘭伯西的美國總部，發出警告函抵制它的兩家主要工廠：帕奧恩塔薩希布和德瓦斯。但是沒有人知道這場調查的嚴重性究竟到什麼程度，或者這家公司的可能法律責任。馬爾溫德曾在電話裡詢問宇根勉：「你在擔心什麼？」

宇根勉只能自行揣測美國司法部底下的檢察官和這世上最難纏的ＦＤＡ監管人員到底在追

查什麼。這是他的顧問們必須找到的答案。不到一個月，馬爾溫德和宇根勉在德里祕密會面，雙方都各自帶著律師和一小群高級主管。宇根勉明白表示，不管美國政府對蘭伯西進行的各種調查最後會查出什麼，都會影響第一三共的未來動作。但馬爾溫德表情淡定，保證會提供協助，對整個過程坦誠以對。他同意辦一場盡職調查會（due diligence meeting），將所有跟調查案有關的文件全攤在第一三共面前。

然後這位年輕的執行長就像把宇根勉當成自己人那樣，跟他說這些調查案的真正幕後推手是誰——輝瑞藥廠為了報復蘭伯西在立普妥專利權官司上的占盡優勢，於是透過某種手段對蘭伯西展開調查。宇根勉思索著他的說法，而蘭伯西智慧財產權顧問德斯穆克當時也出現在那群高級顧問裡，但他面無表情、沒有開口說話。

儘管馬爾溫德神情愉悅地再三保證蘭伯西「無所畏懼，毫無過失」，但這家公司基本上就是個隨時可能炸開的火藥桶。馬爾溫德很清楚這家公司最不可告人的祕密已經被記載在公司內部那份殺傷力最強的文件裡，亦即眾所皆知的自評報告（SAR），也就是拉吉達．庫馬秀給董事會看的那份批判內容毫不留情的PowerPoint簡報。

要是它已被徹底摧毀，馬爾溫德就不會有今天的處境。但他相信美國政府已經拿到那份文件，它像磁鐵一樣將檢察官和監管人員全吸了過來。蘭伯西的外聘律師曾清楚告知馬爾溫德，除非蘭伯西把SAR裡描述的問題全加以改正，否則根本躲不過美國政府的糾纏。雖然SAR沒有提到那些用在美國藥物上的數據資料真實性如何，但美國檢方會合理推斷，如果這家公司有那麼多藥物都是不實的，那就沒有理由再相信任何一種數據。

馬爾溫德在和FDA開過那場徹底失敗的會議之後，沒過幾個禮拜，多年來一直在幫忙指導蘭伯西對付FDA的外聘律師凱特・比爾茲利搭上了一架飛往新德里的班機。她跟馬爾溫德特別談到了SAR。她告訴他，FDA可能會一直窮追猛打，直到公司做出處置為止。所以只有一個解決辦法，撤回所有藥物和每一份被標為假數據的檔案，重新檢測之後再重新提報，就像庫馬兩年前在那場註定失敗的董事會上所做的提議一樣。比爾茲利告訴他，這種問題得靠全球性的補救措施才能解決。

如果說蘭伯西本來還懷疑美國政府是否真握有SAR，那麼二〇〇七年二月新澤西州的搜索令肯定令他們不再存疑。蘭伯西的律師團得知那是FDA探員從艾卜哈・潘特辦公室裡搜出來的文件。過了一個月後，在倫敦希斯樂機場（Heathrow Airport）附近開的一場會議裡，比爾茲利再度提到那份文件，這一次德斯穆克和仍在公司擔任顧問的前任執行長譚彼斯也在場。倫敦米德聯合法律事務所（London & Mead）的合夥人克里斯多佛・米德（Christopher Mead）是新的外聘律師，蘭伯西找他來處理日益棘手的美國司法部調查案，他也有與會。經驗老到的米德以前當過檢察官，馬上搞懂了SAR這份文件的重要性。這恐怕不是公司主管們得先自承詐欺，美國司法部才可能啟動調查，而是那份檔案等於開啟了大門，可以讓美國司法部直接起訴蘭伯西的各個主管。這個警訊嚴重到德斯穆克趕緊電告譚彼斯不要到美國旅行，因為可能在那裡被逮捕。

二〇〇七年六月，米德找馬爾溫德坐下會談，說他有收到美國司法部的兩封信索討跟SAR有關的檔案。米德一再強調SAR的嚴重性，它反映出文化已經腐敗到公司必須正面解決SAR所引發的各種疑慮，否則美國政府不可能善罷干休。

但是蘭伯西就快跟第一三共完成交易，這時的馬爾溫德對SAR的顧慮有完全不同的考量。它是曾經引來監管人員和檢察官，但也幾乎篤定一定會嚇跑這個日本人，破壞蘭伯西跟第一三共的交易案。所以他需要有個方法來讓這份文件在眼前消失。馬爾溫德幾個推心置腹的副手偽造了二〇〇四年董事會的會議紀錄，內容完全沒提到庫馬的簡報內容。

此外，馬爾溫德也想法設法地終於讓宇根勉不再堅持一定要有合約保障措施。他用印度的合約通常不太一樣的這種說法，讓宇根勉接受單方的代表性與擔保方式，蘭伯西如他所述是一件明智的投資案。而這個擔保是來自於蘭伯西，而非馬爾溫德本人。但是顧問們警告宇根勉，在沒有充分做過跟美國政府調查案有關的盡職調查之前，千萬不要買下這家公司。他打算聽從這個建議。

大體來說，宇根勉的方法就像第一三共裡一位律師當時向某位顧問所形容的：「只要我們盡最大的努力對未來協商展現誠意和理性，他們也會盡最大努力以誠意和理性來回應我們。」但顧問的回覆是：「我們一直太相信紅寶石了，他們充分利用了我們這一點。」德斯穆克後來注意到這兩邊的文化就像「油跟水」。印度人是靠「志在必得」（ultra-aggressive）的手段在爭取生意，他這樣說道，「道德並不重要。」相反的，日本人「非常容易相信別人，所以很容易受騙。」

在蘭伯西內部，馬爾溫德派德斯穆克負責盡職調查的程序。就在他們準備跟第一三共開會時，辛格給了他一個清楚的指示：不要提到SAR或者它所造成的影響。德斯穆克猶豫不決，但最後還是表示他會聽從命令。於是他知會外聘的律師們在任何情況下都不要向第一三共提到SAR。其他蘭伯西的主管們也都被告知不要跟第一三共的主管們交談，只能透過馬爾溫德的執行助理與對方進行溝通。馬爾溫德後來否認曾向第一三共虛報或隱瞞任何資訊，他說有關蘭伯西的所有相關資訊都已經攤在公領域裡。

雖然艾卜哈．潘特被敲定在即將來臨的會議上負責討論FDA的警告函，但馬爾溫德的私人律師卻告知她不要提到任何跟SAR有關的事。這種封鎖是辦得到的，部分原因是馬爾溫德身邊都是他精挑細選出來的一批忠貞分子，跟他的家族和那家靈性組織全都關係密切。每天早上馬爾溫德跟宇根勉通電話時，他們也全都列席在場。

二〇〇八年五月二十六日，馬爾溫德、德斯穆克和宇根勉在新德里開會，雙方高層和律師都在座。為了確保德斯穆克不會食言他所答應過的事，馬爾溫德在會前把一份他簽過名的稿子交給德斯穆克，要他在會議裡照著念。稿子裡完全沒提到SAR或者它跟政府調查案的任何關聯。德斯穆克因這稿子而進退維谷。他只能告訴第一三共，FDA和美國司法部的調查都是例行性的，而且處理的議題是互不相關的。蘭伯西所面臨的指控不可能造成什麼重大的法律責任。

按照協議，蘭伯西會設置一間資料室供第一三共的律師們檢閱檔案，來自美國檢方的通信內容也在檔案裡。但是跟SAR有關的東西已經先從資料堆裡移除。就連來自美國司法部的那兩封詢問相關文件的信函也被移除。

幾周後，在倫敦一場跟馬爾溫德一起與會的常務會議上，德斯穆克很吃驚日本人竟然是要成為蘭伯西的最大股東。在那之前，他一直認為這兩家公司是在協商一份製造合約，而不是股權的出售。他一直被瞞在鼓裡。德斯穆克知道一旦進行收購協商，資訊的隱匿給人的感覺就不只是不公不義了，而是詐欺。

後來德斯穆克去找比爾茲利尋求法律上的建議，要是他刻意不提供資訊給第一三共，他要負什麼法律責任。他憂心如焚地說他深感「良心不安」。比爾茲利告訴他，她不能私下給他任何建議，因為蘭伯西是她的客戶。但是馬爾溫德下令扣住SAR的資訊，這件事已經嚴重到她也不得不去請教自己的事務所合夥人，在這種情況下，她還應該繼續接受蘭伯西的委任嗎？他們的結論是，若是第一三共聯絡上他們要請教美國政府的調查案，他們就必須辭職，不能撒謊。

但是第一三共從沒聯絡過他們。過了幾個禮拜，日本公司簽了合約，成為蘭伯西的最大股東，馬爾溫德續留任執行長，時間是五年。在二〇〇八年六月的新聞記者會上，馬爾溫德宣布他和他弟弟席溫德同意以驚人的二十億美元售價，將他們在蘭伯西的百分之三十五股權賣給日本公司，消息一出，震驚印度工商界，而這家日本公司為了達到控股的目的，又另外買下更多股票，最後擁有百分之五十以上的股權。

馬爾溫德稱這場交易是「衝動下的決定」，但是這是為了提高雙方公司的價值，也讓蘭伯西免於負債。他說雖然他已經不再是股東，但「願景、夢想、抱負這些東西不會改變。」各種嚴厲批評紛至沓來，說他把蘭伯西賣給日本公司，等於是將全印度創業家的自尊踩在腳底下。「蘭伯西是所向無敵的印度英雄，應該堅持到最後一兵一卒，而不是第一個繳械投降。一位前任的蘭伯西主管向《經濟時報》（*Economic Times*）這樣說道。

但馬爾溫德繳械投降的時間抓得剛剛好。

一個月後，也就是二〇〇八年七月三日，馬里蘭州美國聯邦地方法院總檢察官在地方法院裡提出一個爆炸性的動議，震驚了ＦＤＡ官僚和蘭伯西高層。這項公開的動議要求法院強制蘭伯西交出百瑞精鼎的稽核報告。這份報告早在七個月前便已經發出傳票要求交出。就某種意義層面來說，這項動議屬於程序上的，但在動作語言上卻是重重一擊。該動議形容「這是該公司有計畫性執行的一種欺詐模式」，並提到蘭伯西一再違規，「不斷將摻假和錯誤標示的產品引進美國的州際貿易裡，意圖詐騙或誤導。」

在ＦＤＡ裡，原本對這案子灰心氣餒的官員們如今都精神一振。雖然他們的機關還沒採取任何行動，但至少檢察系統動起來了。里維拉－馬丁內斯發電郵給他的團隊：「我很久沒有聽到這麼棒的消息了。在等了這麼久，為了這個案子花了這麼多時間和費了這麼多力氣之後，總算有了點眉目。我們就要看見我們努力下的果實了。」這位通常很低調的ＦＤＡ官員在結語裡寫道：「如果你們冷靜得下來的話，那就好好享受剩下的周末假期吧。」

這項動議引發了公衛專家、國會調查員和國外監管機關的強烈疑慮，全都趕緊回頭重新評估自己對蘭伯西做過的查驗報告。就連蘭伯西自家的顧問們也都大惑不解。如果ＦＤＡ已經清楚確認這是一種公司上下都已經腐敗的文化，為什麼還一個接一個地繼續核准它的產品申請案和製造工廠申請案？」

ＣＤＥＲ合規處處長黛博拉．奧托寄出一篇部落格的文章，那是曾在ＦＤＡ工作過三十八年的一位前任員工寫的，標題是〈ＦＤＡ該出手擋下蘭伯西的所有產品了〉，文中寫道：「在（蘭伯西）可以向ＦＤＡ證明這些檔案紀錄上的問題並非企業文化的一部分之前，我是覺得ＦＤＡ應該先通知蘭伯西，所有曾獲准進入美國的產品，不管是在哪家工廠實際製造，未來都被拒絕進入。」這也是FDA合規官坎貝爾從以前到現在一直堅持的立場。而這篇文章的結論是，「FDA應該從現在開始把美國消費者視為一個值得保護的「顧客」，而不是為產業繼續保住它的保單。」奧托在這封電郵裡附了一則簡扼的備註，用粗體字寫道：「**若想進一步討論，請當面進行，勿用電郵。**」

最後驅使FDA真正展開行動的背後動機既非顧慮到公衛上的風險，也不是受不了蘭伯西的一再阻撓。檢察系統提出動議的兩周後，一封標題是〈小心XX〉的電郵出現在FDA高層們的收件箱裡。它是來自於某首席顧問辦公室裡的一名檢察官，信中寫道：「我被通知，國會可能就快磨刀霍霍質詢何以FDA沒有試圖阻擋蘭伯西進口哪些在印度製造、被指控是在欺瞞狀況下生產出來的藥物。」

可能出現的國會質詢場面在FDA內部敲響了警鐘。坎貝爾當時在波蘭，正在查驗某家藥廠，手機突然響了，是黛博拉．奧托打來的。她以前從沒有跟他直接聯絡過。但現在她一心想守住FDA這座山頭，因此想知道：「我們對蘭伯西現在的作法是什麼？」坎貝爾老實告訴奧托：「我們什麼都沒做。」三天後，坎貝爾收到某官員的電郵，得到了新的開拔令：「做好準備。蘭伯西現在是你唯一的重點工作。」

這時就像真的在準備要接受國會質詢似的，一份內部摘要開始在FDA高層間傳閱，內容是該機關曾經採取哪些跟蘭伯西相關的行動。它羅列出他們在帕奧恩塔薩希布的各種調查發現，並解釋FDA缺少充分的正當理由來限制進口那裡的產品。該摘要也提到FDA曾拒絕通過數件蘭伯西的申請案，但完全沒提到自從二〇〇五年塔庫爾首度舉發詐欺之後，它仍陸續通過了其他二十七項申請案。此外摘要裡也提到五次查驗作業「都未能找到證據證實告密者對生體相等性的各項相關指控」，這只是對真相欲蓋彌彰的一種說法。

這份備忘錄的結論是，什麼是妥當的下一步動作，始終是個主觀判斷的問題，在CDER內部曾引發科學上的爭論。摘要裡頭的內容讓這整起事件聽起來好像是FDA在決定採取行動之前，曾經很積極地在跟這個案子角力搏鬥，而不是一直再三考慮。不過態度向來慢條斯里的FDA，這下在面臨可能被國會監督的情況下，終於繃緊神經地動了起來。

第十七章

「你怎麼就是搞不懂！」

◆

二〇〇八年七月
印度新德里

就在馬里蘭州美國聯邦地方法院檢察署提出動議，指控這是「有計畫性執行的一種詐欺模式」時，馬爾溫德也面臨了他人生有史以來最猛烈的一場危機。由於對蘭伯西誠信的各項疑慮湧現，該公司的股價應聲下跌。但他跟第一三共的交易還沒完成，他需要一個方法來挽回這筆交易。

在應記者要求所做的一次審慎採訪裡，馬爾溫德將他之前告訴宇根勉的那番話公開講出來：「有人正試圖製造混亂，目的是想讓我們的股價下跌，才能以低價搶進（購買）。」他這樣告訴投資者。「有一家跨國（公司）和一家有龍頭地位的印度公司正聯手合作打擊我們的股價，」他在沒有拿出任何證據的情況下這樣宣稱。馬爾溫德說第一三共「在進行盡職調查期間，就已經知道這些問題的存在。這筆交易並無任何改變，裡頭也沒有任何退出條款。」

在蘭伯西內部，所有主角都擠在一起。他們是到馬爾溫德的辦公室參加一場在行事曆上被標示為（VIMP）（very important的縮寫，意思是很重要）的會議。會議的第一個議程是「自我評鑑」。除了SAR之外，幾乎所有東西都可以得到解釋，只有那份文件會暴露出馬爾溫德的說法全是謊言。

危機感日益升高，外聘的法律事務所擺出的驚人陣仗來處理這件事。二〇〇八年七月底，該公司的法律顧問德斯穆克和外聘律師克里斯多佛．米德相偕出差到蘭伯西總部參加會議，與會者有馬爾溫德和其他高層，以及另外兩名外聘律師：該公司長期外聘來負責FDA那邊事務的律師比爾茲利以及來自維納波法律事務所（Venable）的雷蒙．薛波（Raymond Shepherd），後者是外聘來專門處理美國國會關切下可能衍生的諸多問題。他們需要一套策略來因應這一波接一波的麻煩事。在前往會議的車上，德斯穆克私下告訴米德，第一三共並未被告知SAR的事，因為馬爾溫德不准。米德很是憤怒。

在會議裡，SAR這個主題再度主導整場對話。義憤填膺的米德愈來愈清楚這家公司對於SAR所攤出來的各項指控，幾乎沒有任何改善作為。他已經從潘特所寫的一份報告裡得知，該公司還在繼續販售六十幾項靠假資料數據核可的產品。他氣餒到掄拳搥在會議桌上，對著馬爾溫德咆哮：「你怎麼就是搞不懂！」他堅持蘭伯西立刻停止販售這些產品，比爾茲利也跟著附議。米德解釋，除非公司徹底解決SAR的問題，否則美國政府不會善罷干休。馬爾溫德看似默許了他的提議，同意從全球市場撤回所有受到波及的產品。米德和德斯穆克催促他跟第一三共坦白SAR的存在。馬爾溫德的回答是：「我會處理那家日本公司。」

在蘭伯西的主管圈子裡，這場會議成了眾所皆知的「你怎麼就是搞不懂」會議。會後，馬爾溫德的確採取了明快措施：他開除了米德的法律事務所，另找一家來處理美國司法部的問題。

就在蘭伯西的高層跟他們自己的律師們爭辯不休之際，FDA官員們正在準備採取行動。二〇〇八年九月十六日，也就是檢方提出動議的兩個月後，FDA宣布它正要禁止來自兩家蘭伯西工廠的三十多項藥品進口，這兩家工廠分別是帕奧恩塔薩希布和德瓦斯。此外它也公布已對這兩家工廠發出兩封警告信。「我們藉由這項行動傳遞出清楚的訊息，那就是欲供美國消費者使用者的藥物產品，都必須符合我們的安全和品質標準。」CDER主任珍納特・伍德卡克（Janet Woodcock）在新聞稿裡這樣說道。

負責合規業務的人員這下總算可以暫歇口氣，大肆慶祝一番，FDA官員們舉辦了一場媒體簡報會議，解釋該機關對蘭伯西所採取的新的強硬態度。他們正在阻斷兩家蘭伯西工廠的藥物進口。但是他們並沒有要求從美國藥房貨架上召回那些藥物。將對付蘭伯西的這項行動形容為「先發制人」的黛博拉・奧托告訴記者們：「FDA沒有理由認定已進入美國藥物供應鏈裡的這兩家工廠的藥物，會造成安全上的問題。」她聲明FDA的檢測顯示蘭伯西的藥物符合規格。她還補充：「FDA沒有證據可以證明這些蘭伯西產品確實有瑕疵。但是FDA找到的製程和控管問題可能會對產品有所影響，而FDA已經為此採取這些先發制人的行動。」

奧托身為該機關的代表，她的聲明就如她後來所言：「只是在重申FDA的官方立場，而這立場一如往常地是在整個組織裡經過許多人長時間內部商議下所得出的結論。」但是她的說法在FDA裡引燃了怒火。刑事調查員和合規專員集會討論這些說法的真實性和影響層面。

ＦＤＡ知道有兩款蘭伯西藥物Sotret和加巴噴丁都沒通過品質檢測，可能對病人造成危害。如果這些藥物沒有瑕疵，那麼問題出在哪裡？ＦＤＡ還有什麼籌碼？坎貝爾不知道該怎麼想。「顯然這裡頭是有盤算的，我們不想製造恐慌。這是律師的問題。」他說道，「律師的良知跟我們的不太一樣。」

奧托的那些聲明宛若蘭伯西的救生艇，沒讓它沉下去，卻也害得ＦＤＡ調查員的工作更難上加難。後來那幾年，蘭伯西每每都搬出那堆話來擋下ＦＤＡ。不過短期來看，ＦＤＡ對禁止進口和警告函的這則宣布，確實引發了該公司內部的一場危機，而這場危機就發生在三塊大陸上。

就在ＦＤＡ宣布了自己的強硬立場之後的隔天，馬爾溫德在一場電話會議上仍然向宇根勉堅稱，蘭伯西沒有做錯任何事。他告訴宇根勉，他對這件事態的發展感到「震驚」。他宣稱蘭伯西向來是充分配合ＦＤＡ，沒有任何「跡象或預兆」顯示ＦＤＡ對他們的各種努力並不滿意。

異乎尋常的是，儘管出現各種警訊，兩家公司之間的交易仍然正常進行。蘭伯西同意把外聘顧問公司百瑞精鼎的完整稽核報告遞交給美國司法部。美國則撤回它的傳喚動議。宇根勉仍繼續表達他對馬爾溫德的信心，並在日誌裡提到：「（馬爾溫德）對每件事情都是以真誠的態度回應，照我們的要求做準備。工作已經愈來愈順了。」他甚至提醒自己要體恤對方的文化，不要老是抱著負面思維。在某篇日記裡，他寫道：「跟ＦＤＡ有關的那些要求，馬爾溫德先生都回應得有點慢。我了解正在歡慶佳節，但是……還是多點耐心吧！」

二〇〇八年十一月七日，第一三共和蘭伯西完成交易。一個月後，日本公司取得蘭伯西董事會裡的多數控股權。眨眼間，馬爾溫德和他弟弟的私人口袋就多出二十多億美元。馬爾溫德續留蘭伯西，成為日本公司的員工。這是一件奇怪的安排，帶有風險。不過蘭伯西的律師德斯穆克心裡燃起一線希望。既然蘭伯西已經同意和美國司法部配合，交出百瑞精鼎的稽核報告，也許很快就能跟美方檢方達成協議，不再被追究隱匿SAR的這件事。這樣一來，他在宇根勉面前撒謊的那種罪惡感便能從此消失，徹底淡忘。而在此同時，德斯穆克正身處在陌生的新世界裡，他跟這家日本公司互動時，不會有人大呼小叫或透過命令下達決策。他發現他們都是靠共識在運作。在他看來，就像有十個人在開電話會議，但沒做到什麼事。

儘管蘭伯西有很多地方都舉步維艱，但宇根勉算滿意。這是他完成的交易，他的紀錄寫得很仔細。「辛格先生適應得很好，」他在他的日誌上這樣提到。不過他也注意到，當他在為每月例行的蘭伯西會議努力做準備時，如何解決公司跟FDA之間的糾紛這方面的議題，「總是找不到頭緒切入。」二〇〇九年二月十九日，宇根勉出差到新德里跟馬爾溫德開會。他正在釐清一些事情，包括如何在馬爾溫德的自治權和第一三共的治理權之間找到一個平衡點，並且要設法弄清楚蘭伯西過往跟FDA之間的糾紛時序。但好像有什麼東西漏掉了，可是他也不確定是什麼。

他在二月二十五日回到東京，這一天他聽到一個消息，對他來說是個嚴重的打擊。FDA宣布它將對蘭伯西施以手邊最嚴厲的懲罰手段：申請誠信政策（簡稱AIP）。AIP相當於藥物監管版的紅色「A」字。FDA只有在認定某公司的申請案大多是欺騙性或不可靠時，才會強制執行。現在這家公司得證明自己的產品沒有任何欺瞞，才能得到核可。

AIP的範圍涵蓋了蘭伯西在帕奧恩塔薩希布工廠製造給美國市場的所有藥物。這個行動無疑昭示了問題的深度與廣度，造成的影響也反映在股市上。蘭伯西的股票跌了百分之十八，第一三共也連帶跌了百分之九。「危機！」宇根勉在他的日誌裡寫道。但他終究是個正人君子，當下並沒有想到可能是他那位最顯赫的員工以前的作為所造成的，反而在日誌上寫道：「就算這是馬爾溫德先生的管理問題，現在也應該先幫他打打氣，日後再做檢討。」蘭伯西相偕第一三共組成危機因應小組。三天內，宇根勉就搭上飛往新德里的班機，到那裡繼續努力地想搞清楚FDA打擊這家公司的原因究竟是什麼。

馬爾溫德還是跟以前一樣裝傻。宇根勉心裡滿是解不開的疑竇。如果就像馬爾溫德聲稱的，蘭伯西沒有做錯任何事，為什麼FDA就是認定這整個公司都不老實呢？宇根勉只能從他眼前的線索去分析。他是個觀察很仔細的人，常在日誌上記錄他和馬爾溫德及其副手們的會議內容。「我發現他們也不明白AIP被搬出來的原因是什麼。他們不曉得為什麼就算做過部分的修補，整套系統還是被認定可疑。馬爾溫德先生最後才加入（會議），他一進來，與會者們的語氣立刻變了。他們都很怕他。」

在蘭伯西內部，AIP所造成的緊張氣氛像沸水一樣滾開。德斯穆克已經一籌莫展。他參與過騙局，是他老闆命令他的。現在既然是第一三共得負責去處理FDA和司法部的問題，自然有權知道真正的問題源頭。日子一天天過去，再這樣繼續壓下SAR和隱瞞宇根勉，都似乎愈來愈站不住腳。雖然德斯穆克名義上被派去清理那些造假案卷所留下來的痕跡，但馬爾溫德在公司內部的親信處處跟他作對。德斯穆克開始在會議上公然表達出自己的不滿，有時甚至威脅要去跟第一三共揭發SAR這件事，說出其他人都不敢說出來的話。

二〇〇九年三月初，德斯穆克和馬爾溫德之間日趨嚴重的摩擦，終於在檯面上爆發。「我們不覺得你們做事的方法是對的。」德斯穆克在印度的一場營運會議上這樣告訴馬爾溫德，當時還有十幾個人在場。

「我要在這裡打斷你，」馬爾溫德打岔道。「誰是我們？誰是你們？」

「我們是指律師們。」德斯穆克說道。

「傑依，我對你很失望，」馬爾溫德回應道。「你現在在分你們和我們，我們和他們了，是吧？你不是我們一分子了嗎？」

「我不管你怎麼想，」德斯穆克反擊道。「我只是要把這件事情處理乾淨，但你們只會袖手旁觀。你底下的人全都不肯乖乖配合我和合規律師堅持該做的事。」

這次爭執過後沒多久，馬爾溫德打電話給已經飛回美國的德斯穆克：「我要你回印度。」他命令他立刻搭下一班飛機回來。於是不到七十二小時，馬爾溫德就怒瞪著辦公桌對面的德斯穆克，給了他三個選擇：協商出一個和解的條件，然後自願離職；調回印度，改做智慧財產權的法務工作，其他都不用碰；不歡而散地被解雇。德斯穆克要求給他一天時間考慮。

那天晚上，德斯穆克出外跟幾個他信得過的同事喝酒，席間忍不住發洩自己的不滿。他抱怨這家公司的墮落全是馬爾溫德害的，他毀掉了蘭伯西旗下一萬兩千名員工的生計和他們的家屬。「這世上沒有太多很可惡的人，但這傢伙絕對是其中之一。」他說道，並威脅要向第一三共揭發SAR的事。

痛苦不堪的他倒了一堆垃圾。第二天，馬爾溫德把德斯穆克拉進自己的辦公室，人資主管就坐在他旁邊。兩人在辦公室裡當場撕破臉。「我聽到你在我背後說什麼了。」馬爾溫德說道，意思是這位法律顧問昨晚喝酒時發表的言論已經傳進他耳裡。馬爾溫德隨即命令那名人資主管離開，然後告訴德斯穆克，如果他選擇向第一三共揭發SAR，他本人絕不會饒過他。「我知道你住在哪裡。」馬爾溫德說道。

德斯穆克沒有退縮：「你這個白癡，你當然知道我住在哪裡，你來過我家。」他又補充道，「你為什麼不把你的人資叫回來，讓他聽聽你剛剛是怎麼威脅我的？」然後他又指出，要是他回美國之後，他敢動他一根寒毛，「小心你會被狠狠地反咬一口。」然後又額外奉送他幾句話：「我跟你保證，我跟濕婆軍（Shiv Sena）關係很好，他們不是好惹的。」德斯穆克的堂兄弟是溼婆軍的開黨元老，這是一個可怕的右翼印度教民族主義政黨，跟政治暴力脫不了關係。

「你這個花花公子，」馬爾溫德回嗆他。「你所有的紀錄，都一筆不少地在我這裡。」

這兩個男的繼續互相叫罵。「如果你父親還活著，一定很以你為恥。」德斯穆克說道。

這是那位律師在蘭伯西的最後一天。馬爾溫德強迫他辭職。後來他反省蘭伯西的經營方式，「老實說，一旦數據造假的規模大到幾百筆、幾千筆……你還有什麼不敢做的？」宇根勉仍然被瞞在鼓裡，不管蘭伯西外聘的律師們再怎麼抗議都沒用。如果這位微生物學家知道有SAR這回事，或許就能立刻破解出這家公司的連番災難原因在。但是少了這關鍵性的資訊，他能做的就只是繼續找線索。

就在德斯穆克離職之際，宇根勉飛到紐約找朱利安尼諮詢公司（Giuliani Partners）開會，那時候蘭伯西的一位外聘律師猶抱希望，期待借用紐約前市長魯迪・朱利安尼（Rudolph Giuliani）的政治影響力來讓FDA撒手。在那場會議上，SAR仍然沒有被提到，開完會後的宇根勉還是摸不著頭緒。「我被告知資訊被卡在負責智慧財產權的傑依先生（德斯穆克）身上，」他在日誌上寫道。「我還是不懂為什麼馬爾溫德先生要那麼倚重傑依。（馬爾溫德有什麼把柄在傑依手上嗎？）」

雖然宇根勉正在一寸寸地趨近真相，馬爾溫德那群身居高位的副手們和幫手們仍然忙著把資訊藏匿起來。二〇〇九年三月十六日，宇根勉在新德里參加重要的蘭伯西董事會。開會前，來自維納波有限責任聯合法律事務所（Venable LLP）的外聘律師華倫・哈默爾（Warren Hamel）向蘭伯西裡的一位律師強調，SAR可能已經引發美國政府的調查行動。但是宇根勉一走進會議室，大家立刻噤聲不提SAR這三個字。會議後，宇根勉在他的日誌上寫道，他「對過往跟FDA打交道的那些背景還是不夠充分了解」。

蘭伯西與FDA之間的問題每況愈下，雖然馬爾溫德聲稱自己已經盡一切可能在解決問題，第一三共卻開始愈來愈不滿意他的管理方式。一位蘭伯西的顧問力勸宇根勉「從父母養育孩子的那種角度」去看待馬爾溫德。在三月二十六日的一場薪酬委員會會議上，宇根勉向馬爾溫德提議放棄他的獎金，因為這得歸咎他與FDA關係的惡化，再加上業績不佳。結果馬爾溫德當場反對，甚至哭了出來。宇根勉後來在他的日誌上寫道，馬爾溫德「說不清楚他在管理上有什麼問題或者他的責任何在，反而當場落淚，暴露了自己的脆弱。」

到了二〇〇九年四月中，宇根勉和他的高層們已經有了結論，馬爾溫德沒有能力擔任專業的執行長。宇根勉在他的日誌上寫道：「馬爾溫德先生變得愈來愈挑釁，不再採取守勢……我們沒有別的選擇，只能開除他。」那個時候，宇根勉把問題怪到不良的管理上，並提到「對品質的態度存在著差異」。他在思考真正的問題是不是跟「馬爾溫德先生的祕密」無關？

五月八日，宇根勉告知馬爾溫德不能再續當執行長。不到兩個禮拜，這位印度執行長辭職下台。幾個月過後，宇根勉仍然被矇在鼓裡，但是從他那新的制高點去看，已經開始注意到馬爾溫德的另一面。宇根勉在日誌裡像以前一樣用溫和的語調寫道：「雖然馬爾溫德先生看起來總是以公司為重，但他終究像是一個私營店鋪的老闆，永遠把家族利益放在第一位。我很失望。」哪怕辛格已經離職，主管們卻仍效忠於他，繼續隱匿SAR。取代德斯穆克成為公司法律總顧問的拉文敘・撒姆坦尼（Lavesh Samtani）曾告誡哈默爾，不要在即將舉辦的簡報會議上對宇根勉提到案情，尤其是SAR。

二〇〇九年十一月十七日，檢方把蘭伯西的律師們和包括哈默爾在內的外聘律師，全請來華盛頓特區的美國司法部總部辦公室。該是檢方攤牌的時候了。他們單刀直入地把話說開來，強調蘭伯西的不當行為已經行之多年，範圍廣及該公司的所有設施和所有藥物。檢方秀出六十一張PowerPoint投影片，列出數十種不實陳述。他們指出該公司的高層全都知情這些詐欺行為，且串通一氣。檢方清楚表明，他們認為蘭伯西提交給FDA的申請案件，裡面所有無法解釋的虛假陳述都可能是犯罪行為的實例，絕非無意的過失或疏忽。他們的證據也涵括了SAR的摘錄內容。這時，維納波律師事務所的律師們全數起身，其中一位還走近投影片，似乎在查看SAR

那張圖的真偽。

這是一場令人震驚的會議。但是對哈默爾來說，也算是可喜的消息：他終於可以彌補過失，矯正曾對宇根勉做過的錯事。他請司法部官員准許他們將這資料拿回去向蘭伯西的董事會報告，也就是由宇根勉博士主持的董事會。對方同意了。兩天後，在維納波有限責任聯合法律事務所紐約辦公室的會議室裡，哈默爾向宇根勉秀出美國司法部的簡報內容。這位微生物學家目瞪口呆。突然間，他困惑了一年多的問題全有了答案。第二天，在寄給某公司顧問的一封電郵裡，宇根勉試著拼湊起所有資訊。他在信中寫道，公司內部有個告密者把一份曾給董事會看過的文件交給了美國政府。布萊恩·譚彼斯和馬爾溫德·辛格曾試圖隱匿「跟這件事有關的所有文件。這就是為什麼這案子可能涉及刑事責任」，宇根勉這樣寫道，以及為什麼「ＦＤＡ堅稱這可能是企業文化所造成的問題」。

宇根勉終於明白第一三共買下的是什麼公司。他覺得自己有責任保住第一三共不被他當初執意收購的定時炸彈給拖垮。於是宇根勉在那三年間小心記載的日誌成了他和律師團隊在新加坡的國際仲裁法庭上，指控馬爾溫德設局詐騙的第A項呈堂證物。

PART V

無名英雄

第十八章
國會醒了

◆

二〇〇八年七月
華盛頓特區

大衛．奈爾森（David Nelson）是監督ＦＤＡ的美國眾議院能源商務委員會（U.S. House of Representatives Energy and Commerce Committee）裡的國會調查員，當時他是在國會山莊（Capitol Hill）福特眾議院辦公大樓（Ford House Office Building）的辦公桌上讀到那份令他驚愕的動議書，內容長達二十八頁，由馬里蘭州檢察官提報。動議書洋洋灑灑地寫出蘭伯西「有系統性的詐欺行為」是如何將「摻假和貼上假標記的產品」送進美國市場。

在看這份動議書時，奈爾森心裡的第一個疑問是他當初怎麼會被騙呢？二〇〇七年二月，就在ＦＤＡ突擊蘭伯西新澤西州的總部時，他曾打了通電話給該機關，要求知道這項行動跟藥物的品質有沒有關係。如果有，國會應該被知會。結果答案是沒有，而這是一位ＦＤＡ官員告訴他的。這跟藥物品質沒有關係。因此奈爾森當時心想這場突擊行動應該是跟財務違規有關吧，於是沒再多想下去。但現在過了這麼多個月之後，卻又再告訴他那次的突擊行動跟藥物品質完全脫不了關係。他後來說，這中間「有鬼」。

為什麼FDA要繼續讓一家明知在詐欺的公司製造藥物，並賣到美國境內呢？這家機關有理由也有權限去質疑蘭伯西提出的每個申請案啊。但他們卻沒有拿出喝令藥房貨架移除蘭伯西藥物的魄力。這些造假的資料數據明目張膽到連檢方都決定把它們放進法院紀錄裡，但FDA在面對這些證據時，就跟它長期以來的作為一樣：幾乎什麼都不做。

就在奈爾森思索著這家看來非常目無法紀、曾試圖阻礙檢方辦案的印度公司時，又突然想起另一件事：同樣情況又發生了。奈爾森曾有一年被一場海外的藥物橫禍給吞沒。而這場蘭伯西危機似乎正呼應著幾十年前的另一場危機：一九八〇年代的學名藥醜聞案。

大衛．奈爾森曾進入一個危險又管制不良的藥物世界裡，他的那場旅程始於一九八八年，也就是在哈奇－韋克斯曼法案的帶領下，打造出現代學名藥產業的四年後。七月四日一個炎熱的周末，一位名聲響叮噹的貝爾威特法律事務所（Beltway）律師偕同一位政治活動操作高手和一個私家偵探，拎著一大袋垃圾，登門來到他簡樸的居所裡。然後在他的首肯下，將垃圾袋裡髒污的垃圾全倒在餐桌上。

奈爾森是個頭兒很大、個性豪爽的德州佬，在他的國會調查員生涯裡，曾見過不少事情：循私舞弊、嚴重無能、不可原諒的過失。但倒是從沒見過有誰會把垃圾倒在他餐桌上。就在他打量著那些又髒又溼的紙張時，訪客們都目不轉睛地留意他臉上的表情。這些垃圾是來自FDA

一位化學家的馬里蘭州住所，他叫做查理斯·張（Charles Chang），負責監督學名藥申請案的審核工作。奈爾森在這些碎屑殘渣裡找到了環遊世界的旅行機票和昂貴家具的收據，顯示這位FDA化學家收賄拿了學名藥高層的好處，讓他們的申請案可以審核過關。

找上奈爾森的這幾個人都是邁蘭製藥公司聘來的。邁蘭是西維吉尼亞州一家備受尊崇的學名藥公司。那幾個月來，邁蘭發現在跟FDA的業務往來過程中常莫名其妙地受到刁難。邁蘭的高層眼見一些沒什麼經驗的競爭者，屢屢取得很有賺頭的先申請主義案件的核准，而自己的申請案卻仍淹沒在官僚主義的汪洋大海裡。他們聽到謠言說這個查理斯·張會要求他的審核員放緩審核進度或者假造藉口來擋下某些申請案。最後邁蘭的高層忍無可忍到雇用私家偵探，結果在他的垃圾堆裡找到了犯罪動機。看來是營私舞弊的學名藥公司用機票和家具賄賂了查爾斯·張，以交換他們申請案的速審速核，也擋下其他競爭者的案子。

這樣的證據已足夠奈爾森的老闆，也就是眾議員約翰·丁格爾（John Dingell，密西根州民主黨）展開大規模的調查，並將那堆垃圾交給美國衛生公共服務部的檢察長。幾個月過後，丁格爾所屬的委員會揭發了看似無底洞的貪污腐敗真相。學名藥高層曾經如入無人之境地走在FDA的走廊裡，丟下一個又一個塞滿幾千美元現金的信封在各審核員的桌上。查理斯·張曾被行賄多次。有一家學名藥商會甚至曾資助FDA審核員出席開會的飯店費用，所以他們從來不用看到飯店帳單。眾議員榮恩·魏登（Ron Wyden，奧勒岡州民主黨）說學名藥產業根本是「一池應該被抽乾的髒水」。

一九八九年舉辦的國會聽證會揭露出FDA完全失控的真相，他們沒能耐充分審核那如海嘯般襲捲所有辦公室的申請文件。就連FDA局長法蘭克．楊（Frank Young）也承認該局「被淹沒在紙海裡」。目擊者形容FDA資料室雜亂無章，所有申請案全堆得東倒西歪。學名藥辦事處就像是「被來勢兇猛的工作量吞沒的恐怖世界」，處長馬文．柴福（Marvin Seife）這樣說道。柴福自一九七二年起開始執掌這裡，當時學名藥還只是涓滴細流，但在哈奇－韋克斯曼法案通過後，申請案就爆炸性激增。柴福這位年資甚久的公僕每天早上六點半便來上班，成了奈爾森調查案裡的關鍵人物。

公聽會揭發學名藥公司是透過賄賂和欺騙的手段在追求單一目標：確保他們的申請案可以符合令人覬覦的先申請主義狀態，這樣就能以略低於原廠藥的價格享有六個月的獨家銷售權。顯然哈奇－韋克斯曼法案的起草者並未想到這個誘因會引發這種狂亂的現象。

涉及此醜聞案的其中一家公司是夸德藥廠（Quad Pharmaceuticals），這是一家總部位在印第安納波利斯（Indianapolis）的公司，該執行長曾給了查理斯．張兩萬三千美元。葛蕾琴．鮑克（Gretchen Bowker）是夸德的實驗室科學家，她知道公司被要求為某藥物按序製造出三批產品，以便接受審核，而這些產品必須符合檢測標準。但是鮑克在處理第一批藥物時，她的老闆就要求她直接把同一批藥物分成三批，讓它們看起來像是不同批出產的樣子，再標上不同的批號。鮑克很震驚，於是在實驗室的筆記本裡記下這樁騙局，以便監管人員前來查驗時，可以當作證據。

其他涉案的公司也像夸德一樣，透過一些伎倆想將自家的申請案移到FDA隊伍的最前面。這種爭相搶進的行為害得誠信為上的公司落居下風。這樁醜聞案粉碎了公眾對學名藥的信任。FDA被迫組成查驗小組，前往各家公司比較藥物申請案裡的聲明內容與實際製造的成品是否相符。國會利用最後的查驗報告製作出一份「乾淨名單」，只要公司有實際製造出它們所宣稱的藥物，就被放進名單裡。奈爾森每次發表演說，都經常被問到，「你相信那些藥物嗎？」他的回答是「不相信……除非它們被列在乾淨名單上。」就連主動展開追查的邁蘭公司高層人士也都對這件案子的腐敗程度感到震驚。他們發現他們的公司以及他們的產業，為了爭取合法上市而被困在一種「生死格鬥」裡，奈爾森這樣回憶道。總共有多達四十二人，包括多名主管和十家公司，承認犯下或被判詐欺或貪污罪。

醜聞案過後，丁格爾的委員會便開始想辦法確保以後不會再發生這類貪污情事，於是通過一九九二學名藥執行法（1992 Generic Drug Enforcement Act），讓ＦＤＡ有權限可以撤銷任何含有造假資料的申請案或完全擋下不誠實的公司。新的法規不只要求藥廠一個藥品得製造三個商業批量，也必須接受預先核批式的查驗作業，以確保藥廠真的有能耐製造出他們所申請製造的藥品。

雖然那次的貪污事件害得在全美剛萌芽的這個產業至少一半被波及，但多數醫學專家和消費者保護團體仍然為學名藥辯護。喬依．格雷登和他那在寫聯合報紙專欄〈人民藥房〉的太太泰莉就跟讀者保證，不要因為一籃雞蛋裡的「幾顆壞蛋」，就動搖了他們對學名藥產業的信心。

可是就算美國眾議院能源商務委員會成功地強化了ＦＤＡ的監管武器，設下更多路障來阻擋那些玩弄法規的公司，還是有很危險和欺騙性的藥物製造問題越過美國邊界鑽了進來。短短不到十五年，光從中國進口到美國的藥物成分數量，從重量來算就成長了百分之一千七百，也就是說一九九二年大約有五百萬公斤，到了二〇〇八年已經增長到九千多萬公斤。這代表ＦＤＡ本來就很吃力地在監管離它總部只有車程距離的那些製藥公司，但現在卻得把監管觸角伸到半個地球外。由於ＦＤＡ的監管機制即使再怎麼防範，都有不靠譜的時候，國外藥物供應商遂成了「接二連三可能引爆的不定時炸彈」，前任ＦＤＡ副局長威廉．哈巴德（William Hubbard）後來曾這樣告訴國會。

邁蘭的私家偵探從查理斯．張的垃圾堆裡摸找出證據的十年後，出現了美國人因服用被污染的抗生素——慶大黴素（gentamicin sulfate）而死亡的案例，這種藥物裡頭含有從中國進口的廉價活性成分。美國眾議院能源商務委員會在調查這些死亡案例時，得知ＦＤＡ幾乎沒在監控海外大量湧入的藥物成分，也就是所謂的原料藥。委員會從該機關的法醫化學中心（Forensic Chemistry Center）那裡找到一份一九九六年的備忘錄，上面記載：「我們其實沒有控管進口到美國的原料藥，這些藥物可能送到任何人手上，包括美國總統。」

那時候的ＦＤＡ一年大約要查驗一百家國外設施，根據美國政府問責署一九九八年報告，查驗率大概是每家海外工廠平均每十一年被查驗一次。就算調查員在查驗作業裡抓出問題，ＦＤＡ也往往略過後面的補查驗動作，以換取工廠保證會改正過失的承諾。ＦＤＡ幾乎不知道海外有哪些工廠曾被查驗過或必須被查驗，因為它靠的是一個由十五種不同來源拼拼補補起來的資料庫，而且大多沒有相容的接口。這套系統是建立在一廂情願的想法和難得才做一次的查驗作業上，才會造成災難性的後果。美國都是「睜一隻眼、閉一隻眼」，邁蘭的希瑟．布雷施這樣說道，並慷慨激昂地質問海外的製造商：「當你被逮到的機率微乎其微時，你會怎麼做？」

到了二〇〇七年，有毒的寵物食品和用含鉛漆製造的兒童玩具從中國工廠流進美國市場，美國政府聯手中國的監管機構祭出了「合作協議」來改善食品和藥物的安全。二〇〇七年八月，能源商務委員會派員陪同ＦＤＡ調查員前往中國和印度。結果目睹到的是一套老舊的查驗作業計畫，完全得靠待查驗的公司來安排整個查驗行程。

在同年十一月的一場公聽會上，眾議員喬．巴頓（Joe Barton，德州共和黨）懇求新任的ＦＤＡ局長安德魯．馮．埃申巴赫博士（Andrew von Eschenbach）改善ＦＤＡ國外查驗工作的品質，「我已經準備好要全力支持你們，讓你們得到所需的協助，以大幅提升ＦＤＡ攔截國外污染藥物的能力。」但是一場更嚴重的危機已在醞釀。

就在那個月，聖路易斯兒童醫院裡（St. Louis Children's Hospital）有兩名年幼患者出現了奇怪和令人擔憂的症狀。洗腎的時候，腎臟無法正常運作的患者必須進行的一種血液透析維生療程，病人的眼睛竟開始腫了起來，心搏率上升，血壓下降。這些都是具有生命威脅的過敏反應。當時腎臟科的主任安妮．貝克醫師（Anne Beck）下令先用大量液體沖洗管路，再把兩個孩子身上的管線重新接回洗腎機器。後來那兩個月，一切看似正常。但到了二〇〇八年一月，這些症狀又出現了。

貝克聯絡了專攻兒童感染性疾病的一位流行病學家，後者立刻組成指揮中心，團隊日以繼夜地調查，想找出這些奇怪反應的背後原因。但隨著愈來愈多的孩童出現這些症狀，研究人員開始害怕，於是流行病學家通知疾管局（簡稱ＣＤＣ）。ＣＤＣ立刻聯絡其他州的洗腎中心，這才得知別處也出現類似症狀反應。

CDC和FDA開始聯手調查，經過一番努力，終於在這些病例身上找到一個共通點：所有病患都被施打過肝素（heparin），那是原廠藥公司百特（Baxter）製造的，這家公司也是美國最大的肝素供應商。肝素是洗腎病人會在洗腎過程裡透過靜脈注射的一種藥物，目的是確保不會出現血塊凝結的問題。短短幾周內，巴特公司在FDA的催促下，旋風式地召回產品，直到過敏反應終於不再出現為止。

但這個謎團仍未解開。沒有人知道為什麼肝素——它是用豬腸的黏膜內襯製作的，原料大多來自中國——會突然害病患生病。二〇〇八年二月，FDA找到可能的污染源：一家專門供應粗肝素給巴特公司的中國工廠。原來是因為文書作業的疏失，FDA才漏掉坐落在上海西邊一百五十英里外的常州SPL工廠，改查驗和核可另一家廠名發音類似的工廠。

可想而知，等FDA官員終於在二〇〇八年二月抵達常州，進行實地查驗時，才發現問題有多嚴重。這家設施的製造槽髒污不堪，沒有可靠的辦法可以移除肝素裡的雜質，而且它所收購的粗肝素都是來自沒被查驗過的小工廠。

中國的監管機關完全沒盡到責任。在中國法規裡有一條漏洞准許某些製藥廠以化學廠的名義登記，這樣就不會受到太多的監督。美國國會調查員大衛·奈爾森的所屬委員會如今也深陷在肝素危機裡，對他來說，眼前的情況明顯暴露出「若有任何產品是來自於監管機關不夠稱職的國家，那就有絕對充分的理由受到懷疑。」FDA在二〇〇八年三月發布了進口警示（import alert），這代表來自常州SPL廠的貨運一概不准進入美國邊界。

雖然調查員已經確認巴特公司的肝素是污染來源，常州的工廠確實有缺失，但是FDA和巴特都沒有在肝素裡找到任何污染物。巴特公司急需幫手來找出產品裡頭的問題，於是向紐約州特洛伊市（Troy）壬色列理工學院（Rensselaer Polytechnic Institute）的化學家羅伯特．林哈特博士（Robert Linhardt）求助，後者曾研究肝素多年。林哈特立刻放下手邊工作，專心研究這個謎團，其他幾家實驗室也加入他的工作，共同解決危機。

但研究團隊還是一籌莫展，最後轉而求助精細的核磁共振光譜儀，這才找到某污染物存在的證據：一種叫做超硫酸硫酸軟骨素（oversulfated chondroitin sulfate，簡稱ＯＳＣＳ）的合成物質，它很類似肝素，所以幾乎難以偵測出來，但是它會製造出危及生命的過敏反應。ＦＤＡ於二〇〇八年三月正式把ＯＳＣＳ列為可能污染物，並做出這種物質曾在供應鏈的某處被添加進去的結論，目的是為了增加這種藥物的產出量和盈利。這起污染事件暴露出ＦＤＡ監督作業裡的危險缺口，也加劇了國會和ＦＤＡ之間醞釀已久的衝突。

二〇〇八年四月，在一場沸沸揚揚的公聽會上，監管機關、製造廠商和受害者家屬全都到場，壓力鍋終於爆開。那個時候，奈爾森已經拼湊出這整起過失的來龍去脈，它造成至少八十一個死亡案例，都是起因於品質低劣的肝素，而且死亡數字還會繼續攀升。那場公聽會暴露出ＦＤＡ對細節的粗心大意和嚴重的疏失：包括沒有查驗設施、風險評估失算、糟糕的技術。巴特公司也沒逃過被清算的命運。這家公司其實在美國人死於肝素污染的好幾個月前，就曾自行對常州ＳＰＬ廠做過稽查，但那場稽查作業顯然「不夠完善周密，是一場近乎不合格的稽查作業」，奈爾森在公聽會上這樣作證道。他的結論是你無法信任美國公司可以去扮演ＦＤＡ的角色，也無法信任ＦＤＡ能扮演好自己的角色。

遭受質詢的ＦＤＡ藥品審評和研究中心主任珍納特．伍德卡克博士承認ＦＤＡ不太清楚有多少家海外工廠運送藥物原料到美國。「大概在三千家到七千家之間吧，」她說道。ＦＤＡ也試圖把錯怪到巴特公司頭上，用一個慣用的託詞說製藥公司本來就有責任確保自己的產品品質。奈爾森不爽伍德卡克已經很久了，這場公聽會更是令他火冒三丈，他覺得她的說法是在推銷「不能讓製造商是迫於可能被查驗才去做對的事情」的這種觀念。「伍德卡克，願她的靈魂在煉獄裡永遠不得超生，因為她根本不相信要靠查驗，藥廠才能確保藥品供應的安全性。」他在多年後這樣說道。

伍德卡克後來告訴一位記者，這問題比奈爾森想得要複雜多了。「查驗作業不是萬靈丹，」她解釋道。「我們還是必須去查驗。我不是笨蛋。但讓這個產業對自己的品質負起責任，這一點真的很重要。」她說道。「他們必須承認品質是他們工作裡頭很關鍵的一部分，而不是一直想盡辦法愚弄調查員。」

在聽證會上，最有力的證詞來自於死者的家屬。俄亥俄州托利多（Toledo）的勒羅依．赫布利（Leroy Hubley）作證自己同時失去了他四十八歲的妻子邦妮（Bonnie）和兒子蘭迪（Randy），他們都是在一個月內因摻假的肝素而陸續死亡。「如今只留下我不只得面對失去妻兒的痛苦，還得承受憤怒的情緒，怎麼可以准許在美國販售不安全的藥物。」國會議員們也代表赫布利表達憤怒。其中一位國會議員一度打斷一位目擊證人的話，大聲喊道：「這是謀財害命，這是在偷竊，這是重罪，也是對美國民眾的直接攻擊，是有人蓄意這麼做的。」

假設罪犯是在中國，美國要怎麼究責呢？ＦＤＡ是一家缺乏組織又沒有骨氣的機關，再加上權限很小。它面對的是一個異邦，那兒的法規幾乎發揮不了作用，而那邊的政府會基於各種動機去堵住負面消息。美國的調查人員要怎麼追查和起訴這些肇事者？在接下來這長達十年的調查裡，我們看見美國和中國互相較量，FDA和國會互相爭鬥，目前為止還沒有見到有哪一方為此事負責。但是在FDA那頁以肝素為題的網頁上，說法仍然是本機關「還在繼續積極調查。」

肝素公聽會後又過了三個月，美國民眾的脆弱仍在奈爾森腦海裡揮之不去，這時的他竟又讀到檢察官針對蘭伯西提出來的動議，這才明白一九八〇年代的學名藥醜聞案和蘭伯西這個案子之間被某種東西連結著。雖然之前的醜聞案涉及的都是美國公司，但那些公司大半是由南亞人在掌管，譬如夸德製藥公司執行長迪利普．沙阿（Dilip Shah）。無論這說法是否持平，但負責調查和起訴那起醜聞案的人都曾提到那些循私舞弊的高層主管就像是「孟加拉的黑手黨」。當時有幾位辯護律師曾試圖正當化他們客戶的犯罪行為，說在他們客戶的老家，賄賂被視為是可以接受的商業慣例。「竟然說因為在他們的傳統文化裡賄賂是OK的，就認定這些人清白無罪，這簡直是在侮辱我。」奈爾森回憶道。

在夸德製藥公司裡，鮑克得知在一些印度公司裡，「如果有辦法能用別出心裁的不同方法處理掉棘手的工作，讓你更快和更省成本地達到目的，就會被認為是一種資產。我們認定是欺騙的手法，在他們的文化裡卻被認為是有創意的。」這是一種志在必得的捷徑模式，是一種靠你所能找到最省時的手段來躲避繁瑣規定、達到所欲成果的能力，也正是他們口中所謂的懂得「變通」。創新專家拉古納特．阿南特．馬謝卡博士最是譴責這種文化。誠如迪奈許．塔庫爾所形容的：「在印度有一種說法，『我們沒有系統，但是我們有繞過系統來解決的方法』。」所謂的變通是為了對付搖搖欲墜的系統而發展出來的一套生存機制。在《在極大之城：孟買的失落與發現》（*In Maximum City: Bombay Lost and Found*）這本書裡，印度記者蘇克圖．梅塔（Suketu Mehta）研究了這些在孟買市（Mumbai，一九九五年，Mumbai更名為Bombay，但中文仍翻譯成孟買）裡主宰著日常生活的變通方法，或者說是另類系統。誠如梅塔所形容：

你必須打破法律才能生存……我不喜歡賄賂別人，我不喜歡（非法）買電影黃牛票。但是既然合法選項麻煩到可笑的程度——比如為了取得駕照或買張電影票，我還是乾脆走捷徑好了。如果整個國家都在集體取道捷徑，另類系統就會儼然形成，大家也都多多少少知道裡頭的規定，該把小惠給誰。那裡存在著一個「平行經濟體」，也是官方經濟體的一個旅伴，只要把你的頭往左或往右偏一下，就會看得到。

只要官方處於支離破碎的狀態，平行經濟體就會存在。在藥物製造上，印度的製造商也發展出一套另類規則，部分原因是實際的規則被該國的監管機關忽略。蘭伯西的案子長久以來公然藐視美國監管機關和調查員的想像力，原因是他們的騙術已經到達無所不包的境界。該公司用來偽造資料數據的那套錯綜複雜的系統牽涉到數百人。而美國政府也算是自願被他們愚弄，誰叫它要提前通知自己的查驗作業何時進行。

國會調查員奈爾森雖然不知道印度人懂得變通，但他對他所調查的產業倒是摸得很清楚。當他在瀏覽檢察官對蘭伯西提出的動議時，便在學名藥產業的「快速致富」計畫和ＦＤＡ對國外藥物法規「非禮勿視」這兩者之間的態度，看到了一個危險的接合點。他擔心最後的結果就是造成公衛大災難。

第十九章

解出方程式裡的X

◆

二〇〇七年五月二十五日
俄亥俄州克利夫蘭

六十二歲的心臟科醫師哈利．利弗博士（Harry Lever）都是開半小時的車通勤到克利夫蘭診所上班，路上總是會聽美國國家公共電台（簡稱ＮＰＲ）的廣播節目。他開車駛進郊區的便道，鑽進克利夫蘭清晨的車陣裡。但今天早上，節目內容令他噁心到幾乎沒注意到自己開到了哪一條街。

節目裡正在詳述美國是如何從中國進口為數龐大的摻假食品和原料，ＦＤＡ正在竭力地查驗。這份清單很恐怖：牙膏裡含有阻凍劑才能找到的成分；魚類被養殖在受污染的水域裡而且被餵食禁藥；花草茶的茶葉是用卡車廢氣來烘乾，而且這卡車使用的還是有鉛汽油。節目裡頭說，所有進口到美國的食物和原料，ＦＤＡ只查驗了其中的百分之一而已。目前為止，來自中國的進口商品最有可能因不適宜人類消費而被逮到。前任ＦＤＡ副局長威廉．哈巴德解釋道，調查員通常會擋下看起來腐敗或聞起來有腐味的產品。官方用語是「污穢」。但是ＦＤＡ人手不足到「只有一小部分」的「污穢」食品會被揪出來、擋在邊界，哈巴德這樣說道。其他的都是「漏網之魚」。

利弗把車停在醫院車庫裡，廣播節目還開著。他的呼叫器響了，但他仍坐在車裡。在那天早上之前，他完全不知道有這麼多產品：蘋果汁、大蒜粉、蜂蜜、熱狗、護套、維他命C⋯是在監管不力的情況下進到這個國家。寵物曾因吃到污染的寵物食品而喪命。

他從車裡出來，腦海裡仍揮之不去廣播內容。那天晚上，他在自己的食品儲藏室裡開始做起研究，他先找到一瓶中國製的大蒜粉。他注意到它是正統派拉比協會（Union of Orthodox Rabbis）（譯註：拉比就是猶太教教士）認證合格的產品。他的第一個念頭是這是假的合格證明。他上了該協會的網站。沒錯，拉比們是有認證來自中國的進口產品。但是他們怎麼知道什麼是安全？什麼不是？他打電話給協會，在電話裡找到一位拉比，對方確認了這個合格證明。利弗甚至還追到了威廉．哈巴德那裡，也就是曾上過那集廣播節目的前FDA副局長。哈巴德證實了很多細節，甚至連葉面有一層含鉛廢氣的茶葉都談到了。

利弗的個性「幾乎太熱血」，這是他堂兄弟的看法，同時也是他的病人。「當他聽到有事情做得不對時，他會很生氣。」可是利弗沒有在「污穢」食品這件事情上駐留太久。他很快就把注意力轉向摻假的藥物上。

利弗在聽過NPR廣播節目的部分內容之後沒多久，就注意到他有幾個病患在服用肝素之後，會出現血小板不足的問題。他向同事表達他的擔憂。後來肝素在中國遭到污染的事情一爆發，就有醫生尊稱他是「預言家」。但他其實只是在心裡把所有疑點連結起來而已。在做這樣的連結時，他也開始愈來愈擔心，終於明白他再也不能認定他的病患所服用的藥物都能發揮預期的藥效。

利弗擅長心肌肥大症（hypertrophic cardiomyopathy，簡稱ＨＣＭ）的治療，這是一種心臟肌肉組織變厚，可能阻斷血流的疾病，會在沒有預警的情況下突然發作，常是年輕運動員猝死的主因。多年來，利弗已經把這家診所發展成專攻這類疾病的全美最大型專科診所之一，也幫忙找到新的方法來提早確認病因。在克利夫蘭診所裡，他都是在一樓的辦公室工作，牆上掛滿感恩的病患所致贈的成排紀念品。成疊的病歷堆放在他辦公桌上，櫃子上貼著便利貼。大多時候，他都在辦公桌上吃午餐，邊享用他太太幫他準備的沙拉，邊看病人的心臟超音波顯像圖。

利弗喜歡把病患的案例想像成某種代數方程式。若出現一個新的症狀，就是把一個未知的變數：所謂的X放進這個方程式裡。如果其他變數都是已知，要解出X，就簡單多了。利弗多年來在處方籤裡開立的原廠藥都是已知的變數：它們總是能發揮預期的藥效。利弗是靠藥物在為他的病人設下最佳的防線：乙型阻斷劑和鈣離子通道阻斷劑可以解決病人心律不整的問題或幫忙降低血壓。他有很多病患都需要服用利尿劑，這是一種可以消除水腫和體內積液的藥劑。在聽過電台的那場廣播之後，利弗才恍然明白，為何有些病患原本已經靠這些藥物讓病況穩定下來，但換用某些學名藥之後，病症又回來了。原來這些學名藥就像一個新的X被丟進整個方程式裡。

他開始在Google上搜尋。如果他對某種藥劑有疑慮，就開始搜尋它的製造商和工廠的坐落地點，這些基本資訊不會被標示在藥劑的包裝或標籤上。由於愈來愈常上網搜尋，於是他也會去找克利夫蘭診所裡的高級藥師們徵詢意見，因為他們向來會固定蒐集來自製造商和FDA的資料，以便在選擇醫院的用藥時做為參考。他開始懂得判斷哪些藥或哪些製藥公司應該避開。蘭伯西也在其中。

有天晚上，他那患有心臟病的堂兄弟打電話來抱怨他人不舒服。在他服用的藥物裡頭，其中一個是學名藥呋塞米（furosemide），這是一種利尿劑，可以幫助他擺脫體內過多的水分。利弗立刻問他：「你服用的是哪家藥廠的藥？」他的堂兄弟逐字念出藥瓶上的標示：蘭伯西。利弗趕緊將他堂兄弟的利尿劑換成他認為品質較好的另一款學名藥，是以色列的梯瓦藥廠製造的。後來他堂兄弟一個禮拜就排出了十五磅左右的水分。

另一個病人是馬丁・弗里德曼（Martin Friedman）。弗里德曼是一位劇場教授，雖然有服用利尿劑，但還是無法消除過多的水分。他的膝蓋腫脹，只能用枕頭靠背坐直才睡得著。利弗很快查出他的利尿劑托拉塞米（torsemide），是由一家克羅埃西亞的製藥公司普里瓦（Pliva）製造的，於是把它換成羅氏藥廠最初製造的原廠版利尿劑Demadex®（羅氏藥廠後來被歐洲製藥公司梅達〔Meda〕買下）。這次也一樣，弗里德曼身上的積水立刻消除。「好怪哦，」弗里德曼指出，「它馬上發揮藥效。」

這份載明病人和可疑藥物的清單愈來愈長。有個病人叫凱倫・威爾莫林（Karen Wilmering），她有阻塞性的心肌肥大症，會阻斷左心室流出的血液。多年來，她為了控制膽固醇，都是服用必治妥施貴寶製造的普伐他汀原廠藥，直到後來才換服一種叫做普伐他汀納的學名藥。結果利弗在幫她做另一次檢測時，發現威爾莫林的膽固醇超標。

利弗問威爾莫林她的膽固醇藥是哪家公司的。當她告訴他是格倫馬克製藥公司（Glenmark）時，利弗「差點從椅子上跳起來，因為格倫馬克是印度公司」，威爾莫林回憶道。利弗打電話給威爾莫林的藥師，堅持換成梯瓦公司出品的藥，他認為那個藥的藥效比較好。不到一個月，她的膽固醇就下降到正常值。就連利弗都被這新的數值給嚇到。「他的下巴快掉下來了。」威爾莫林說道。隔年，格倫馬克召回了成千上萬瓶的普伐他汀納，原因是有病人申訴這種藥有強烈的魚腥味。格倫馬克的一位發言人說這場召回是「格倫馬克自願和主動發起，跟產品的藥效無關。」

利弗有一些病人跟他一樣憤慨。四十五歲的克里絲汀．瓊斯（Christine Jones）以前在百事可樂公司負責消費公關部，因為有心肌肥大症而提早退休。她本來是服用葛蘭素史克藥廠製造的乙型阻斷劑，商品名是Coreg®。可是在換用仿製版學名藥卡菲蒂羅錠（carvedilol）之後——四個月的劑量費用是十點八七美元——健康就惡化了。「我常常喘不過氣來，而且心律嚴重不整到半夜都會醒來，」她回憶道。「這種情況持續了好幾個月。」她以為她的問題是出在飲食和睡眠不足。

利弗立刻揪出了那款學名藥，那是印度的柴德斯製藥公司（Zydus）製造的。如果不是他推斷出來，」瓊斯說道，「我永遠不會想到是藥物的問題。」利弗把她的藥換回葛蘭素的藥，六個月的劑量費用是四百二十八美元。她才服用沒多久，人就感覺舒服多了。於是她開始搜尋柴德斯，這才發現有很多受害的病患在網路論壇上大吐苦水。她驚覺事態嚴重，於是打了「無數次」電話給這家公司，詢問對方它的學名藥是否跟原廠藥一樣有效，但總是得不到夠明確的答案。柴德斯的產品藥效這麼差，FDA竟還核准它上市，這在瓊斯看來根本是件「很沒良心」的事。

利弗做了一些攸關人命的藥物調整，將病人服用的不良學名藥換成比較好的學名藥或者再改回原廠藥。因此他不再只是診斷病患，而是開始追蹤全球經濟體，試圖為藥物供應產業做出診斷。有問題的藥物似乎大多在印度製造，但也有一些在美國製造。很多藥物成品所使用的成分大多來自中國。利弗發現到這個供應鏈錯綜複雜，難以追蹤出藥物是在哪裡製造和誰製造的，以及最有效的藥物是哪一種。

有些藥物的問題很明顯。譬如當他的病人改用某些仿製版的琥珀酸美托若爾（metoprolol succinate）乙型阻斷劑時，他注意到他們經常出現胸痛的問題，心律和血壓也變得難以控制。阿斯利康製藥公司（AstraZeneca）製造的原廠藥Toprol XL®具有藥效緩釋的特性，能幫助活性成分留在血液裡，但是這個緩釋藥效的功能有別於藥物本身，另外享有專利權。所以在二〇〇六年，當學名藥公司開始販售仿製Toprol XL®的學名藥時，得必須自行設計出一套能在血液裡緩釋藥效的機制。

那一年，位在瑞士的山德士藥廠（Sandoz），也是諾華藥廠（Novaris）的子公司，開始上市第一代的學名藥。第二年，位在密蘇里州聖路易斯的KV製藥公司（KV Pharmaceutical）的子公司艾塞克斯（Ethex）也開始販售另一款學名藥。那時候，只有總部設在紐約的帕爾製藥公司（Par Pharmaceutical）有獲得阿斯利康製藥公司授權販售它的Toprol XL®仿製版學名藥，它使用的是跟原廠藥一樣的藥效緩釋機制。利弗於是很確定艾塞克斯和山德士的學名藥一定有什麼問題在。「你總覺得好像聞到了什麼老鼠味。」利弗說道。果不期然，二〇〇八年三月，FDA查驗了山德士的其中一家工廠，結果找到「顯著的偏差」。到了二〇〇八年十一月，在FDA

寫信明白警告山德士之後，後者就乖乖召回了自家的藥品。

差不多在同時間內，克利夫蘭診所一位警覺心很高的藥師把艾塞克斯製藥公司的琥珀酸美托若爾藥品說明書寄給利弗，在這份長達九頁的文件裡，有一句話很醒目：「與美國藥典（USP）專論裡的溶離度試驗不符」。利弗大驚失色。如果這個藥的溶離度不符USP所訂的議定標準，為什麼FDA還核可它上市？於是他和那位藥師在他辦公室一起打電話給FDA學名藥辦事處。他們想知道：病患服用這個藥物是會過量還是不足？但對方一直沒有正面答覆他們。後來在二〇〇九年一月二十八日那天，艾塞克斯宣布全面召回六十幾項產品，琥珀酸美托若爾也在其中。艾塞克斯隨後對兩項重罪俯首認罪，同意支付兩千七百多萬美元的罰鍰。

利弗沒有官方的資料數據做為他在評述上的後盾。他看不到那些藥廠的內部作業。但身為內科醫生的他憑藉著自身的醫術和多年經驗，大概猜得出來藥品供應這部分「生了病」，他這樣形容道。每次利弗換掉病人的藥時，都盡量保持劑量的不變。這有助於消除方程式裡的另一個X。

可是有時候版本不同但劑量相同的藥品也可能具有危險性，就像利弗在治療凱文・帕內爾（Kevin Parnell）時所發現的問題。帕內爾三十一歲的時候在別處診斷出心肌肥大症。他被告知這基本上就是「不治之症」，於是他來到克利夫蘭診所尋求第二意見。一九九八年，也就是三十九歲的那一年，已經病得很重的帕內爾成了利弗的病人。二〇〇三年，做了開心手術的帕內爾賺到了六年的健康生活。但隨著時間過去，服用的藥物愈來愈多，用來利尿的呋塞米劑量也愈用愈高。

到了二〇一二年，他的健康惡化。帕內爾偕同他妻子坐在利弗的辦公室，述說自己的腳腫問題。利弗立刻懷疑是不是品質不良的仿製版利尿劑惹的禍。雖然帕內爾沒把藥帶過來，但他妻子立刻打電話給他們的女兒，告訴她：「去看一下爹地藥瓶上的標示。」那藥是蘭伯西的。利弗於是把處方籤換成美國羅斯藥廠（Roxane）所製造的藥，但劑量一樣。帕內爾開始服用新藥，水腫馬上消除。可是換藥的三天後，他半夜起床，突然昏了過去，頭撞上床頭櫃，醒來時看見三張救護人員的臉懸在上方。他被送往當地的急診室，後來被克利夫蘭診所收容住院。他是因為心室心搏過速，一種來勢凶猛的心搏過速才昏過去的。

利弗懷疑是帕內爾改服了藥效比較好的藥，於是劑量相對突然變得太高，利尿劑很快耗盡了帕內爾體內的鈣含量，引發心律不整。帕內爾後來等到了他極需要的心臟移植手術。手術後，利弗「經常待在加護病房」，帕內爾回憶道。「他每個時段都跑來查看我。」他相信是利弗救了他一命。帕內爾的案子尤其令利弗憤慨。他很確定是藥效迥異的藥物害了帕內爾，把明明是很科學的醫學降格成了只能用猜的。

利弗經常呼叫克利夫蘭診所的藥劑師們，警示同僚們提防有問題的藥物，於是也開始把醫療體系裡所使用的藥物清單打掉重練。這群克利夫蘭診所裡的藥劑師們警戒心強到就像另外組成了一家迷你版的FDA：他們會從學名藥製藥商那裡找到生體相等性的數據資料；調查原始的活性成分；向FDA提出資訊自由法（簡稱FOI）請求，要求提供更多的資料數據；甚至拜訪製造工廠。這一切都是為了弄清楚醫院應該使用和不應該使用哪些藥。他們對利弗的警語言聽計從，也把觸角伸向範圍更廣的數據點，譬如搜尋FDA的查驗報告和警告函、蒐集來自醫生方面的個案報告，於是慢慢打造出一份機密的黑名單，上面都是這家醫院不再採購的藥物，大多是在印度製造的學名藥。

克利夫蘭診所心臟衰竭和心臟移植醫學科裡的一位醫師藍道爾・史達林博士（Randall Starling）在二〇一三年年底的時候驚訝得知，印度公司雷迪博士實驗室（Reddy's Laboatories）所製造的仿製版學名藥他克莫司（tacrolimus）竟然也在黑名單上。他克莫司對做過移植手術的病人來說很重要，是用來抑制免疫系統，預防器官被排斥。雷迪博士藥廠所製造的學名藥是目前為止價錢最低廉的抗排斥藥，但這個藥物的被召回數量令這個醫療體系裡的藥師們很是不安。

接下來那六個月，史達林和他的工作人員一起合作，確保自己的病患不會服用雷迪博士藥廠仿製的他克莫司，住院病患和門診病患的藥房也都不提供這款藥劑。雖然他告訴病患只能使用Prograf®（中文商品名是普樂可復），也就是原廠版的他克莫司，但史達林知道一旦他的病患離開這家診所的地盤，他就無法控制外面的藥房可能提供什麼藥。沒多久，他的擔憂竟然成真了。

二〇一四年十月，四十八歲的病患塞德里克・布朗（Cedric Brown）做了心臟移植手術的十八個月後，因為出現急性的器官排斥症狀，而被心血管科收住院。布朗發誓他有按時服藥。在這之前，布朗移植手術後的復元狀況良好，不到幾天就能下床走路，才兩個禮拜就出院了。普樂可復可以抑制他的免疫系統排斥器官，但一個月要價三千美元。布朗這後半輩子都得服用它。但他再次住院時，體重已經增加五十磅，人很不舒服。一個月後他出院了，但不到一個禮拜又住進加護病房。他不知道自己會不會死掉：「我才剛跟上帝禱告過。」

周一早上，史達林博士過來會診。他站在布朗的病床邊問他：「你是不是換了別種藥？」

布朗當時有帶他的藥來。「是啊，我在馬克藥房拿到新的藥。」他說道。這個藥的尺寸和顏色都跟常見的普樂可復不太一樣。

「是哦，我想看一下你的新藥。」史達林說道。

布朗說，「好啊，你打開衣櫃，裡面有個袋子，就在裡面。」

史達林拿出袋子，袋子裡有他克莫司的藥瓶，是雷迪博士製藥廠製造的。「你絕對不能再服用它。」史達林說道。布朗從此再也不敢碰這個藥。史達林決定也趁機教育一下負責治療他的其他醫師。經過一段時間之後，布朗復元到已經可以回去兼職當司機。他的聯邦醫療補助保險（Medicaid）負擔百分之八十的原廠藥普樂可復的藥費，剩下的由克利夫蘭診所的一筆基金來支付。

其實並不是只有克利夫蘭診所裡的醫師們會擔憂。二〇一三年十月，加州洛瑪林達大學醫學中心（Loma Linda University Medical Center）的一位藥劑師曾向ＦＤＡ舉報，醫學中心的線上申訴資料庫醫療監視系統（Medwatch）上，有「為數眾多的病患」使用雷迪博士藥廠的他克莫司之後，「引發了程度上不可預期的不良免疫抑制效果，甚至造成移植的失敗」。來自洛瑪林達的報告提到：「只有雷迪博士藥廠仿製普樂可復的他克莫斯，才會讓病患出現這種現象」。他克莫斯是一種所謂治療指數狹窄（narrow therapeutic index）的藥物，需要精準的劑量，一點細微的差異變化，就可能出現危及性命的併發症。多年來，開立這類藥物給其他病症患者的醫師們，譬如癲癇、高血壓、情緒障礙或內分泌失調，都曾爭辯過某些學名藥是否真的能跟原廠藥互換使用。ＦＤＡ對生體相等性標準所給的空間是否過大。包括美國神經病學學會（American Academy of Neurology）、內分泌學會（Endocrine Society）和美國心臟學會（American Heart

Association）在內的醫學社團，都反對在沒有醫師的同意下擅自將原廠藥更換成學名藥。

醫界對某些學名藥的可互換性感到不安，而面對這些疑慮的FDA學名藥辦事處從二〇一〇年開始就委託進行一連串的研究，研究主題正是治療指數狹窄的學名藥。二〇一三年，辛辛那提大學的研究人員開始進行山德士和雷迪博士兩家藥廠的他克莫司學名藥生體相等性研究。他們在健康的自願者身上使用這些藥物的最低劑量進行檢測，並追蹤兩組接受過腎臟移植和肝臟移植的病人。他們在二〇一七年發表研究結果，發現這些藥物都跟原廠藥有生體相等性，可以互換使用。

但是在克利夫蘭診所裡，史達林和他的團隊還是覺得不太妥當。布朗住院事件後又過了幾個月，同樣事情再度發生。另一位曾服用雷迪博士藥廠配方的心臟移植病患，因為出現器官排斥而入院。後來又陸續出現幾位。史達林的團隊在研究這些病例時，唯一能找到的解釋就是學名藥的藥效不夠。雷迪博士藥廠的藥成了一個具有未知影響的變數，而且還是在一個不容許有犯錯空間的治療計畫裡。史達林是一位很重視管控，習慣要找到對策來解決問題的醫師，但這次他沒有對策。他沒有克利夫蘭診所的資料數據來指正。但是他的「懷疑指數」就跟他的同僚利弗醫生一樣愈來愈高。

「我會表明立場，要求病患只准服用原廠藥，」史達林解釋道，「因為我不想裡面有任何變數。」雖然他知道這給克利夫蘭診所、診所裡的病患以及他們的保險公司帶來了財務上和供應上的負擔，但是因為這賭注實在太高。器官移植是一種「很大的投資」，史達林說道。可供移植的器官少之又少，心臟移植的平均成本超過一百萬美金。「如果我們給病人的是無效的藥物，這會造成整個體內系統的衰竭。一個器官就可能白白浪費掉了。」

史達林和利弗的這些病患個案都曾吹哨警示。利弗從他們那起伏不定的心跳律動裡，感覺到有些地方不太對勁。這是一個他看不到的問題，他束手無策。但是他懷疑癥結就出在迢遠的製藥工廠裡，他的病患所服用的藥物都是從那裡製造的。後來又過了幾個月，就在他向ＦＤＡ和新聞媒體探找問題的根源時，他的直覺獲得了證實。「我就這樣誤打誤撞，」他說道，「撞見了醜陋的真相。」

第二十章

耐力考驗

◆

二〇〇九年九月
馬里蘭州銀泉市

光從數字來看，蘭伯西是有望一鳴驚人。

當初聯邦探員拿著搜索令出現在蘭伯西的總部，那裡的文件就多達三千多萬頁。三位高層……馬爾溫德．辛格、布萊恩．譚彼斯和艾卜哈．潘特，已經被檢方瞄準鎖定。「說到個人的部分，我覺得『不是重罪就是無罪』。」其中一位主任檢察官，也是馬里蘭州地區美國地方法院助理檢察官的斯圖爾特．柏曼（Stuart Berman）在九月的一封電郵裡向同僚們這樣一口咬定。他本來考慮用「行為失檢的輕罪來處理這個處於灰色地帶的案子，」他這樣提到。可是蘭伯西根本沒有所謂的灰色地帶。

到了二〇一〇年春天，檢方已經提出戰帖，提議向蘭伯西的律師團要求三十二億美元的和解金來免除這家公司的刑事和民事責任，這會是美國司法部有史以來對製藥公司所要求的最大一筆裁決金額。

但是回到ＦＤＡ，黛比．羅柏森正在一間堆滿夾克的戰情室裡和其他調查員併肩作業，這個讓她熬了很久的案子已經進入了第五個年頭，她的沮喪和憤慨與日俱增。但沮喪和憤慨的人不只有她而已。這樁看似扣籃成功的案子對幾十名調查員、特工探員和檢察官來說，已經成了一灘泥沼，各種交相指責正從巴爾的摩的美國聯邦地方法院檢察署射向司法部的消費訴訟處（Office of Consumer Litigation），再射向ＦＤＡ的刑事調查處。有些調查員甚至出於某種宿命論和迷信而不願大聲直呼這家公司的名字，改以「Ｒ公司」來稱呼它。

這個案子牽扯到的政府機關和單位就像一鍋大雜燴一樣，其中包括刑事犯罪檢調系統、美國司法部民事庭的兩個單位、多家機關的檢察長，以及聯邦醫療補助保險的詐欺防制單位。光是在ＦＤＡ裡頭，局裡的蘭伯西執法小組就至少編制三十人，他們來自於十幾個不同單位，每個單位都有令人一頭霧水的英文縮寫名稱：ＯＲＡ、ＯＩＰ、ＯＣＣ、ＣＤＥＲ、ＯＣ、ＯＣＩ。

所以就算是在最好的狀態下，這麼龐大的組織還是很容易功能失調。不過蘭伯西這個案子的困難度本來就很高：被告的總部是在另一座大陸上，基本的調查作業，諸如約談目擊證人、取得文件檔案都成了司法上的艱鉅挑戰。檢方可以因為任何問題而要求印度引渡任何人嗎？更別提如果需要約談目擊證人，還得快件中辦一張簽證。

但其實在這個困難重重的案子裡也卡著人的問題：每天都在這個案子的調查細節裡生活和呼吸的ＦＤＡ調查員，和被指派上檯面處理這個案子的美國司法部檢調系統，這兩方的敵意和互不信任愈來愈嚴重。理論上，兩邊的人都是在同一個團隊裡。但是不知道怎麼搞的，隨著這個案子的進度愈來愈像龜速爬行，他們也跟著成了彼此的對手。在FDA的戰情室裡，一張馬爾溫德的照片被貼在牆上，不知道誰在他頭上畫了兩支惡魔的角。檢方看到時，很不苟同，於是照片被拿了下來。

這只是一個小紛爭，但也讓人看出這兩方之間的緊張態勢，這使得羅柏森和她的同僚們不免懷疑他們第一次的調查行動決策到底對不對：當時他們決定把案子提交給司法部馬里蘭州地區的檢調系統。

FDA的法律權限有限。任何一樁正式的調查案都需要跟檢察官合作才行。FDA本來可以把這案子提交給司法部任何一個行政區的檢調單位。拿這個例子來說好了，可以給新澤西州，因為蘭伯西的總部在那裡；或者給紐約州，那兒的檢調系統幾乎都會主張優先權。但FDA的刑事調查員卻去找了離自家機關最近的聯邦檢調系統，結果發現要讓那兒的檢察官老爺完全專注在這個案子上實在很困難，畢竟他們早就在行政職務和其他正在審理的案件這兩頭間忙得不可開交。就在蘭伯西不法行為的揭露範圍和複雜程度不斷擴大時，他們卻對這個案子一直切換著開開關關的模式。就連要幫搜索令擬出宣誓書，都幾乎快搞上一年。檢方不斷把它退回給FDA探員要求修改，但又不講清楚要怎麼改。

等到搜索令下來了，涉及有罪的資料已經堆積如山。但是蘭伯西的辯護律師立刻主張這些資料都受到律師—客戶守密特權（attorney-client privilege）的保護，並想法設法地凍結資料的審閱，時間幾乎長達十八個月。檢調系統也根本沒有指派一位全職的檢察官來審核這些文件是否真的享有特許保密權，所以就只能原封不動地放在政府機關的儲藏室裡。「他們帶走了每份批次紀錄，他們帶走了電子郵件檔案，他們帶走了所有的實驗室筆記，他們帶走了一切……但是沒有人去翻閱，」一位FDA的合規官員說道。「他們應該組成一個二十人編制的團隊來負責翻閱這些資料。看來這一切都白搭了。」

羅柏森和她的同僚推測要是FDA當初找的是東部的紐約地區檢調單位——畢竟那裡向來以速度和好鬥聞名——這個案子早就結案了，那家公司恐怕也已經關門大吉，高層們全進了監獄。他們從馬里蘭州檢調辦公室那裡領教到的是混亂和付之闕如的後續作業，這令他們不時自開玩笑地說道：「要是我們當初是找……」

但最主要的一點是，有一個摩擦把這種不信任的關係給明朗化了。就在搜索令之後，聯邦探員按照規定，留了一份沒收文件的清單目錄給對方。然後羅柏森和她的同僚們又製作了一份更敏感的文件，稱之為「普林斯頓總部」的電子表格，上面列出他們所沒收到的重要證據，並加註有哪些關鍵性的調查方向，還附加了幾條潛在線索。可是到了二〇〇八年年底，蘭伯西的律師團要求檢方提供那份電子表格的影本。這個請求引發了一場會議，與會者有羅柏森、她的同僚以及司法部的檢察官們，包括消費訴訟辦公室裡的一位資深訴訟顧問琳達·馬克斯（Linda Marks）。他們共同決定這份文件太過敏感，不能提供。

可是才幾個月過後，就在二〇〇九年二月九日，馬克斯電郵羅柏森索取那份電子表格，打算交給辯方。羅柏森回信提醒馬克斯，當初他們是共同決定不把電子表格交出去。馬克斯回答：「那麼有沒有那份普林斯頓清單目錄的原始影本？沒有做任何標記或加註的那種原始影本？」她補充道，「我絕對不會讓被告看到任何有標明我們偵訊方向的東西。但是一份詳細的目錄清單雖說是探員們的工作成果，按慣例還是要提供給辯護律師。」她的電郵又引發了隔天的會議，會中再度共同決定不提供這份文件。

兩個月後，也就是四月，羅柏森收到蘭伯西一位律師的電郵，請她幫忙找一份被標在「普林斯頓沒收紀錄」裡的文件，當下很是震驚的她幾個小時後回信給對方，「我不太懂你的意思，你可不可以告訴我，你所謂的普林斯頓沒收紀錄是什麼文件？你從哪裡拿到那份文件的？」律師回信告訴她，那份電子表格是司法部的律師琳達．馬克斯在二月底給的。馬克斯竟然是在沒有會商或警告的情況下就擅自違反他們之間的協議，將那份有加註的電子表格交給了辯護律師。那份表格就像他們的羅賽塔石碑（Rosetta Stone），也是他們對這樁案子的思考路線圖。但後來一位司法部官員否認了這件事。

羅柏森忍住怒火追問馬克斯，她寫道：「你無視我們的協議，執意主動取得（那份文件），並寄給辯護律師。」她在信中寫道，那份文件會讓辯方清楚看見檢方的策略「路線圖」，甚至可能「協助他們認出和我們合作的目擊證人是誰」。她還提到，「這種行為等於是進一步傷害探員們和檢方之間原本就已經緊張的關係，因為我們發現很難再去相信一個表面看起來不太樂於助人的檢察官。」

幾周後，馬克斯把羅柏森拉到一旁跟她說：「我們需要談一下。」

「好啊，」羅柏森回答她，「但是我主管不在這裡，沒有證人在旁邊，我不跟你說話。」

蘭伯西的律師團在二〇一〇年一月首度要求美國政府對這件案子做出全球性決議，意思是用一次和解的方式來解決美國政府對蘭伯西所提出的所有刑事、民事和法定索賠。雖然這是個艱鉅的任務，但遠比上法庭受審來得簡單和省錢多了。

三月的時候，FDA的副首席執法顧問史帝文．泰夫（Steven Tave）開始推敲可能的決議內容：公司對共謀和做出不實陳述等多項指控認罪求情；刑事罰金是根據蘭伯西所有工廠售美藥物的總銷售額來決定；跟該公司各種造假宣稱相關的民事和解；以及在和解協議要求該公司改變作業方式之後，旗下工廠製造的藥物才能獲准進入美國市場。從來沒有一家外國公司曾經做出這樣的協議。

然而在這個盛夏必須結案的目標下，FDA團隊和檢方兩邊之間的考量卻膠著在賠償的規模、結構，甚至罰金的計算方式上。是以全美境內的銷售額來計算嗎？如果是的話，是毛收入還是淨收入？涵括該公司的所有藥物嗎？還是只有特定日期的特定藥物？

就在這兩方人員反覆思考之際，這樁案子的罰金計算方式也愈來愈令人摸不著頭緒，可能和解的金額開始下探。「我猜我們大概要用淨收入的計算方式來和解了吧？」羅柏森在二〇一〇年八月向她的同僚泰夫寫道。

泰夫回覆：「這還需要（美國聯邦地方法院檢察署）對一些事情做出決定，而不是千篇一律地回答他們還在等FDA的看法。（哦，我這話會不會很酸啊？）」

就在這兩邊不斷抬槓，而蘭伯西律師團也在催促決議結果的同時，美國總統歐巴馬（Barack Obama）那年三月簽署生效了平價醫療法案（Affordable Care Act，簡稱ACA）。這使得學名藥對兩千萬名美國人來說變得更重要了，因為從現在起他們所接受的藥物治療都可以靠這條法律來支付。雖然ＡＣＡ沒有指名道姓地加入這場令人折磨的唇槍舌戰中，但已經讓人警覺到學名藥供應的問題一定得快點解決。

幾個月過去了，還是沒有產生任何決議，檢方和ＦＤＡ開始棉裡藏針地互相影射誰該為此決議的延宕負責。「我的主管又在問我什麼時候這個案子才能做出決議，還有我們要不要公開譴責誰。」助理檢察官柏曼在七月寫信給羅柏森和泰夫。

被惹惱的泰夫寫信給羅柏森：「我想要問他們，我一個多禮拜前寄過去的和解協議到底怎麼樣了……（不過做事拖拖拉拉的當然是ＦＤＡ啦）。」

到了二〇一〇年九月，羅柏森得知檢方根本連蘭伯西的銷售資料都還沒弄到，而那可是和解金額的計算根據。「在我看來，ＤＯＪ（美國司法部的簡稱）是在承認他們對這個案子的和解作業沒做任何處理。」羅柏森寫信給她的頂頭上司。「他們這十個月來做了什麼？」

最後在二〇一〇年快終了的時候，泰夫試圖打破僵局。他在一封寫給檢方的冗長電郵裡催促道：「這是一個棘手的案子，也是一個重要的案子，很多人花了很多時間才把這個案子做到現在這個程度。」他詳加解釋何以和解協商應該從十六億美元開始談起，不能低於八億一千七百萬美元。他在信中回顧了這整個很折磨人的辦案過程，並寫道：「也許我現在說的話聽起來像是一張破唱片不斷重複，但是如果有誰覺得這些證據會得出不一樣的決議結果，那可不可以請你們解釋一下那個決議結果是什麼？你們為什麼會有這樣的決議？也順便解釋一下這想法的背後是靠著什麼證據在支撐？」他又補充道：「我們的被告一年多來一直請求我們快回到會議桌上解決這個案子……我們沒有任何理由不做到這一點。」

但是，他們就是做不到。二〇一一年三月，其中一位檢察官準備讓步，不對其中一家主要工廠處以刑事懲罰的手段。羅柏森氣急敗壞地留了張便條給她老闆：「這案子要是沒了刑事檢察官，只會變得愈來愈難看。」

到了二〇一一年八月，蘭伯西律師團把價錢砍到剩兩億六千萬美元。本來打算對個人做出起訴，曾經想過讓潘特出面指證辛格，做為她免除刑責的條件，結果也半途而廢。就像馬爾溫德·辛格幾年後跟一位記者談到的：「我從來沒被調查人員約談過。」艾卜哈·潘特也沒有。

羅柏森經常在想自己是不是該退休了，巴不得快把這案子結了。但有個念頭逼使她繼續撐下去：她覺得她對塔庫爾有責任。「這個人挺身而出，幾乎是拿自己的性命在冒險。」她反思道。至少她能做的是幫他將這家公司繩之以法，哪怕這整個過程已經快把她逼瘋。

自從二〇〇五年迪奈許·塔庫爾首度向ＦＤＡ提出了他對蘭伯西的疑慮之後，這些年下來，他自己也創建了一門事業叫做賽弗米克斯（Sciformix），他雇用來自印度、菲律賓和其他地方的醫療專業人員，協助製藥公司處理病人的申訴和其他監管問題。這家公司後來甚至變得頗有盈餘。不過他把大部分的時間都花在華盛頓特區的史坦米奇聯合法律事務所裡，協助安德魯·貝托公司裡的二十幾位律師和工作人員在大概四百箱的文件裡進行篩檢，協助成立公訴案。

賽弗米克斯裡的業務和蘭伯西的案子，這樣的雙重責任壓得塔庫爾每天幾乎都得工作十八個小時。他在印度和美國之間來回出差。哪怕回到了印度，也大多待在孟買處理公司業務，而不是回到新德里的家。雖然他的穿著還是無可挑剔，卡其褲依然燙得筆直，襯衫筆挺，但眼睛下方的黑眼圈愈來愈重。他的脾氣也變壞了。就算是陪著他在印度的家人，也似乎總是埋頭筆電，不斷懷疑自己把蘭伯西的詐騙行為搬上檯面引起美國政府注意的這種作法，真的夠明智嗎？

毫無疑問的，他的確很努力工作，想讓家人的未來有保障。索娜選擇留在印度，但是她每天陪著兩個年幼的孩子，孤立無援。而他對他們來說，與其說是一個丈夫和父親，倒不如說是電腦螢幕上一張熟悉的臉。每次回到家，他都會花好幾個小時待在地下室的工作室裡，閱讀律師寄給他的資料。「在精神層面上，他從來不在我們身邊，」索娜說道，「不管他有多努力。」

貝托要塔庫爾盡量不要對他太太透露太多美國政府正在調查蘭伯西的這件事，也不要洩露他在裡頭的角色。這個案子以及他用來啟動這個案子的訴訟案都屬於機密，相關的法庭紀錄都會被密封保存，而且貝托很擔心塔庫爾家人的安危。除此之外，他也對索娜能否守口如瓶以及可能有的反應都所疑慮。但是沉默不語只會讓塔庫爾和索娜的婚姻關係緊繃到幾近破碎的地步。

二〇〇九年二月，塔庫爾回到印度，剛好趕上莫哈薇的三歲生日。那次回家，他趁機帶索娜到古爾崗一家很有人氣的中國餐館吃中飯，就在蘇格蘭皇家銀行（Royal Bank of Scotland）的辦公大樓裡。當時侍者在坐滿客人的餐廳裡為他們送上湯品，塔庫爾輕聲說道：「我有件事得跟你說。」為了挽救他的婚姻，他決定不理會律師的叮囑。他小心翼翼地開始解釋前因後果：在蘭伯西裡發生了什麼事；他當時的作法是什麼；他又是怎麼找到一個律師代表美國政府控告這家公司，還有他的身分仍然保密。

索娜停下進食的動作，眼前的湯慢慢涼了。她無比震驚而且非常害怕。她的丈夫不只深陷在一樁調查案的危險機制裡，而且還是啟動這樁調查的始作俑者。他是關鍵證人，身分隨時可能曝光，家人也可能有危險。塔庫爾解釋道：「你聽我說，他們拿這裡的人命在開玩笑。我不能袖手旁觀，什麼事都不做。」

「你以前為什麼不告訴我？」她問道。

「我不確定你會不會支持我。我以為你可能會害怕，那我就不能放手做了。」他說，如果他先找她商量，「我一定會變得比較軟弱。」在某種程度上，她認為他說得沒錯。如果他找她商量，她可能會給他十個不該告發的好理由。

「這些錢誰出的？」她問的是這場官司。

他說他的律師不會跟他收錢，是由政府收到的和解金來支付。她丈夫有律師，而且還不用付錢，這對她來說有點不太能理解。塔庫爾沒跟她提到他們可能會拿到一筆獎金。不過拿到的機會似乎很渺茫，但這其實也不是他最初告發的動機。

「我們安全嗎？」她問道。她很清楚在印度的吹哨者下場是什麼。

「這答案沒有人知道。」他解釋這個案子是保密的，而這對索娜來說又是另一個難以想像的概念，畢竟在印度，法律向來是無法讓人信任的某種政治工具。

「你在告發前有考慮到這些嗎？」

「我當時以為只要告發了，」他說道，「我就沒事了。」以前他一直以為只要向ＦＤＡ透露一點消息，便足以阻止蘭伯西的欺詐行為。

索娜終於恍然大悟：難怪他的老闆一個接一個地換，難怪他突然辭職不幹，難怪他在地下室的工作室裡每次一待就是好幾個小時。他是一個很講究邏輯，絕不會做出草率決定的人。對他來說，還沒找到另一份工作，就先辭掉眼前的，實在說不通。直到此刻，才終於真相大白。雖然索娜總算弄懂了她丈夫實質上和精神上缺席的背後真正原因，但仍無法緩解這個家庭已經有的裂痕。

在餐廳裡全盤托出之後，塔庫爾就鮮少再談起他跟ＦＤＡ之間的互動內容，索娜也不過問。「你去做你必須做的事，」她會很沮喪地說道，她不明白也不覺得他的決策過程跟她有什麼關係。只要她參與這個話題，她就一定會問：「這個案子什麼時候結束？」而這也是他多次反問自己的一個問題，可是都沒有答案。

塔庫爾回到了美國，他們的婚姻變得更岌岌可危。索娜試圖合理化他這些年來的缺席其實是為了做更有意義的事情來幫助他人。可是每次她感到孤單、不堪負荷一個人帶孩子的壓力時，再有意義的犧牲也無法帶給她多大的安慰。索娜想過要離開他，這是出自於絕望才會出現的一個奇怪念頭。

婚姻諮商在印度文化裡並不常見。於是索娜向一個後來跟她走得很近的老鄰居求助，她和塔庫爾相偕去找她談。鄰居的建議很制式：盡量保住婚姻，試著去理解對方的立場。可是他們還是分隔兩地、很不快樂，相聚時總是爭吵不斷。「我們找不到一個平和的立足點。」索娜說道。塔庫爾試圖將自己埋首在工作裡。索娜告訴他：「你變得愈來愈不正常了。」

在印度，「你不會離婚。」索娜說道。於是這成了家務事，他們的父母開始插手。她母親找他父親談塔庫爾的事，說他長時間不在家，給這個家帶來很大的壓力。塔庫爾的父親於是回頭找索娜談。這位老先生對他兒子的孤獨追尋之旅一無所知，卻試圖傳授一些智慧：「我知道這一切對你來說不容易，」他苦勸道，「但說到底，你還是要堅持下去。家裡的女主人必須要有能耐把一個家凝聚起來，要不然就什麼都沒了。」

這說法幾乎沒有任何啟迪作用，不過就他們的情況來說，倒也是形容得不假。塔庫爾自己選擇了一條路，現在就看索娜願不願意守住這個家。她從小受到的文化薰陶就像是抗衡的砝碼在按壓住她的怨恨。「在印度，我們從小就被教育要學會妥協，」她這樣說道，「你不會去找別條路。」可是那種孤單的感覺愈來愈強烈，很難不去思考有沒有別條路可走。

就在這樁公訴案不斷延宕，而這對夫妻之間的關係也愈來愈緊繃之際，塔庫爾轉向他的律師安德魯・貝托求助，拜託他挽救他的婚姻。於是貝托找索娜談。他試著向她保證她丈夫的身分會繼續保密下去，這個案子終有結束的一天。但他也透露了一個不同以往的訊息，是塔庫爾從來沒想過要告訴她的事。「你丈夫現在在做的事是前所未見的，」貝托告訴索娜。在美國從來沒有過一個案子是由一位來自印度的吹哨者去挑戰這麼大的企業，他這樣解釋道。貝托想要她知道雖然擔憂家人安危的這個想法是「合理而且絕對必要的」，他這樣說道，但是「阻止一家公司繼續為非作歹，是一種非常有高度的作為」。她的丈夫是「英雄」，貝托解釋道。

塔庫爾並不覺得自己是英雄。大多時候，他都只是心亂如麻。隨著時間年年月月過去，他覺得他就像懸浮在昏暗的暮光裡，無法前進，被雲煙過往緊緊纏住。每次期限快到，看起來美國政府終於就要對這家公司提出訴訟，這時就會有檢察官致電貝托要求延期。塔庫爾的認知是美國政府已經成立公訴案，如果他想讓這個案子繼續走下去，他只能默許，沒有別的選擇。「我是一個會把每件事情都先做好計畫的人，」塔庫爾說道，「我強調的是結果。」但這個案子掛在他心頭這麼多年，絕對不在他的計畫裡，而且對於結果會是什麼，他完全束手無策。

二〇〇九年夏天，索娜把他們的家從那間位在僻靜小路上的獨棟屋子搬了出來，改住進前面有警衛室的封閉型社區，離古爾崗的一條熱鬧大街有段距離。這對向來喜歡社交的索娜來說，多少緩和了孤單的感覺。突然間，她有了很多鄰居，都是年輕夫妻組成的家庭，也有了有別於她丈夫以外的獨立社交生活。這棟名為聯合科技水療世界（Unitech World Spa）的複式住宅大樓，內有健身房、俱樂部，還會不時舉辦派對，甚至有一個演唱團體，而她也加入了。她要塔庫爾也一起參加，不過他老大不願意，鮮少露面。常常不在家的塔庫爾對她那群新朋友來說是一個謎。「他們曾經問我，為什麼他老是待在美國？他在那裡到底在做什麼？」她沒有告訴他們。但是她和塔庫爾之間起了微妙的變化。她不再那麼依賴他，他也注意到他太太沒有在她全新的生活裡幫他留一個位子。

二〇一〇年十月，塔庫爾帶著他女兒去參加社區俱樂部裡的一場萬聖節派對，結果迎面碰上他的其中一位新鄰居艾卜哈・潘特。當時她還是蘭伯西的法規事務副總。因為塔庫爾的告發，FDA的副首席顧問把一份冗長的備忘錄很快地寄給檢方，並在備忘錄裡說基於潘特在蘭伯西詐欺案裡所扮演的角色，要求應對她提起刑事訴訟。她的名字跟馬爾溫德・辛格一樣在美國司法部的蘭伯西「嫌疑犯」清單上名列前茅。塔庫爾的名字則在另一份清單上，而這份清單潘特可能很清楚：那是蘭伯西高層彙整出來幾個可能跟美國政府合作的吹哨者。

兩人短暫交談了一會兒。她提到蘭伯西的新執行長也搬進了這棟住宅大樓，但這可不是塔庫爾想聽到的消息。

「我最近遇見拉許米，」她補充說道，她指的是塔庫爾以前的老闆巴博海亞，當初就是他找塔庫爾進蘭伯西工作。「他沒什麼改變。」

「這話什麼意思？」塔庫爾問道，心裡愈來愈不安。

「他還是跟以前一樣自大啊。」潘特試著閒聊，但聽在塔庫爾耳裡，有點像在刺探消息。她提到他以前的另一個老闆庫馬。「他在蘭伯西的時候感覺就像是一條離了水的魚。」她說道。

「跟他一起工作很愉快。」塔庫爾僵硬地說道，然後結束了對話。

他雖然想趕快離開，但總覺得這個老東家和以前在老東家工作的下場似乎一直陰魂不散地跟著他。他把這件事跟他的律師貝托說。每次他在跟貝托討論這個案子和提供這個案子的文件資料時，他都會邊做筆記。這一次，他寫了一句話給自己：「新聞一曝光，就離開這裡。」

第二十一章

一口又深又黑的井

◆

一九九八年到二〇一〇年

北卡羅萊納州達勒姆（Durham）

三十年來，喬依和泰莉．格雷登一直是在站在病患這邊。這對夫妻檔一位是藥理學家，另一位是醫療人類學家，他們合寫聯合報紙專欄，並在美國國家公共廣播電台主持一個叫做《人民藥房》的節目。多年來，格雷登夫婦致力於病患自主權的教育，讓他們懂得如何為自己尋求治療的方法，而這一切都是建立在一個固若金湯的假設上：ＦＤＡ是一家稱職的監管機關，他們的說法是可以信賴的。

就連一九八〇年代晚期出現學名藥醜聞案的那段黑暗期，格雷登夫婦仍然信心喊話ＦＤＡ的「詳盡分析」已經證實不會有任何問題危及到消費者，他們依舊是學名藥的忠實擁護者。「我們還是堅信它們是一樣的藥物，如果市面上有學名藥，你們還花大錢去買原廠藥，那就是笨蛋了。」格雷登回憶道。

十年後，在他們律師辦公室裡的一次偶然遭遇，首度引發了格雷登夫婦對ＦＤＡ分析到底夠不夠詳盡的疑慮。那兒有名員工的年幼兒子患有注意力缺失症。這位員工告訴他們：「只要他服用了Ritalin®（中文商品名：利他能），到學校的表現總是非常好。」可是一旦他改服學名藥，老師就會抱怨同樣時間的課，他的專注力卻降低了。一九九〇年代晚期，格雷登夫婦開始陸續接到讀者和電台聽眾的來信數落一些學名藥的糟糕經驗。有位病患自從改服Synthroid®的仿製版學名藥之後，就飽受焦慮和失眠之苦：「我的流汗量變得比平常多，我的心臟感覺像是快從胸口跳出來。」另一位病患因為偏頭痛而服用了Fioricet®的仿製版學名藥之後，變得狂躁起來，「我整個人亢奮到難以想像，凌晨三點還在打字寫信和傳真。」

格雷登夫婦將這些個案發表在一九九八年的一篇報紙專欄裡，同時提問「ＦＤＡ在核准學名藥之後，對它們的監督做到了什麼程度」。到了二〇〇二年，喬依．格雷登聯絡了ＦＤＡ，並聯繫上學名藥辦事處的處長蓋瑞．布勒（Gary Buehler），從此展開那令人不快的漫長溝通，時間長達數年。

不久之後，《人民藥房》的網站儼然成為交流中心，病患們在這裡互吐苦水改用學名藥所出現的各種徵狀。病患們寫信進來，渴望得到答案。格雷登將這些抱怨轉交給ＦＤＡ的布勒。從二〇〇七年到二〇〇九年間，他至少轉發了二十種不同藥物的抱怨信給布勒，深信這些高級官員應該會想知道病患們的親身經歷。

二〇〇八年一月，在一封收信者是ＦＤＡ藥品審評和研究中心的臨床科學副主任羅伯特．坦普（Robert Temple）的電郵裡，格雷登轉交了一份跟Dilantin®（中文商品名：癲能停）的仿製版學名藥有關的申訴信，這是一種抗癲癇藥物：「服用了二十幾年的三百毫克癲能停之後，我試著減少藥費支出，換成學名藥。結果害我的癲癇發作了無數次。」格雷登寫信給布勒討論這封抱怨信。「這是最令人擔憂的。我們相信你跟我們一樣很認真地對待這個問題。」

格雷登仔細查看FDA對生體相等性所訂的標準，以及製藥公司提報的資料數據，這才發現學名藥的生體相等性比一般認定的要低很多。FDA用來界定生體相等性範圍的統計公式：學名藥在血液中的濃度不能低於原廠藥血液濃度的百分之八十，或高於百分之一百二十五。允許學名藥的標籤雖然可以寫藥效一樣，但仍可有上下百分之四十五的誤差。所以如果病患從一個學名藥換到另一個學名藥，就可能碰上第一天的藥效是在低標，第二天的藥效又突然竄上高標。FDA允許製藥公司使用不同的額外成分，亦即所謂的賦形劑，而且品質可能較差。這些差異都可能影響藥物的生體可用率（bioavailability），也就是可能被血液吸收的藥物量。

不過還有另一個真正要緊的問題吸引了格雷登的注意。學名藥製藥公司會提交病患血液檢測結果，而這個結果是用生體相等性曲線來呈現。圖表裡會有被稱之為Cmax的垂直軸來繪出血液中藥物的峰值濃度；以及被稱之為Tmax的水平軸來代表血液中的藥物達到最高濃度的時間。最後呈現出來的曲線看起來就像一個上下顛倒的U字。FDA就是利用曲線上的最高點，也就是藥物峰值濃度在評估血液裡的藥物吸收率。可是藥物峰值濃度，也就是血液已經吸收最大藥量的那個點，只是某個時間點上的一個數字而已。但FDA把那個點當成是「吸收率」的替身。只要學名藥在血液中的藥物峰值濃度有達到跟原廠藥一樣的類似濃度，就被認定具有生體相等性，哪怕這兩個曲線達到那個峰值的時間看上去完全不一樣。

格雷登於是才明白兩種不同曲線代表的意思是，人體裡的經歷也會完全不同。對緩釋性藥物來說，達到峰值濃度的時間度量，也就是水平軸是至關重要的。但這種藥物在ＦＤＡ於一九九二年首度訂定生體相等性標準的時候，還不是很普遍。而這個標準自那時候起就不曾再被更新過。「各種藥物達到Tmax的時間都不一樣，他們卻不當一回事。」格雷登在電郵裡向一位記者說道。「看在我們眼裡似乎很怪。」雖然ＦＤＡ宣稱它不會核可釋藥速率在「臨床上有太大」差距的學名藥，但也不肯透露製藥公司所提報的資料數據，所以外界根本不可能知道差距到底有多大。

愈來愈多的病患投書到《人民藥房》的網站，大吐他們和學名藥奮戰的苦水，格雷登夫婦從中發現到緩釋類藥物的抱怨數量多過於其他藥物。其中一個是Toprol XL®的仿製學名藥，這藥物曾經帶給哈利．利弗醫生的病患很多困擾。幾乎是它一問世，服用過它的病患就開始投書給格雷登夫婦，舉報它會害他們的血壓和心律大幅升高，噁心頭暈，長蕁麻疹、頭痛。他們的頭髮會脫落，還會失眠和在夜裡作惡夢。格雷登把其中一些內容轉交給ＦＤＡ的布勒。「你們要怎麼處理？」他問道。「萬一出現死亡案例，恐怕就會變成重大醜聞案了。」格雷登夫婦後來在其中一篇專欄裡提到了ＦＤＡ的回應方式。「基本上他們告知我們：『我們會回覆你們。』但就沒下文了。」

不過讓格雷登真正從此堅定自己立場的是另一個藥物。Wellbutrin XL®（中文商品名：威克倦）是葛蘭素史克藥廠所販售的抗憂鬱藥，在市場上很受到歡迎。這是一種「緩釋製劑」配方，會連續好幾個小時將藥物慢慢釋進血液裡，跟以前舊款的藥物不同，舊款必須一天分好幾個時段服用。二〇〇六年十二月，威克倦的專利權到期，以色列的梯瓦製藥廠開始推出第一批仿製學名藥，並跟英帕克斯實驗室（Impax Laboratories）締約製造。梯瓦的學名藥商品名是Budeprion XL®，裡頭的活性成分是安非他酮（bupropion）。結果甫問世馬上就有一堆病患投書到《人民藥房》，抱怨它會帶來頭痛、噁心、頭暈、煩躁、睡眠障礙，甚至造成焦慮症發作。還有人說這個藥很難聞。很多人變得動不動就嚎啕大哭，甚至有人出現自殺傾向。還有人說會渾身發抖甚至癲癇。「我有時候抖得太厲害了，根本沒辦法拿杯子喝水，再不然就是嘴巴會撞到叉子上的食物。」一位病患這樣說道。幾乎所有病患都回報他們的憂鬱症又復發了。

這些投書內容的相似度令格雷登大為震驚。有位病患寫道：「我以前沒有自殺傾向，但是在改服這款學名藥一天之後，我一整個禮拜下來一直有恐慌症，而且愈來愈嚴重。我變得精神異常、自我厭惡，程度惡化到遠超過我以前有過的經驗，我熬過了最糟的時刻，打電話給自殺專線，服用了兩顆Ativan®（中文商品名：安定文錠，抗焦慮劑），並停止服用Budeprion XL®，第二天就覺得好多了。現在我已經又回到正常生活。」另一位病患回報在服用了威克倦的仿製學名藥的兩個禮拜後，「我變得很有侵略性，我花光了活期存款帳戶裡的錢，我在高速公路上不停超車，還闖紅燈。我很有可能不是被撞死，就是撞死別人。」

有位病人「在以時速六十五英里開車的時候，突然恐慌症發作，頭暈目眩。然後我開始哭，心想我怎麼了？我要發瘋了嗎？我沒辦法止住我的恐慌，只好下車，坐在收費高速公路上的路邊哭，大卡車和車子一輛一輛呼嘯而過，逼得我只能躺進路邊的排水溝裡，摀住耳朵，讓自己冷靜下來，因為我無法控制自己的思緒，我很想衝上公路，跳進車陣裡。」

格雷登把突然湧現的大量投書呈報給ＦＤＡ的羅伯特．坦普，後者沒有回應。其實就連

FDA也有收到大量的病患投訴。光是二〇〇七年一月到六月間，就有八十五封跟Budeprion XL®不良反應有關的投訴信湧進這家機關，但那裡的官員對這些投訴大多不屑一顧，認為病患可能是受到心理影響，或許是因為藥劑的形狀和顏色改變，才引起這些反應。

但是到了二〇〇七年四月，格雷登夫婦向他們的讀者宣布了好消息，似乎是在預告FDA願意配合：「我已經和FDA安排好要分析《人民藥房》的讀者所懷疑的那些沒有原廠藥藥效的學名藥藥錠。」他們這樣寫道。「請說明你的服用經驗，並將你學名藥藥錠寄給我們，盡可能附上充分資料。」結果來自全美各地的藥物塞爆了格雷登信箱，其中包括「成千上萬錠」梯瓦公司的Budeprion XL®。格雷登馬上嗅出不對勁：「它們的味道臭氣薰天。」於是他轉寄給FDA。

在某場募捐活動上，格雷登巧遇巴洛茲．衛爾康基金會的一位化學家，該公司曾是威克倦背後的化學大功臣。「味道那麼怪是怎麼回事啊？」格雷登問道。

「這還不簡單，」這位化學家說這代表這些藥丸正在變質。「這是製程上出了問題。」

格雷登在等待FDA檢測的同時，也繼續把跟梯瓦公司Budeprion XL®有關的抱怨信轉交給FDA。「最令我們緊張的是，」他在二〇〇七年六月二十一日寫信給坦普這樣說道，「其中有很多人都說在改服這種藥物之後，出現了自殺的念頭。」

格雷登再也受不了這樣繼續苦等FDA的檢測結果。他找專家們問，是什麼原因讓這些病患出現他們所描述的症狀。他甚至伸出觸角，尋求獨立實驗室的的協助。塔德．庫柏曼（Tod Cooperman）是紐約州白原市（White Plain）消費者實驗室（ConsumerLab）的總經理，隨即加入他的隊伍。消費者實驗室檢測了梯瓦公司三百毫克錠的Budeprion XL®，並跟葛蘭素三百毫克錠的威克倦做比較。結果找到了造成病人痛苦的可能來源：學名藥在前兩個小時所釋出的活性成分是原廠藥的四倍。格雷登把這種效果比喻成就像你在喝烈酒。「如果你是在兩到三個小時的時間裡慢慢喝完一杯酒，你不會有喝醉的感覺，」他解釋道。「但要是你在十五分鐘內就把一杯酒灌完，等於是在很短的時間內灌進太多酒。」

格雷登夫婦相信是「劑量傾倒」（dose dumping）造成眾多病患出現「用藥過量」的先兆，譬如頭痛和焦慮，接著出現戒藥反應的症狀，譬如憂鬱症的再度上身和自殺念頭。梯瓦公司斷然否認消費者實驗室的報告，並宣稱獨立實驗室的檢測方法「不恰當」，ＦＤＡ則保持緘默。

二〇〇七年十二月，格雷登和ＦＤＡ的坦普兩人同時被洛杉磯的某廣播節目邀請上節目擔任嘉賓，討論ＦＤＡ在什麼條件下才會核可學名藥。節目中，主持人請教坦普，消費者實驗室揭發了原廠藥威克倦和仿製學名藥這兩者的差異，他的看法是什麼。坦普首度承認學名藥和原廠藥的活性成分釋放速度並不相同。「這裡的重點是，沒錯，學名藥是釋放得比較快一點，」坦普說道。「但這也可以說是一種有利條件。」他補充道，活性成分的提早釋放「不太可能」對病患憂鬱症的治療造成任何實質影響。格雷登很震驚坦普竟然把提早釋放形容成一種有利條件，他在下了節目後，曾這樣寫信告訴塔德·庫柏曼。「我們不禁要問，ＦＤＡ究竟是住在什麼樣的愛麗絲仙境裡，那裡一切都上下顛倒，三百毫克錠的活性成分安非他酮快速釋放竟然是一件很可取的事。」

坦普後來告訴一位記者，「大家一窩蜂擔憂這件事，但其中多數都是獨立個案。如果你去看生體相等性的研究報告，就會覺得這沒什麼好擔心的。」

格雷登想私下找坦普談。可是在一月的時候，因為得不到對方的回覆，只好試著聯絡布勒：「對於如何處理 Budeprion XL® 這款藥物所帶來的問題，我們已經束手無策。你們不可能真的相信這數以百計的類似申訴案都純屬巧合吧，」他寫道，同時繼續把各種訊息丟給 FDA，有時候每天都丟。他曾對某同僚這樣寫道：「說到 FDA，我們一直都在跟他們死纏爛打、威脅利誘，什麼方法都用盡了。」

到了二〇〇八年三月，格雷登火大了。自從 FDA 承諾調查梯瓦公司的藥品之後，一年都快過去了，還是遲遲沒有動作。這件事耗盡了他所有時間，他很想撒手不管。可是來自病患們的投訴仍源源不斷湧入：因為憂鬱症，他們入院治療、做了一堆檢查，甚至失去工作和家庭。就如某位病患所寫的：「我前面的路還很長，我只是想變回原來的我，可是我永遠回不去了。因為我服用的學名藥毀了我生命中最重要的一切。」

二〇〇八年三月十七日，再也忍不下去的格雷登寫信告訴布勒：「他們一**直出現**！……這些人才是**你的**老闆！是他們在付你薪水。你對他們有責任。他們不是瘋子、怪胎或白癡。他們是真實的人，遇到了真實的問題，你必須負起責任。」第二天，布勒唐突地回覆他，本機關仍在處理這份報告。但格雷登嚥不下這口氣。隔月，他再次開嗆：「我一再地說……人命關天。我們必須看到你們的報告，愈快愈好。」

二〇〇八年四月十六日，離格雷登初次提醒 FDA 學名藥有問題的那個時間點已經又過了一年多，FDA 終於發布調查報告，向消費者保證當初核准 Budeprion XL® 三百毫克錠的劑量是正確的決定。FDA在報告上說，雖然在溶解上有「些微差異」，但梯瓦公司的藥劑符合本機關所訂定的標準，所以是跟威克倦有一樣的「治療等效性」（therapeutically equivalent）。它的結論是，憂鬱症「反覆出現」並非藥物失效的關係，可能肇因於病患本身的問題。

格雷登讀完這份報告，震驚無比。格雷登曾在二〇〇七年得到FDA的保證，說他們會在實驗室裡檢測樣本，但根本沒有，只是回頭複查了二〇〇三年梯瓦公司送交的藥物申請書。更糟的是，FDA複查的資料竟是一百五十毫克錠的報告，而不是三百毫克錠。一般來說，學名藥製造商只會檢測最高劑量，也就是所謂的「對照藥品（reference listed drug）」。FDA認定劑量較小的藥錠是按比例製作，也會在體內產生類似藥效。可是在Budeprion XL®的這個案例裡，三百毫克錠從來沒被檢測過，只因為自願受測者「有癲癇的可能風險」，FDA這樣解道。格雷登很是震驚。FDA在沒有任何資料數據的佐證下，怎麼會知道三百毫克的劑量也具有生體相等性？這家機關只是根據較低劑量的檢測數據，就核可讓數百萬名民眾服用？

但最令格雷登氣結的是一百五十毫克錠的學名藥和原廠藥檢測結果，這兩個結果都被FDA放進這份報告裡。那是兩條曲線，代表的是受測對象們的血液檢測結果。但是這兩條曲線完全不同。格雷登才看一眼，就知道它們不可能對病人產生同樣的藥效。原廠藥的曲線是花了大概五個半小時的時間緩緩地往上爬到高峰值，而學名藥卻是在大約兩個小時內就陡地上升。這中間的差異「明顯到不可置信」，他說道，「任何小學生」都看得出來。

如果這就是FDA認定藥效一樣的唯一依據，而且這還是一款FDA沒有任何數據資料做為佐證的藥物，甚至並未為了這次的調查報告專門做一次檢測，只是根據低劑量錠的檢測結果就推斷藥效一樣，但肉眼都看得出來差別很大，那麼這問題恐怕比格雷登當初所懷疑的還要嚴重。「我們的反應是『我的天啊，代誌大條了』！」格雷登回憶道。「就是這張牌推倒了整棟紙牌屋。從某些方面來說，它改變了一切。我從來沒想到核准過程竟然這麼草率。」

格雷登寫信給坦普和布勒：「在看過今天發布的調查報告之後，我們相信你們已經對美國民眾造成誤導。」格雷登本來指望FDA挺身而出，解救病患，但這家機關卻似乎在倒行逆施危害他們，而且還是關起門來做。除了那兩條曲線之外，FDA沒有公布藥廠提交的生體相等性資料。坦普後來告訴一位記者，雖然FDA的研究報告「並沒有誤導大眾，但也可能不夠充分……」格雷登不確定自己還能做什麼，於是向科學界全面撒下天羅地網。他把這問題看成是公衛危機，但他自覺一籌莫展。他應該找國會嗎？還是找醫療說客？或是記者？要逼那家機關有所行動，得施壓到什麼程度？

目前為止，格雷登已經跟克利夫蘭診所的哈利．利弗成了常互通電郵的密友，兩人都在逆勢對抗世人默許的醫療方式和政治風向。兩人都提出類似的疑問。克利夫蘭診所心血管內科主任史帝文．尼森博士（Steven Nissen）是促成這兩人認識的幕後推手，他曾頗有同感地寫了一封電郵給格雷登，稱那家機關推拖作梗的本領「令人驚駭」。尼森是一位行事高調的病患維權分子，對FDA的無所作為早就習以為常。他曾無數次主動追蹤藥物安全的問題，對該機關的審核過程提出質疑。他寫信給格雷登，「不要指望FDA會有行動。他們只會對這些案子一貫否認，因為要是承認有問題，就會害他們看起來像是全搞砸了一樣。」

格雷登開始收到FDA某前任高層的信，對方以匿名方式提供格雷登一些消息和方向。格雷登提到他的消息來源時都說是「深喉嚨」。「基本上他證實了我們的立場是對的，這裡頭的確有問題，我們的方向沒有錯，我們不應該放棄或讓步，」格雷登曾對庫柏曼這樣寫道。二〇〇八年七月，格雷登會見了FDA官員們。他們同意跟他共同展開研究，在那些對學名藥反應不好的病患裡頭評估Budeprion XL®的生體相等性。格雷登曾告訴一位記者，他以為這家機關是為了「叫我們永遠閉嘴」才同意展開研究。哪裡知道六個月後，也就是二〇〇九年一月，FDA竟然還是沒有任何進展。格雷登寫信給一位FDA官員：「怎麼總覺得我們好像是往一口又深又黑的井丟小石子，連個水花聲都沒聽到。」

他繼續轉交抱怨投訴信，其中一封是某個人寫來說梯瓦仿製威克倦的學名藥「幾乎害我老婆自殺」。格雷登在二〇〇九年二月一個禮拜五的早上，將這份投書轉寄給布勒和坦普。「兩位先生，你們對這封信總該有感覺了吧？」他寫道，「我意思是，說正經的，都已經過了這麼久了，你們不會又要告訴我們，這純屬心理上的問題。我們到底什麼時候才能做點什麼來改善這個問題？」

二〇〇九年十二月，《華爾街日報》（*Wall Street Journal*）報導，梯瓦公司和英帕克斯實驗室計畫在FDA的指導下對三百毫克錠的Budeprion XL®進行生體相等性的檢測研究。但一年後，這項研究依舊沒什麼進展，FDA決定自己來。

最後在二〇一二年十月，FDA終於對研究結果發布新聞稿，證實格雷登一直以來就知道的真相：三百毫克錠的Budeprion XL®並沒有跟威克倦有一樣的「治療等效性」，因為它無法釋出足夠的活性成分。這款學名藥不像原廠藥，「無法以同樣的速度被吸收進血液裡，也無法達到同樣的濃度」，FDA這樣報告。消費者實驗室的塔德．庫柏曼很高興得知這消息，但沒有什麼特別的感覺。「我們很自豪能夠協助揭發這個問題，只是很可惜FDA竟然花了五年時間才決定移除該藥物。」他這樣告訴美聯社。這個時候的FDA也開始要求另外四家有仿製威克倦的學名藥藥廠，一樣得對自己的三百毫克錠藥劑進行生體相等性的檢測研究。在這四家裡頭，其中一家是瓦森實驗室（Watson Laboratories），它的藥也證實無效，於是撤出產品。

格雷登想聯絡FDA學名藥辦事處的處長布勒，問他：為什麼在他首度向他們舉報病人的問題後，貴機關竟然要花上五年時間才決定去檢測梯瓦的藥？為什麼這個藥當初沒有明確的生體相等性數據資料，卻還能被核可？但是他不能，因為二〇一〇年十月的時候，大約就在原告律師準備代表病患們控告梯瓦公司的十八個月後，布勒便從FDA離職了。他接下了全球法規情報和政策副總一職，他的新東家正是梯瓦。

如果FDA真的有心處理生體相等性的問題，只需要看一下自家的不良事件資料庫就夠了，那裡是專門蒐集民眾投書的地方。此外，它的資料庫裡也堆滿了各種有關學名藥的抱怨投訴：病患發現他們的藥長霉或者聞起來有很濃的「魚腥味」或「貓尿味」。有些病患甚至投訴他們服用的藥物沒有療效，「活像這個藥一點作用也沒有，」一位病患這樣寫信道。有的病患在FDA的指示下直接聯絡藥廠，他們把藥寄回去重做檢測，但音訊全無。還有人回報藥品裡有異物，從睫毛到小蟲子都有。

雖然FDA把這些投訴都視為「跟安全隱憂有關的重要消息來源」，但該機關的一位發言人後來曾這樣解釋道，他們還是需要「在檢討和詮釋的時候小心為上」。任何事情都可能影響投訴抱怨的數量，包括司法訴訟和媒體的報導。

二〇一六年一月，在新澤西州的勞雷爾山（Mount Laurel），七十一歲的退休人士卡拉・斯托弗（Carla Stouffer）若不是突然察覺到細微的動靜，她恐怕早就吞下平日服用的降血壓藥氨氯地平／貝那普利（amlodipine/benazepril）了。她湊近去看，才發現膠囊裡面卡了一條像蜈蚣的小蟲子，活生生的還在蠕動。被嚇到的她眼睜睜看著那隻蟲子試圖從藥殼裡掙脫。她以前從來沒想過她的藥物是誰製造出來的，但這次才得知她從藥品福利管理機構快捷藥方（Express Scrips）那裡一次領到三個月藥量的慢性藥，正是那家印度公司雷迪博士實驗室所製造。而她的抱怨申訴信成了那年向FDA申訴製藥公司的那一百多萬封申訴信裡的其中一封。

格雷登就像那些心生懷疑的病患一樣也對FDA失去信心。「我以前總是深信FDA會把事情處理好，單純認定他們的核准過程一定很嚴謹周全，因為這是大家都相信的事。」格雷登說道。但是他得知的資訊愈多，便愈對FDA沒有信心。有一天晚上在派對裡，他跟一位葛蘭素史克藥廠的主管聊天，那人八成酒喝太多了，竟告訴他很多家公司為了降低營運成本，正打算把生產製造系統移到中國。對格雷登來說，這是一個值得好好思索的問題。他懷疑這些專門製造美國藥物的製藥公司是打算趁著FDA對陳年法規焦頭爛額之際，在全球各地跟這家機關大玩特玩捉迷藏的遊戲。

這件事整個翻轉了格雷登的思考方向。他曾經以為FDA核准過的藥物都符合該機關訂定的標準，但他現在知道這標準有瑕疵。要是這些害美國病患受盡折磨的藥物劣質到連FDA帶有瑕疵的標準都沒搆上邊，卻仍被不當地核准過關，那該怎麼辦？這表示ＦＤＡ的標準和它的核准過程都出了問題。可是就算ＦＤＡ解決了這兩件事，也無力解決那個更大條的製造問題：美國再也不製造自己的藥物了。

第二十二章

價值六億美元的金鐘罩

◆

二〇一一年
馬里蘭州銀泉市

個性一絲不苟的FDA合規官凱倫・高橋的辦公桌上散置著蘭伯西最寶貴的資產：為推出立普妥的第一代仿製版學名藥所提交的申請書。充滿爭議的封套上蓋了ANDA76-477的戳章。現在輪到說話輕聲細語的高橋，和她在FDA國際執法科的同僚們進行審評。時間正一點一滴地流逝。

在學名藥世界裡，什麼都比不上阿托伐他汀那麼好賺。美國政府醫療保健計畫每年光是購買原廠藥立普妥，就得花掉二十五億美元。仿製版學名藥的推出每晚一天上市，就會害全美國的患者一天多花一千八百萬美元，這是一群美國參議員在二〇一一年三月提醒過FDA局長的事。在FDA排隊等候製造阿托伐他汀的隊伍裡，蘭伯西是排在第一位，而且因為跟輝瑞有過協議，所以可以在二〇一一年十一月三十日開始合法販售此藥物。全公司上下都在等FDA的核准。但是蘭伯西這些年來層出不窮的問題已經把這一度看來胸有成竹的產品上市目標，變成了誰都沒有把握的膠著狀況。「對蘭伯西來說，這是為了生存而戰，」某家製藥公司的一位律師曾這樣告訴《財富》雜誌。「這是有史以來學名藥市場裡最大的商機。誰都不知道它會從哪裡冒出來。」

在FDA內部，儘管對蘭伯西未卜命運的討論紊亂含混，但對一些人來說有一點應該很清楚，這家機關絕不會允許一家使盡詐術的公司拿到獨家銷售權，去販售全美最重要的仿製版學名藥。蘭伯西在先申請主義裡搶得先機的那份申請書似乎「救不起來了」，這字眼已經出現在美國政府的眾多小圈子裡。「這個申請案絕對不可能被核可。」黛比．羅柏森曾在二〇一〇年年中告訴一位檢察官。誠如FDA製藥科學處的副處長在一份內部備忘錄裡寫的：「明確來講，核准蘭伯西ANDA76-477案可能會牴觸本機關近來對蘭伯西的執法作為。」不管怎麼樣，這家公司都得被迫放棄自己的申請案，由隊伍中的其他公司來遞補。「遺憾的是，蘭伯西的前景不樂觀。」二〇一〇年年初，迪奈許．塔庫爾在跟他的律師貝托討論時曾這樣記錄道。「就算他們上法院打官司，也沒有什麼選擇。FDA不會核准放行他們的學名藥Atorva®。」

該機關並未在檯面上公開內部的討論內容。但就在高橋和她的同僚們深入檢閱這份申請案，以為這件案子一定擋得下來的時候，這家機關卻發現自己在證據、法規、程序和官僚上都深陷於一灘宛若泥沼的問題裡，其中很多還是FDA自己造成的。這場跟蘭伯西的爭鬥已經複雜難懂到，就連發動此鬥爭的眾多監管單位都快搞不清楚原委。他們語帶挖苦地玩笑說道他們不能沒有蘭伯西——那可是提神醒腦的糖果（譯註：bracelets有毒品的意思，台灣俗稱快克）。但是他們很快發現到他們面臨的其實是場可怕的死局：要是FDA不核可蘭伯西的阿托伐他汀，就不知道何時才能讓美國人買到便宜的學名藥，甚至連能不能讓他們買到都不知道。

蘭伯西是在二〇〇二年八月提出它的阿托伐他汀申請案。當時的法規規定（幾個月後才又做了變更），除非FDA是因發現裡頭有什麼過失而取消蘭伯西的申請，否則該公司可以擱置它的獨家銷售權。這會害得競爭者全擠在一起動彈不得，無法推出它們的阿托伐他汀，民眾的藥價負擔也跟著緩解不了。

表面上，FDA有充分理由可以關掉蘭伯西所爭取到的六個月阿托伐他汀獨家銷售權。畢竟這家公司使過太多的詐術，需要被好好懲戒。但是在這個案子的上顛下倒世界裡，有個論點已經開始滲進這個政府的內部討論裡。由於這家學名藥公司是靠很低的利潤在營運，所以需要阿托伐他汀這個利多藥物來支付那筆像天價一樣的罰金。除非高橋在申請案裡找到無可辯駁的詐欺證據，否則蘭伯西的阿托伐他汀重磅上市計畫很可能僥倖通過。

高橋很有條理地從頭檢查蘭伯西的申請案。自從二〇〇二年以來，就陸續有審核者抓到異常之處：電子數據失蹤、重新提報的數據資料跟以前不符、雜質數據不合常理。就在這樁申請案謙卑接受審核的過程中，蘭伯西不斷搬出各種藉口，把錯怪到捨入誤差、抄寫錯誤或計算錯誤的頭上，甚至連自己實驗室作業指南的不夠嚴謹也被搬出來當藉口。公司高層宣稱這些檢測數據之所以前後不一，是因為他們對化驗分析師的教授內容步伐不夠一致。

但是FDA審核員曾在原始申請案和蘭伯西於二〇〇七年補交的修正案兩者之間，找到很多「無法解釋」的差異。有些檢測結果的更動幅度過大，雜質下降到令人懷疑的地步。原本被形容為「白色」的藥丸，已經成了米色。還有很多例子都是最初的檢測結果是「超出規格範圍」，後來又變回「在規格範圍內」。這些更動暗示著那部分的數據全是假的，根本亂七八糟，抑或兩者皆是。

這些都只是小問題，還有更多的不祥之兆告訴他們資料數據有被動過手腳。比如那台神秘的攝氏四度低溫冷藏箱櫃，FDA懷疑如果冷藏箱裡的藥瓶裝的是阿托伐他汀，那就是為了要人工減緩檢測性樣本的降解速度。高橋得知，在二〇〇七年十月的時候，一位線人曾通知FDA，蘭伯西的某位副總曾在那年稍早FDA查驗帕奧恩塔薩希布工廠之前，假造阿托伐他汀的紀錄資料。二〇〇八年夏天，在查驗帕奧恩塔薩希布工廠裡的文件檔案時，FDA發現蘭伯西一直在丟棄阿托伐他汀和其他藥物安定性檢測失敗的報告，不斷重新檢測，直到過關，只呈交檢測成功的報告。二〇〇九年春天，印度古爾崗的蘭伯西研發實驗室裡也查到類似的欺騙行徑。高橋還沒找到任何證據證明這個阿托伐他汀申請案本身也有問題，但是沒有問題的機會幾近於零。

FDA本來已有十足的把握可以擋下這個申請案，卻沒辦到。二〇〇九年二月，它搬出罕見的申請誠信政策（簡稱AIP）來對付這家公司，逼迫蘭伯西必須先證明自己的產品不具欺騙性，才能獲得核可。高橋和她在走廊另一頭的同事坎貝爾寫過多次備忘錄主張這種懲處必須施行在整家公司才行。

但令人意外的是，FDA竟一隻手對蘭伯西進行制裁，另一隻手卻幫它打開逃生門。那個月，該機關宣布只對帕奧恩塔薩希布這家工廠施行AIP。雖然這等於對包括阿托伐他汀在內的八十五種藥物的申請踩了剎車，但也讓蘭伯西得以自由地將最有利可圖的申請案從被下達禁令的工廠轉移到其他工廠，只要它能提交出最新的數據資料就行了。

二〇〇九年十二月，也就是FDA對帕奧恩塔薩希布廠施以AIP制裁的十個月後，蘭伯西提交了修訂版的阿托伐他汀申請案。它在解決了專利訴訟案，並與輝瑞藥廠達成協議後，就提議使用輝瑞的活性成分，並將製造作業移往新澤西州的歐姆實驗室工廠，那裡的監管紀錄相當乾淨。但其實就連政府高層都絞盡腦汁地想要弄懂，為什麼這家機關會突然准許蘭伯西更換製造場所。「就我所知，合規處那裡當初並不想要我們核准這件事，因為蘭伯西會利用這個漏洞來規避AIP。」學名藥辦事處法規技術支援分部的主管曾寫信給他的同僚們這樣說道。但不知道怎麼搞的，FDA竟然就批准了這個更動。結果反而害得高橋和她同僚的工作更吃重，因為他們得把蘭伯西修訂版的申請案全都看過一遍，以確保裡頭不會再有任何資料數據來自於被下達禁令的那家工廠。

二〇一〇年四月，高橋開始追另一條重要的線索。AIP要求蘭伯西必須外聘稽核員來核實申請案裡的資料數據。蘭伯西找來了昆泰顧問公司（Quintiles Consulting），後者有義務將它的發現直接呈報給FDA。二〇〇九年十一月，昆泰的稽核員前往印度查核阿托伐他汀的申請案，結束時通知FDA有「驚人」的發現，坎貝爾曾這樣轉述給他的同僚們。那個發現是，二〇〇二年提交的溶解度數據的原始紀錄遍尋不著，而手邊找到的原始數據與曾提交給FDA的數據完全不吻合。這個情況等於逆轉了蘭伯西的申請案。因為FDA的要求是，申請書在提交的時候必須是「實質完整」的。這是為了防範有公司為了搶第一，先送出一份裝裝樣子的申請書，但其實根本還沒完成自己的研究或得出任何完整的數據。原始紀錄的缺乏意謂這數據資料不是弄丟了，就是一開始根本不存在。如果那些檢測是假的，就可能表示原始申請案的內容並不完善，屬於不合格的缺失。在FDA刑事調查處裡，黛比．羅柏森幫檢方標出失蹤的數據。「聽起來似曾相識，對吧？」她嘲弄道。

昆泰公司的報告清楚告知，除非找得到原始數據，否則蘭伯西可能得用新的成分和新的臨床研究重做檢測，而這當然會引發一個質疑，蘭伯西真的算是第一個提交完整申請書的學名藥公司嗎？這家公司還可以排在隊伍的第一位嗎？還是應該移到隊伍後面？

二〇一〇年五月，FDA的刑事調查員得知蘭伯西的新任執行長阿圖爾．索提（Atul Sobti）曾在上一次感恩節的周末，找來昆泰公司的主管包柏．羅茲（Bob Rhoades），質問他為什麼沒先找他們會商，就把那麼糟糕的缺失報告交給了FDA？「他很不高興。」羅茲對那場會議回憶道，還說索提當場訓斥了他。但是後來索提驚訝地表示，會議的時間很長，「那個互動只占裡頭的一小部分而已，對方對那一小段互動過程的理解方式未免過於誇張，而且一點也不正確。」

但是在FDA內部，知曉那場會議的官員們都把它視為索提有意干擾檢測結果的一種動作。這「應該就是決定性的最後一根稻草」，羅柏森的主管向FDA的一位律師這樣宣告。「竟然連執行長也一樣的德性。蘭伯西裡面不只充斥著詐欺文化，甚至到現在都還在漫天撒謊，公司上下全都一樣，連上位者也是。該是取消所有協議的時候了。」

但是在FDA，還是有少數人不同意。這時候，高橋又回頭去查數據不見的這個問題。這代表什麼意思？ＦＤＡ會怎麼處理？「有任何書面文字規定藥物申請案的原始數據資料一定要永久保存嗎？」製造和產品品質部合規辦事處的處長電郵他的幕僚這樣問道。很不幸，答案是沒有。誠如合規辦事處的法規顧問所提到：「迄今為止，我們還是無法指出有哪條法規有規定他們必須永久保存那份數據資料。」

二〇一〇年五月五日，有幾近十幾位ＦＤＡ律師、監管人員和刑事調查員在該機關的總部與檢方還有司法部的官員會面討論，試圖解決那已經發展到亂無頭緒的蘭伯西案子。各種所能想見的懲處辦法都攤在會議桌上，從起訴各決策高層、禁止該公司販售產品，到訂出天價高的罰款都有，但是這中間的對話還是一再回到阿托伐他汀身上。

「最有利於美國政府的方案是什麼？」ＦＤＡ合規辦事處副處長道格拉斯・史特爾（Douglas Stearn）詢問與會者。他提到蘭伯西已經針對它的阿托伐他汀ＡＮＤＡ案提出令人存疑的修訂版，ＦＤＡ不應該核可這個案子，這等於是在獎勵這家公司，而是應該處以重金罰款。「而且必須是天價。」

馬里蘭州美國聯邦地方法院助理檢察官斯圖爾特・柏曼指出，蘭伯西在古爾岗研發總部的一位副總曾對昆泰公司的稽核員們發出一份很奇特的聲明：「靠數據生成（data generation）來同時記錄和檢驗數據，不屬於印度的文化。但我們必須學習這種方法，把它當成一種習慣來養成。」柏曼說，這似乎沒什麼好辯駁的了，「（從蘭伯西那裡）拿到的任何一丁點數據都是屁。」

「我們為什麼要那麼大費力氣地保住蘭伯西？」ＦＤＡ的副首席執法顧問史帝文・泰夫打斷道。「為什麼不乾脆一網打盡，把從二〇〇六年到現在上市的所有商品全都喝令下架？」

柏曼說，再不然就「把和解案擱在一旁，先起訴那些人。」除非他們知道蘭伯西能付出多少和解金，否則和解案的問題根本是在「本末倒置」，但就在他們爭辯這些選項時，整個討論內容還是又轉向到若是直接否決這家公司的阿托伐他汀製造權，會有什麼影響。泰夫承認道，「如果我們採取強硬措施，可能就拿不到大筆的和解金，因為他們湊不出那麼多資金。」

這令史特爾很擔心。「那如果我們讓他們保有先申請主義，但是必須付大筆和解金，這方法怎麼樣？」

就在他們討論如何阻止蘭伯西製作阿托伐他汀，但也要拿到和解金，才能對製藥產業祭出有效警告時，美國聯邦地方法院助理檢察官羅恩．尼可拉斯（Roann Nichols）問道：「有沒有什麼方法能夠不核可那件先申請主義的案子，讓他們賣掉那個權利？」這樣一來，還是有錢可以付和解金。

但柏曼指出，司法部的立場不應該是透過「不法所得」來取得罰款。沒有阿托伐他汀，「我們什麼錢也拿不到，」司法部消保單位的資深訴訟顧問琳達．馬克斯說道，她曾經因為把關鍵線索洩露給蘭伯西的律師團而跟羅柏森起過衝突。

「這家公司必須完全放棄獨家銷售權，」一位ＦＤＡ的律師佩奇．泰勒（Paige Taylor）打斷道。「如果這個申請案有污點，那個污點就會一直都在。」

看來好像找不到完美的申張正義方法。誠如尼可拉斯所做的結論：「總要有人做個決定。阿托伐他汀不管怎樣都會出問題。」這幾乎是無可否認的事實。與會官員們離開時的想法都是，那個申請案得不到支持的，幾乎篤定出局。

在ＦＤＡ，為了監管海外工廠所做出的各種必要妥協，正在削弱官員們原本強硬的立場。那場五月的會議過後，不到三個禮拜，監管單位就收到蘭伯西請求查驗印度莫哈里的一家工廠，那裡還沒得到ＦＤＡ的核可。合規人員很清楚這是蘭伯西的「聰明伎倆」，它想方設法地讓更多工廠獲得許可，藉此規避帕奧恩塔薩希布被制裁的問題。目前為止，蘭伯西已經接受了快五年的刑事調查。但是ＦＤＡ還是拿它在所有國外設施施行的同一套辦法，來回應這家公司的要求──ＦＤＡ得先請求對方許可它前往工廠查驗，而且還得提早幾個禮拜前告知。

二〇一〇年八月十九日，一位ＦＤＡ調查員寫信給那家公司，詢問「我們將在二〇一〇年十月四日到八日期間到訪，貴公司是否準備就緒並有空接待我們」，而且還詢問「能否騰空協助安排調查員來回機場／飯店／公司的交通工具或者提供這方面的資訊。」一名蘭伯西的主管回信提供更多關於工廠的資訊，並承諾協助預訂旅館，還說公司「也會準備邀請信函」。換言之，這家公司會再一次擔任東道主和旅行社的角色，還能得到預先的通知，讓它有六個禮拜來改造工廠，迎接ＦＤＡ的到來。

而這時候，在國際合規處這裡，高橋繼續伸出觸角向局裡其他科學家請教，想知道ANDA 76-477是否有在某處明顯越線。但每次的詢問似乎都繞回同樣的主題：這份申請案無法證實其合法性，但也無法證明它有造假。但是在二〇一一年三月十六日的早上，高橋靈光一現，不再研究這份申請案，改而研究該公司的慣用伎倆。她請黛比·羅柏森把二〇〇七年她那個部門訪談拉吉達·庫馬的筆記影印一份給她。庫馬是一位剛正不阿、無任何不良紀錄的目擊證人，向來是該局重要的消息來源。高橋詳閱筆記內容，突然注意到庫馬提到一個很特別的造假手段。庫馬告訴調查人員，有兩個美國的藥物產品，該公司曾拿到原廠藥的化學圖譜，複製它們，讓它們看起來像是蘭伯西自家產品的圖譜。

這令高橋陷入思考。蘭伯西在二〇〇二年原始申請案裡所呈交的溶解度數據，看起來跟原廠藥立普妥的溶解度數據相似到近乎可疑的地步。另外這家公司宣稱他們找不到當初檢測的原始對應數據。搞不好蘭伯西是剽竊了輝瑞的所有數據，當成自家的數據送交出去。這個可能性值得深入追查。雖然缺少「確鑿證據」，但是在局裡，大家都知道這叫做「確鑿證據理論」。如果她的懷疑屬實，那就可以說明最初數據都不見的原因——也許是因為它一開始就不存在。

要想知道蘭伯西到底有沒有拿原創者的數據來冒充自己的，最好的方法就是爬梳一遍輝瑞的立普妥申請案、專利權和其他公共來源，希望找到能完全吻合蘭伯西申請案裡頭數據的色譜圖或其他檢測結果。高橋會認定這點子可行，恐怕是因為她已經絕望到索性豁出去了。這個作業任務其實是很繁浩的。輝瑞的立普妥申請案於一九九六年得到核可，那份厚達二百二十頁的申請書儲存在西維吉尼亞州的政府庫房裡。高橋後來得知要花四到六周的時間，才能把那份文件送抵馬里蘭州的CDER總部。

高橋於是被迫把搜尋範圍縮小到公開紀錄上。當時蘭伯西在提交申請案時，市面上已經有數千種公開紀錄。所以這真的很像大海撈針，最後可能一點結果也沒有。

她的選項愈來愈少，而這時要求FDA做出決定的壓力愈來愈大。不只美國參議員要求盡快核可，另外六家也提出阿托伐他汀申請案的藥廠也在要求FDA盡快作業。沒有人知道

ＦＤＡ何時通過，或者會不會通過蘭伯西的申請案，競爭者都在擔心該機關的猶豫不決恐會拖緩他們的案子被核可的進度。

三月十八日，邁蘭製藥公司在華盛頓特區的聯邦地方法院對ＦＤＡ提起訴訟，控告蘭伯西應該被迫交出獨家銷售權，原因是它使用假數據，而「ＦＤＡ的優柔寡斷等於是允許蘭伯西保有它本來沒資格享有的福利」。就在各新聞媒體對此官司大肆報導之際，一位印度辦事處的ＦＤＡ官員電郵他的同僚們：「在這種環境下，這些報導不太妙。」

四月四日，ＦＤＡ以強硬態度表示它不會理會邁蘭的訴訟，主張自己沒有義務揭露機密性的討論內容或協助邁蘭的經營計畫。五月二日，一位法官附和這個說法，裁定任何一家公司都不能干涉別家公司的申請案。投資者把ＦＤＡ對邁蘭案的態度當成一種暗示來詮釋，說這家機關打算在十一月的時候准許蘭伯西開賣阿托伐他汀。這個新聞讓蘭伯西的股價應聲上漲。但其實根本沒有人知道——包括蘭伯西的人也不知道——ＦＤＡ的討論結果是什麼。而這時的華爾街分析師已經繪製出幾種假想狀況下的複雜流程圖以及它們對市場的衝擊。

不過合規人員都知道結論會是什麼。一個月前，他們在傳閱一份備忘錄，上面有各種問題和可能的答案。其中一個問題是：「政府會堅決主張蘭伯西喪失阿托伐他汀的獨家銷售權嗎？哪怕這代表和解案裡頭可能收回的大筆賠償金將跟著縮水？」而答案是：「會，這是為了民眾的健康著想。」

但是局裡的機制一直在往核准的方向推。二〇一一年五月，黛博拉·奧托的部門，也就是合規處，傳了一份備忘錄給藥品審評和研究中心的主任，裡面有決定性的建議。在蘭伯西被處以

ＡＩＰ的情況下，這份備忘錄仍力促學名藥辦事處正式審查蘭伯西的阿托伐他汀申請案，並破例加快進度。備忘錄裡主張，如果有欺騙行徑，審評過程中可以偵測得出來，但若是有人願意挺身反駁，這主張其實很容易被反駁掉的。可是因為美國政府每年得花二十五億美元購買原廠藥立普妥，所以有很多不容小覷的勢力在中間運作。誠如道格．坎貝爾後來還原整個過程時所說的，整個邏輯就是：「『我們能做的就是擋下它，可是我們不會擋下，因為我們全都想省下數百萬美元。』」

就在學名藥辦事處開始正式審查蘭伯西修訂過的阿托伐他汀申請案時，曾經看似不可能克服的異議竟都消失了。十月中，幾個不可少的審查單位都在申請案上簽字同意。到了十一月初，ＦＤＡ已經定案了新聞稿，正在草擬現場預期的提問所該給的答案。看來十一月七日，也就是最後核准期限的前三個禮拜，就會成為該機關放行蘭伯西藥物的大日子。

但那天早上這家機關的官員們都在驚慌失措。原來他們發現一個重大疏漏，ＦＤＡ沒有對那家已被蘭伯西列為活性成分主要來源的工廠進行預先批核式的查驗作業。先前蘭伯西曾告知ＦＤＡ它會在新澤西州的自家工廠進行阿托伐他汀的組合和瓶裝，並使用來自愛爾蘭科克郡輝瑞藥廠的活性成分。可是二〇一一年七月底，蘭伯西改變作法，告知ＦＤＡ它也會使用旁遮普省自家的多安薩（Toansa）工廠所製造的活性成分，這個決策曾令ＦＤＡ感到困惑。「在我看來這很可笑，蘭伯西竟然決定使用自己的活性藥物成分，」ＦＤＡ律師瑪西．諾頓（Marci Norton）寫信給道格拉斯．坎貝爾。「有鑒於這個藥物受到這麼高的關注，採用輝瑞的活性藥物成分才是比較聰明的作法。」

按ＦＤＡ自己所設的標準，理當每兩年查驗一次所有藥物製造設施。而多安薩工廠的下一次查驗時間就快到了。那天下午，ＦＤＡ召開一場緊急會議，會中官員們決定延期宣布的時間，立刻前往那裡展開查驗作業。

十一月二十一日，離蘭伯西可能開賣仿製版立普妥的時間還剩九天，兩名ＦＤＡ調查員抵達多安薩，此行任務是要查明兩件事：這家工廠有沒有遵循優良藥品製造標準，以及它能不能為阿托伐他汀安全地製造出活性成分。其中一位調查員雷吉娜．布朗正是在帕奧恩塔薩希布，發現那台冷藏箱並未登記在冊卻裝滿樣本的那位調查員。

多安薩的查驗工作正在進行，馬里蘭州的監管單位焦急地等候結果。感恩節那天，布朗寫信給坎貝爾，總結她目前所找到的問題。她發現員工缺乏訓練，而且在製作一批阿托伐他汀的時候竟公然使用廢紙，這是一個漏洞，代表那裡缺乏管控和可能有操作數據之嫌。四個小時後，她又把她潦草寫下的幾個發現傳給他，這時就已經看出查驗結果並不理想。她發現在製造現場的正中央有一台碎紙機，還有跟批次有關的紀錄正在被摧毀的證據。「每一張廢紙都在預告我們以後的麻煩會很大。」她這樣對坎貝爾寫道。

十一月二十五日星期五，離蘭伯西可能開始製造阿托伐他汀的日子只剩五天，ＦＤＡ還沒做出決定，這時候的坎貝爾不只對布朗的調查發現感到困擾，也對該機關的執意核可感到憂心。他自己也快要沒有時間了。學名藥辦事處一直在施壓他這個單位得在這禮拜前交出同意核可還是反對的最後結論，而現在已經是禮拜五早上了。曾在和解協商上跟蘭伯西律師團深入交手過的瑪西．諾頓律師告訴坎貝爾，等禮拜一早上大家都回到辦公室之後再說。這件事沒有犯錯的空間。

「這個決策未來可能會被嚴格檢驗，也許是在法庭上，而且可能由國會提出。」

然而諾頓也擔心布朗可能會把這次的查驗結果列為FDA**必須採取行動**（OAI）的等級，這也是藥廠設施所能得到最糟糕的評分。面對這樣的評分，FDA若仍執意通過蘭伯西的阿托伐他汀申請案，恐怕說不過去。坎貝爾向諾頓再三保證：「如果可能到OAI的程度，我一定先跟你連繫。」

諾頓知道這家機關正在被一根無望取勝的槍管頂在頭上。如果它不核可蘭伯西的申請案，國會和病患團體的批評聲浪會像大雨傾瀉而下，要求它給一個有別於原廠藥立普妥、大家都負擔得起的選擇。再說蘭伯西若沒有拿到它的阿托伐他汀核准簽章，很可能不願付大筆的和解金。但是如果FDA核可了申請案，就等於蓄意放行不夠格的工廠所製造出來的藥品。

緊張不安的監管人員巴不得有一條清楚的路線可以讓他們同意放行。但還不到一個小時，布朗就傳來最後的查驗報告。諾頓惡夢成真。布朗提議將多安薩列為不合格的等級，或者說是OAI，因為它沒有遵守優良藥品製造標準。就像她在電郵裡所總結的，「我們看到太多廢紙在被使用，」她這樣提到，「甚至有一台一般用途的碎紙機，更是令人起疑。」

所以可想而知，這家工廠的運作不夠可靠，足以構成它喪失製造阿托伐他汀的資格條件。但是布朗竟又自己翻盤，做了一個出人意表的決定，認為「可容許」這家工廠製造藥物成分，建議核可這件申請案。她的結論是為了要製造出立普妥的仿製版學名藥，這些缺失是可以被忽略的。在製造阿托伐他汀的活性成分上，「這家公司現在已經很有經驗」，她這樣寫道。布朗承認，這是一個「極不尋常的建議」。處於壓力下的她硬拗：這家工廠是不好，但是可能可以製造出好的藥物。

監管人員都感覺得到大禍隱約臨頭。這家工廠沒有通過優良藥品製造標準的審查。它不符合FDA的標準。但是只剩下二十四小時就得放行蘭伯西的仿製版立普妥，不然就是棄數百萬名美國人於不顧。

監管人員們跟FDA的印度辦事處通了緊急電話，在電話中斟酌這件事：該機關發現它無法接受製程，但還是對活性成分有信心。這要怎麼解釋才行得通呢？其中幾位監管人員希望能給他們更長的決策時間，另一位做了一個重要的提問：「為什麼美國人想要印度這家公司的（活性成分）？」律師諾頓這時打岔，解釋除非他們核可阿托伐他汀，否則蘭伯西不會簽下同意書，也就是那已經交涉多年的和解協議書。儘管蘭伯西犯下的詐欺罪規模不小，但似乎也已經把FDA逼到了牆角。諾頓的結論是：「局長恐怕得好好權衡。」

二〇一一年十一月三十日，華盛頓特區的黎明時分又乾又冷，坎貝爾驚慌地醒來。他一點也不期待這一天。等他進了辦公室，媒體已經打爆那裡的電話，都是來詢問阿托伐他汀的事。合規處尚未公布它對蘭伯西申請案的最後看法。雖然說查驗到的真相都是既定事實，理論上是不能改變的，但布朗給的建議卻留給了FDA一個「如何自圓其說」的難題：如果那家負責製造重要成分的工廠不符合基本的生產作業標準，你要如何證明核可蘭伯西藥物的這個決定是正當的？

答案是既定的事實可以被修改。合規處草擬了一份供核准用的備忘錄，裡頭更改了調查員布朗對多安薩在優良藥品製造標準上不予認同的審評結果，把它從「FDA必須採取行動

（OAI）」改為「可容許的cGMP現況」。備忘錄一開頭就說，在與查驗小組「充分」面談並審閱了初步報告之後，「參與會商的各領域專家一致同意，跟缺失有關的事實陳述並不足以構成執法行動的根據。」為了把決不放行變成可以放行，FDA更改了一個本來會帶來不便的事實真相，而且還忽略明顯的警訊。

那天快終了時，FDA通知蘭伯西它的ANDA被核可了。這家醜聞纏身的公司拿到了獎賞：為期六個月、獲利可觀的仿製版立普妥獨家製造權，六個月後其他競爭者才能加入市場。晚上八點十二分，FDA發布新聞稿，對外宣布這個消息。在印度，蘭伯西新任的執行長兼總經理阿朗．梭尼（Arun Sawhney）對員工發表談話。他說在美國推出的仿製版立普妥「對每個印度人和全世界的學名藥產業來說都是歷史性的一刻。」他喜形於色，「這是一種永不放棄的精神。」並補充說，仿製版立普妥上市的過程「簡直像一部驚悚片」，在這樣一個充滿競爭的世界裡，「蘭伯西終將成為阿托伐他汀市場裡的佼佼者」。蘭伯西第二天早上開始運送藥物。光是預購的部分，第一天二十四小時內的收入就賺進一億美元，六個月內的總收入幾近六億美元。

在FDA，合規人員互相道賀，堅信自己終於做了對的事情，但同時又因這個決策和決策做成過程而深感不安。後來沒過多久，這家機關就發現自己被耍了。蘭伯西起初向FDA保證，藥物會在美國製造，一定會以最高的製造品質來要求自己。可是十二月一日，也就是這家機關才給了綠燈放行的第二天，蘭伯西就向FDA提出申請，要另外找別的廠址來製造阿托伐他汀的藥劑成品：在印度的莫哈里工廠。這家公司的核可證照一到手，就計畫把製造作業搬回FDA鞭長莫及又成本較低的工廠。而那也是一家FDA得先請對方提供「邀請函」才能前往查驗的工廠，而且得在到訪前六個禮拜先通知。

就連那些早熟悉這家公司「伎倆」的監管人員也都瞠目結舌。「我們對莫哈里的了解是什麼？」製藥科學處的副處長詢問一群同僚。

「它不在新澤西州啊！」一位監管律師反唇相譏。

蘭伯西從看似不可能取勝的劣勢轉敗為勝，竟然能把一手爛牌打成了好牌。「他們玩弄這家機關的手法就像在彈電子琴或拉小提琴一樣流暢。」坎貝爾後來說道。

蘭伯西繼續對ＦＤＡ陽奉陰違。在二〇一二年三月的一封電郵裡，蘭伯西的全球品質主管寫信給坎貝爾：「本著公開透明以及與ＦＤＡ合作無間的精神，特在此證實多安薩的碎紙機已確實移往製造區以外的地方，置放在多安薩的ＱＡ大樓裡，其用途也會被繼續控管。」但後來那幾個月，高橋和同僚們的疑慮——蘭伯西仍會使出騙人的詐術，美國人會服用到次級藥品——都不幸地被一一印證。

PART VI

分水嶺

第二十三章

電燈開關

◆

二〇一二年十二月七日

印度旁遮普省多安薩

ＦＤＡ在找自願調派印度的調查員，那裡的辦事處人力不足，但是都找不到人願意被派調到那裡。可是年輕的消安官彼得．貝克卻舉手自願加入。他熱愛旅行和冒險，每年都會跟摩托車車隊裡的同好前往迢遠的國度馳騁，輪跡遍及蒙古和菲律賓。除此之外，他的自願加入其實還有一個務實的理由。在名氣上，印度向來是無菌製造業裡的全球領先者，這是不容錯誤的一門科學，專事生產無菌藥物。貝克心想，去印度工作就能見識和查驗最厲害的無菌作業環境，日後若帶著這樣的專業知識回到美國，對自己的事業一定可以加分。

才抵達新德里三個月的他，很快接到一個重要的任務：到旁遮普省北部一處偏遠地方查驗蘭伯西的多安薩工廠，該公司的立普妥仿製版學名藥阿托伐他汀所使用的活性成分就是在那裡製造。多安薩就是那家很有問題、大半靠ＦＤＡ官僚的介入才在最後一秒勉強通過查驗的工廠。

蘭伯西才開始上市販售最有賺頭的阿托伐他汀，十個月後就向ＦＤＡ招認了一件令人震驚的事。它發現配銷給全美病患的數百萬顆藥錠裡，其中有一些恐怕摻有藍色玻璃碎片。這場製程的疏失證實了ＦＤＡ合規人員一直以來最深的恐懼。蘭伯西根本不該得到這種藥物的製造核可。現在它正在召回數百萬顆受到牽連的藥錠，ＦＤＡ也派出貝克前往活性成分的製造工廠多安薩查出問題出在哪裡。

這是一場高風險的查驗作業，貝克和另一名經驗老到、長駐在孟買的ＦＤＡ調查員阿圖爾．阿格拉瓦爾（Atul Agrawal）組隊前往。這兩人外貌完全不同：貝克年輕英俊，有一付運動員的體格，一頭剪得很短的棕金色頭髮；阿圖爾個子矮，禿頭，走路有點跛。但這兩位有個共同的特質：都不喜歡被耍。由於這一次的查驗作業太重要，因此ＦＤＡ的駐印度總部只提前幾個小時通知蘭伯西，讓他們比較沒時間隱匿證據。無奈貝克和阿圖爾跑錯城鎮，得再繞回來，等於多給了蘭伯西幾個小時的時間。

這兩位調查員終於抵達面積廣達好幾英畝的廠區，裡頭矗立著數十棟大樓。來自蘭伯西總部的一位主管比他們先趕到。他是那天早上從新德里搭第一班飛機趕來的，這表示這家公司前一天晚上就得到今天有人要來查驗工廠的消息，所以幾乎確定是ＦＤＡ駐印度辦事處裡有人洩漏出去的。

廠裡的主管提議調查員先坐下來聽簡報。但阿圖爾堅持立刻帶他們前往那棟曾發生玻璃污染事件的大樓。主管們帶他們到MP-11廠，在那裡向他們解釋污染源來自於藍色玻璃製的保護環，它就套在反應器的頂部艙門。反應器是一台圓形大容器，藥物成分會被鏟到裡面去加以混合，產生化學反應。廠方宣稱他們無法將那個保護環秀給調查員看，因為他們後來把它移除了，但是他們給這兩人看了照片。照片的玻璃上面有個很小的缺口。貝克端詳那張有小小圓形瑕疵的照片，心想這看起來未免太工整了點，就像是有人很小心地用一根鎚子敲進去的。這麼小的缺口怎麼可能產生足夠的玻璃碎片污染數百萬顆藥錠？

阿圖爾和貝克又額外檢查了另外幾台反應器，他們探進頂部的艙門往下查看裡面的玻璃夾層，甚至找來廠裡員工抓住他們的腳，頭下腳上地倒吊進反應器裡。一群蘭伯西主管在旁安靜等候，貝克手拿電筒橫掃鋼製大筒倉的圓柱狀壁面，結果瞄見玻璃夾層出現蜘蛛網狀的裂縫，於是用手電筒仔細照了一下。他懷疑這個裂縫才是禍端。但他很確定跟在後面的那幾個主管一定會盡一切手段不讓他知道真相。

在另一個反應器裡，他看到了成堆的粉末殘留物，就像從來沒被清理過似的。他要求看廠裡的檢測表，所有的檢測都只有簡單記錄ＯＫ二字，沒有另外的註記。清潔檢查單則由兩位不同技師負責簽名。當貝克質問廠裡的主管時，他們都會先用印度語互相交談一下，好像想先讓大家的說法全都一致。在被質問的過程中，他們承認那些在日誌上簽過名的人並沒有確實做好清潔工作。

查驗作業還在繼續進行的時侯，一位廠裡的主管提到公司那邊計畫把有玻璃雜質的成分磨碎後過濾、再重新上市販售。調查員解釋這些成分的受損程度太嚴重，於是廠裡主管保證會銷毀它們。在美國，標準作法是調查員親自到場見證危險產品的銷毀作業。貝克曾到過垃圾場，看著一家公司把漂白水倒進已經變質的魚堆裡，再用堆土機碾過去，飽含有毒氣體的魚體就瞬間爆開。

貝克和阿圖爾都不相信蘭伯西會銷毀這些受損的成分，他們後來請示FDA駐印度辦事處的處長允許他們留下來見證銷毀過程，但被告知沒有必要。

調查員在那家工廠待了八天。他們找到了重大的違規，但離開時的感覺很不好，覺得曾被他們要弄——玻璃上工整的圓形缺口是假造的，還被刻意轉移注意，不想讓他們看見反應器裡頭重大的玻璃瑕疵。他們擔心蘭伯西不會如他們所保證的銷毀受污染的成分，還是會再拿出來銷售。

這次經驗讓貝克下定決心：他發誓為了戳破廠商主管預先協調好的辯詞和各種否認，必須要更聰明一點和再咄咄逼人一點。他的這個決心以及隨後就要揭發的真相，使他在印度藥廠的圈子裡成為一位惡名昭彰的人物，更對全球各地的生產作業提出質疑。

貝克生長在離全球性詐欺世界一個遠到不能再遠的地方，那是奧勒岡州萊巴嫩（Lebanon）一處專門培育牧草種子的農場，撫育他長大的父母是門諾派教徒（Mennonite）。家人們常去的教堂經常在宣導要服事他人。而社區裡的傳教工作也曾引領著他的家人前往迢遠的國度：哥倫比亞境內亞馬遜河下游的土著村落，還有多明尼加共和國的孤兒院。貝克夏天會到鄰居的田裡幫忙開牽引機和收割機，那裡晴空朗朗。

在聖地牙哥念基督教學院的貝克發現自己熱愛化學，畢業後前往歐洲當背包客的時候認識一位瑞典女孩，兩人相偕回到聖地牙哥定居。他在一家專門檢測製造商藥物的受託研究實驗室找到工作，每天都要花好幾個小時測試高效能的液相色譜儀。但這家公司似乎對該用多少時數來跟客戶收費比較感興趣，而不是客戶有沒有一絲不苟地遵守優良藥品製造標準，這種氛圍點滴浸漫了整家實驗室。在那裡，鮮少受到監督的化學家們會為了快點完工而偷吃步地向上或向下微調數據，尤其是周五下午，公司運來了啤酒桶，員工們都跑去打籃球的時候。

過了一年，貝克和他的女友搬到中國，到那裡教工程系學生英文和西方文化。等他們回到聖地牙哥，兩人就結婚了。貝克最後到亞培公司（Abbott Laboratories）上班，在品質保證實驗室裡擔任工程師。他是在那裡才開始真正學到東西。他的老闆指派他把一間沒有正規控管機制的實驗室提升到符合法規的標準。這意謂他得負責打造出整個基礎設施，在作業標準上必須做到透明而且經得起考驗。貝克就是在這裡從頭學起所謂的優良藥品製造標準是什麼。

二〇〇八年，正在舊金山州立大學（San Francisco State University）念分析化學碩士學位的他加入了FDA。不到一年時間，他就在美國境內的多家工廠執行查驗作業。那兒的設施大多很遵守法規。他會在每家工廠待上幾個禮拜，敦促它們讓製程更完善。在他五十五次的美國境內查驗作業裡，他只給過兩次警告函。後來其中一家把製造工廠搬到台灣，部分原因是為了規避太麻煩的審查作業。到了二〇一一年年中，由於FDA在海外積壓太多有待查驗的案子，貝克於是自願前往中國執行查驗，也打算順道練習一下以前在大學學過的中文。

幾個月後，貝克睡在浦城縣的一家飯店裡，那是福建省的一座偏遠城鎮，他是出差來這裡查驗一家動物藥品工廠。凌晨一點他被一陣急促的敲門聲驚醒。隔著門上的窺視孔，他看到十幾名穿著便衣的男子，原來他們是政府公安人員。他還沒來得及打開門閂，門就被強行撞開，一群人蜂擁擠了進來，暫時扣住他，搜索他的房間。飯店後來宣稱他們搞錯人了，以為他是另外一個人，但他幾乎敢肯定那家飯店裡只有他一個外國人。

他已經進入海外的查驗世界裡，但對於這個世界，FDA只提供過粗略的訓練，譬如告誡他不要接受任何價值超過二十美元的贈禮。但從沒教過他當地政府恐會監視他的一舉一動，也可能會有人饋贈金幣或者半夜送個應召女郎到你房間，或者當他來到偏遠鄉鎮，而這個鄉鎮是受控於待驗工廠上面的母公司時，他該如何自保。貝克漸漸學會如何在險境裡確定自己的方向，但也同時發現查驗作業裡的冗長工時、荒蕪城鎮和各種不可預期的狀況，都再也嚇不了他，反而令他更興致勃勃。於是不出幾個月，他就決定前往印度全職長駐。

二〇〇八年年底，FDA開了幾個國外的職缺，印度也被包括在內。這動作是在對摻假肝素危機事件所做出的一種回應，也等於承認長久以來明顯存在的事實：如果工廠是位在一個沒有FDA常駐的國家裡，就別指望能監管得到那家工廠。只是FDA的印度常駐辦事處一開始運作的基礎並不穩，員工少得可憐，只有八個。四個在孟買，四個在新德里，卻得負責查驗全印度數百家工廠。而那位每次出差到印度進行查驗作業，總是對印度公司表現友善的調查員麥克・賈威尼，正是首批的自願者之一。他在二〇〇九年六月加入孟買的工作團隊。

在孟買，調查員辦公室所在的大樓跟美國總領事館（U.S. Consulate General）是同一棟，那裡的老鼠常咬斷他們電腦的電纜線。賈威尼住在離辦公室好幾英里外的地方，每天搭當地的火車停停走走地通勤上班。他去過那種從沒見過FDA調查員的工廠，廠裡有些人甚至不識字，穿著便鞋在廠區裡晃。他後來說，他是用盡各種方法在「不歧視（羞辱）該國人民」的情況下，連勸帶哄地導正印度那些不願配合的老闆，且基於對方跟他保證一定會做出改善，才給予綠燈放行，讓他們通過檢核。這些公司在他的友善查驗下蓬勃發展，於是獲得核可、可向美國市場販售藥物的印度工廠數量劇增。等到二〇一二年九月貝克抵達時，印度已經成為藥品出口大國。

貝克開始展開在印度的查驗工作，就在那個時候他看出了印度何以自吹自擂的原因：很多製造廠都是全新的，看上去完美無瑕，設備嶄新。但是他注意到一些蹊蹺。從查驗開始的那一刻起，一直到結束為止，管理階層都會帶著FDA調查員在工廠裡到處走，就像被上了牽繩的狗一樣。首先會有歡迎會，然後是投影秀。他們被帶著在工廠設施裡四處參觀。再用刻意安排的節目款待嘉賓，藉以消耗剩下的時間。

他在印度的第五場查驗作業是在孟買的RPG生命科學公司（RPG Life Sciences），當時貝克故意繞路去查訪該公司的品管實驗室，那是一個很偏僻的點，公司的檢測數據都在這裡匯整。他到了那裡就要求查看所有未通過檢測的藥物相關紀錄。當時一位神情緊張的經理當場承認這類紀錄已經都被銷毀。這令貝克感到苦惱。可是當他進入公司的電腦系統裡查看時，卻發現這些產品的相關文件並未被正式記錄在日誌裡。但不是所有資料都應該被透明公開地做成紀錄嗎？為什麼這家公司竟然有紀錄是不被公開的？他給了這家公司不及格的分數，歸類為OAI。如果是安全又營運良好的工廠，就像他在美國查驗過的那幾家，絕對不會隱匿或銷毀任何紀錄，也不會有任何後門或任何事情不被公開。

二〇一三年一月，是貝克到任印度的第四個月，他來到一家位在卡利尼（Kalyani）的製造工廠，這裡專門為注射性的抗癌藥劑製作活性成分，它是一家德國品牌的製藥公司費森尤斯卡比（Fresenius Kabi）旗下的工廠。上一次的查驗作業是在四年前，當時只找到一個缺失：這家公司並未對它正在檢測的藥物樣本正確記錄它的保管鏈。有鑒於一個月前在多安薩工廠那裡所學到的經驗，貝克發誓這次絕不再允許自己被對方牽著鼻子走，改由自己來決定上哪裡檢查以及要檢查什麼。於是就像RPG那次一樣，他直接找上品管實驗室，也是最終的密室。

品管實驗室的表面功能就是稽核廠房送來的檢測結果，確保它們不會被更改，並加以保存，若發現任何不正常的數據，就必須出手調查。此外若是一家工廠對不合格藥物的偵測和剔除非常重視，那麼品管實驗室就等於是它的最後一道防線。

但是這些實驗室也可能扮演不道德的角色，成為操控或棄置數據的樞紐，只因它們可能曝光不合格的藥物。在卡利尼，貝克沒有要求看數據，反而直接坐在電腦前，開始查看高效能液相色譜儀（簡稱HPLC）所做出來的檢測結果。這些大型機器會把藥物樣本裡的雜質分離出來測量，再繪出一連串的峰值，稱之為色譜圖。

貝克前後切換著電腦檔案，覺得有些地方很可疑。他找到官方的檢測結果，報告都儲存在正確的資料夾裡。可是在一個被命名為「MISC」的資料夾裡，他看到很像是同一個藥物樣本較早之前所做的檢測，有些相差一天，有些相隔一個月。有一些較早之前做的檢測是被放在像「MISC」的附屬資料夾裡，或是被放在正確的資料夾裡，但被標示為「DEMO」。這種私底下的測試以及後續的重新檢測都沒有解釋原因，也沒有任何程序是在准許這類的檢測。他猜八成是其中幾台HPLC沒有被正式登記，也沒跟工廠的主伺服器連線。這家工廠是離線做檢測。

貝克揭發了表面製程底下還另外藏有其他輔助性製程作業的真相。技師是利用最初始的隱藏版試測作業來取得初步的結果，再參考它們來微調各種檢測的設定，譬如調整參數還有溶劑的量。然後才在工廠的官方系統裡進行檢測，就能得到所欲的結果。貝克向工廠主管直接搬出證據指出這種不當行為，但對方否認。儘管眼前鐵證如山，一位經理仍堅稱所有檢測結果都儲存在中央伺服器裡。貝克繼續查驗，深入工廠，打開沒有任何標示的活頁夾，找到草稿紙。一名經理當場從他手上搶走，塞進自己的口袋裡。貝克要求他還回來。那張草稿紙上有記下各種製造誤差和其他需要解決的問題。廠方本有責任在官方紀錄上記載所有品質上的問題，但這些被藏起來的筆記顯然是在幫它避開這個責任。此外貝克也注意到有微小異物出現在用來過濾溶劑的封閉性容器裡。但那名經理否認，宣稱那是玻璃反光的緣故。等他後來又回到現場，異物已經被移除。經理一樣一概否認，認定技師絕不會做這種「隱上瞞下」的事。

第二天，貝克找到一份報告，證實了他的懷疑。報告上說，操作人員趁他離開加工室的那一個小時，移除了「顆粒物」。碎塊是來自容器內的變質墊片。報告上還附註那位經理的陳述：「二〇一三年一月十四日USFDA調查員查驗時，我驚慌失措，隨後指示部屬打開設備，將它清理掉。」

就在貝克還在質問之際，印度工廠的經理們已經層層轉發消息，通知德國的品管經理。查驗作業的最後一天，貝克迎面碰上帶著一整個團隊搭了一整夜飛機，遠從德國而來的副總，對方一臉震驚又疲憊不堪地聽著貝克說出最後的裁決。顯然這些德國人並不知道自家工廠裡出了什麼事。貝克的質疑引發他們回頭連番追問自己的員工。

德國人很樂於協助貝克，於是也把先前七十二小時內所得知的真相全盤告知貝克。原來這家工廠的總經理都是親自監督祕密策畫下的藥物成分試測作業，等到預知檢測結果後，再暗中調整各種設定，然後再重新檢測藥物樣本，直到過關為止。那位總經理曾趕在貝克抵達前，下令先把暗中做過試測的那幾台HPLC機器搬離工廠。而且這家工廠也曾把雜質很高的不合格成分拿去跟品質較好的成分重新混合，直到通過檢測為止。貝克聽到竟是廠裡的高層在指揮作業，尤其感到驚駭。

接下來那幾個月，費森尤斯卡比公司開始對自家工廠展開詳盡的調查。最後的發現令人髮指。這家公司後來向FDA承認它有找到私下檢測的東西、未經許可的混合成分、造假的製造紀錄以及私自刪除的數千筆紀錄，誇張到就連它自己也無法信任貝克查驗之前來自那家工廠的任何數據或任何批次的合規性。這是一場大災難。但值得肯定的是，費森尤斯卡比公司立刻停止那家工廠的生產作業，解雇整個管理階層，召回所有曾重新混過的成分。整個情況令人無比震驚，但一樣令人震驚的是，費森尤斯卡比公司似乎成了外包作業不良管理下的受害者。要是貝克沒有揭發這種不當行為，這家公司可能永遠不會發現自家工廠出了什麼問題。

但遭殃的不只是費森尤斯卡比公司。全球各地的原廠藥公司和學名藥公司都在搶購印度的工廠，以便靠低廉的成本來製造自家的活性成分和藥物。它們的利潤會因為省下了勞工和耗材成本而快速上升。但是貝克懷疑這些公司的老闆對旗下那些很會幫他們省錢的工廠到底做了什麼，恐怕並不十分了解。

在貝克來到印度前，FDA調查員早已在懷疑事情不太對勁。一般來說，一家遵守法規的製造工廠會基於各種不同的理由在成批的藥物裡做一定比例的剔除。但是在印度，調查員鮮少見到有被剔除的批量。不知道怎麼搞的，幾乎所有批量都會過關。工廠方面也常弄丟文件紀錄。「我本來就知道（印度公司）不太會管理文件，」一位FDA的調查員解釋道。「他們的習慣和作業方式就是不會去保存文件。他們有一種隨遇而安（chalta hai）的態度。」他這樣說道，用的是印度常用的成語，而且通常還會再配上聳肩的姿態，意思是可以接受不算理想的結果。「在我的想法裡，我是覺得有什麼事不太對勁啦。」

可是因為查驗時間都是提前通知，再加上只有一個禮拜可以在廠區裡檢查，所以很難明確知道究竟哪裡不對勁。但貝克改變了這一點，部分原因是他會搜查別人不會去的地方。在搜尋數據資料時，他會追蹤各種線索：譬如在理當能防滲的軟體系統裡，都會有數據軌跡（audit trails）功能，但這功能被關閉了；檢測曾被重複進行，卻從官方的線上伺服器裡刪掉。他煞費苦心地取證，從刪除的檢測紀錄裡找到後設資料，再拿來跟同一批藥物樣本後來所做的官方檢測進行比對。無論到哪一家工廠查驗，他在面對無數筆的檢測紀錄時，都是憑直覺展開作業：只要他懷疑工廠最有可能造假哪些藥物檢測，或者可能利用什麼設備來造假檢測結果，他就瞄準那個地方。

貝克變得很擅長找出那些用來進行祕密檢測，又沒跟工廠的中央軟體系統連上線的HPLC機器。以某些個案來說，有的製藥公司會把它們藏在隱密的實驗室裡，或甚至魚目混珠地藏進其他有連線的機器當中。但是貝克總能找到它們——大半原因是他會主動去找。以前的調查員都是在公司主管的帶隊下走進放有幾十台HPLC機器的實驗室，他們會秀給他們看機器的運作方式和正在生產的數據。但因為只待在工廠裡短短五天，又有這麼多東西要查驗，所以要找出一兩台沒有連線的機器幾乎不太可能。有一次在查驗時，貝克索性直接問實驗室員工：「這些機器都有連線嗎？」其中一位技師脫口而出：「這台沒有。」一名地區經理試圖打斷：「有，它有。」「沒有，它沒有。」這位員工說道。兩人不斷來回爭執，而貝克就只是問一下而已，就找到了一台獨立運作的機器。

其他FDA調查員也從很努力工作的貝克身上學到許多查驗技巧。這其中的差別真的很大。「『這實在太神了』，」其中一位FDA員工回憶道，「活像你走進一個很暗的房間，突然有人幫你開了燈，感覺很震撼。」但是兩個月後的另一場重要的查驗作業──當時他發現垃圾袋裡有被撕毀的批次紀錄，一位員工正試圖把垃圾袋丟到工廠外面──令貝克有了更陰暗的認識，於是開始全心查找數據造假的可能。

二〇一三年三月十八日，貝克抵達沃克哈特有限公司的主要工廠，這個廠位在奧蘭卡巴的瓦魯吉地區，就在孟買東邊兩百英里外的地方。在開始查驗前的會議上，該公司的製造副總一再向貝克保證，這家工廠只有一條生產線專門製造美國市場的產品。可是就在查驗作業的第二天，貝克發現有位員工把一只垃圾袋往樓梯間底下丟。袋子裡是撕毀的批次紀錄，內容跟該公司的胰島素產品有關，紀錄上記載藥瓶裡含有黑色雜質，未能通過肉眼檢測。貝克沒多久就發現，這些檢測結果從未登錄進公司的官方系統裡。而這批藥物的生產線也沒有出現在該公司的官方紀錄裡，而是在工廠裡暗中作業。從官方紀錄裡來看，胰島素產品通過檢測的比例遠高於那份被棄置的批次紀錄裡所記載的比例。而這些藥物全被賣進了印度和中東市場。

雖然貝克只被授權查驗販售給美國市場的藥物，但他和他的微生物學家同事還是在被撕碎的紀錄裡繼續追蹤線索。第二天，他們找到了那處祕密的製劑區，也找到一份針對黑色雜質所做的非官方「調查報告」。報告上面並沒有註明日期，也沒有人簽名，但報告是寫給廠長的。它清楚載明黑色雜質「含有金屬」，來源是機器裡面受損的加熱線圈，而這機器是用來消毒還未裝填藥物前的藥瓶和藥盒，是機器內的高溫破壞了線圈。這些裝置已經修復，只是礙於成本，並未更換。含有雜質的藥物也已送到病人手上。

貝克驚愕萬分。公司不知道有雜質，或者不小心把藥物賣出去，這都還說得過去，頂多是證明這家公司品質粗製濫造或者粗心大意。但是廠長在完全知情藥物可能對病人致命的情況下，卻仍下令放行，這又是另一回事了。這些金屬雜質可能輕易造成有免疫缺陷的病患過敏性休克和死亡。更糟的是，貝克發現美國市場使用專治心律不整的注射性藥劑腺苷，也在同一條祕密生產線上製作，而且用的是同一台危險的設備。雖然那份非官方報告並沒有提到這個藥物，但是貝克確信結果也好不到哪裡去。

如果他是在美國境內揪出這類欺騙行徑，早就可以展開突擊性的執法行動，而且幾乎確定可以起訴對方。最後一定會有人被關進牢裡。但是在印度，貝克沒有這種權限。唯一的補救之道只能靠監管措施。他已經有足夠證據禁止沃克哈特的瓦魯吉工廠的藥物進入美國市場。

這場查驗作業花了五天時間。貝克七項重大的調查發現都很駭人聽聞，就像繪出了一幅蓄意誆騙的畫面，極具危害性，而且行為齷齪。工廠裡的主管一再拒絕合作。其中一位甚至在貝克問完藥瓶裡的內容物之後，就直接把藥瓶裡的藥倒進排水槽裡。離無菌製劑實驗室的更衣區只有短短二十英尺的洗手間，裡面的小便池竟然沒有排污管。貝克在他的報告上提到：「發現尿液直接流到地面上的排水明溝裡。」洗手間裡充斥著「陰溝的惡臭味」，他這樣寫道。查驗到一半的時候，貝克和他的同僚喝了工廠主管給他們未封口的瓶裝水之後竟都生病了。他們懷疑是廠方故意害他們生病，好縮短他們的查驗時間。

先暫且不提貝克正式發表的查驗報告，光是他在調查發現裡所透露的內容，便足以狂洩該公司的股價。在該機關規程之一的查驗收尾會議上，貝克向這家公司的製造副總提出他的調查發現。結果這位主管惡狠狠地瞪著他，要求移除調查發現裡對非官方和官方朘島素批次紀錄間的差異所做的初步評述。這等於是在威脅他。

「對不起，我做不到。」貝克回答，同時開始緊張要怎麼安全地離開這家工廠，畢竟對方一直瞪著他看。「我們離開這兒。」他告訴他的同事。兩人都不願坐進公司派的車。這家公司坐落在很偏僻的地方，就算發生死亡車禍，也不足為奇，畢竟這附近卡車很多，再加上交通亂得可怕。

他的同事想把蒐集到的證據寄回去，不想隨身帶著走。這家公司馬上自願幫他們叫DHL快遞。他們只知道後來有個男的晃了進來，身上穿著很像是假的DHL制服，顯然是工廠裡的員工。反正就是用盡一切方法想取走物證，毀掉他們辛苦查獲出來的結果。貝克要求看那人開來的DHL貨車，對方一聽，趕緊溜了，再也沒回來。FDA調查員被這件事嚇到，不顧一切地拔腿跑出去，在路上招了一台嘟嘟車（tuk-tuk），就是可以湊合當計程車用的那種三輪車。

貝克在他的查驗報告裡提到：「礙於這次查驗期間所遭遇到的恐嚇行徑，以及出於個人安全考量，在此建議查驗小組展開後續的查驗作業之前應先有一套清楚的應變計畫，再前往當地。」

對貝克來說，二〇一三年三月的沃克哈特查驗作業是一個分水嶺。從隱祕的實驗室、暗中重複進行的檢測、一直到被更改的檢測結果，貝克終於明白他所揭發的不僅是個別的詐騙行徑而已，而是更大的一盤局，而這盤局被印度的學名藥產業玩弄於股掌之間：它們製造出第三世界的藥劑，再以第一世界的價格賣出去。這些公司出於私利利用和剝削空有科技知識卻毫無選擇權的旗下員工，終至於整個企業文化淪落為詐騙文化。除此之外，ＦＤＡ那套早已過時的查驗方法以及西方世界對廉價藥物的倚賴，也是幕後的兩個推手。

美國人已經欣然相信便宜的學名藥所給的承諾：藥效相同但費用減少。他們以為那些位在迢遠國度的公司正在製造品質絕不打折的藥物，而泰半原因是ＦＤＡ做出了保證。但是被貝克當場活逮的那些印度公司都只想製造可以讓他們蒙混過關的最低品質的藥物，以便賺取最大的利潤。無庸置疑的，這些公司本來製造得出完美的藥劑，畢竟這中間並沒有知識鴻溝在作梗。他們的設備是一流的。差異只在於成本。根據某些產業人士估算，嚴格的控管作業會多花大約百分之二十五的成本。

為避免一開始就耗掉大量成本，但又無法保證自家藥物一定能獲核准，於是這些公司索性在藏身製造工廠的祕密實驗室裡試測所有東西。在那裡，他們篩檢那些沒有過關的試測結果，以便暗中調整正式檢測作業裡的各項設定。他們用盡方法讓他們的製程在書面上看起來完美無缺，根本不在乎實際品質如何。他們擺布檢測過程，全力拼湊出他們想要的結果，包括重複檢測已經證實可以過關的批次，甚至拿原廠藥來當樣本做檢測。等到搞定之後，再把數據移到ＦＤＡ會檢查的電腦系統裡。直到貝克出現在印度，這一切才被戳破。只有蘭伯西曾經被逮，因為吹哨者迪奈許．塔庫爾的關係。

貝克之所以能揭發這一切，是因為他打破了查驗作業裡的傳統窠臼。他不在廠房裡閒晃，也不會去檢查各種設備的維修紀錄，而是專注在公司電腦系統的取證分析上，他並沒有受過這方面的正式訓練，全是自學的，而這是一種很有風險的行徑。因為如果他花了一整個禮拜的時間爬梳電腦檔案，結果什麼也沒查到，就沒剩下多少時間可以去做他被要求做的傳統查驗。但是貝克已經摸索出搜查的訣竅：他曾在「MISC」、「CHRON」和「DEFAULT」這類名稱的檔案裡面找到成千上萬筆沒被放進品管系統裡的祕密檢測內容。

這種偽造的製造系統需要有數百人在知情的情況下參與才有可能辦到，而這在美國境內是不可能發生的，因為美國的工廠隨時得面臨突如其來的檢查，而且員工接觸得到監管人員，有機會成為被合法保護的吹哨者。但在印度，員工若敢質疑這樣的製造作業，就會面臨被整個產業驅逐的命運，這還是比較好的下場了。通常他們如果想換新工作，一定得有前任老闆的推薦函。這樣的生存模式逼得他們必須得靠好聚好散的方式來離職。更何況當吹哨者的下場有可能性命不保。所以對詐騙成性的製造商來說，這是個完美的共生系統。

學名藥製藥廠裡的員工很多都是契約工。而在偏遠的工廠裡，有些工人甚至是貧窮的農夫來充當。他們就算有受過訓練，也是訓練不足，而且還不識字，哪怕值班時會被要求在活動日誌上記錄和簽名。按規定，他們必須定期接受測驗，考的內容都是他們平常必須遵守的法規。有一家工廠索性把測驗的答案全寫在牆上，這樣一來，工人只要抬頭照著抄就行了。大部分的員工一天只吃一餐。在他們的日常生活裡，本就沒什麼使用廁所或自來水的機會。所以在貝克看來，你若是寄望他們走進無菌的製造工廠裡，馬上就能遵守所有的規定，似乎不太合理。

隨著時間的過去，貝克不斷改進自己的查驗方法，於是變得能愈來愈快速、準確和得心應手地找到檯面下的詐術，不管是隱身在附屬檔案裡，還是從電腦系統裡被刪掉、被丟進垃圾桶裡，或甚至趕在他抵達前被搬出工廠外面，他都有辦法挖出來。恐懼鞭策著他。因為要是這中間有詐術，而他未能發現，就再也沒有其他人能發現了。這些在沃克哈特和其他印度工廠製造的藥劑成品，都是直接從工廠運送到美國的批發商和藥房那裡。人們有權利知道他們服用的是什麼，也有權選擇他們不想服用的藥物。但是美國病患完全不知情低成本藥物的製造過程所耍的詭計。而FDA也沒打算要告知。他覺得只剩下他能站在美國病患前面，擋下那些逮到機會就使詐的製藥公司。

第二十四章

我們都是冠軍

◆

二〇一一年八月
馬里蘭州銀泉市

蘭伯西的公訴案拖到第六年的時候，FDA刑事調查員黛比·羅柏森決定在五十五歲退休。她從來沒想過在明確的決議出現之前，她就會丟下蘭伯西這個案子，或者棄迪奈許·塔庫爾於不顧。但是人生苦短，實在沒必要再跟檢方纏鬥下去。

塔庫爾有很強烈的失落感。他知道要不是她，這樁調查案可能到現在都還原地踏步，他靠著假名躲在幕後，苦苦哀求當局阻止蘭伯西的罪行。塔庫爾從古爾崗那裡寄出一封發自內心的短箋。「我很難用文字來表達初期調查時，你的支持所帶給我的安定力量，」他這樣寫道，「不曉得你知不知道，我們通的電郵和電話曾幫助我度過人生中最艱困的一段時期。」他謝謝她曾經扮演的重要角色，讓藥物變得「對全體人類更有好處和更安全」。此外他也提到，在印度，公衛系統缺乏法規，也沒有人執法，「只有腐敗」，像她這樣的人非常罕見：「這裡沒有像你一樣具有良知的特工探員。」

這場拖了多年的官司也在折磨著塔庫爾的律師貝托。在馬里蘭州貝塞斯達（Bethesda）的家中，貝托夜夜無法成眠，老在擔心塔庫爾的安危和他法律事務所的償債能力。這個案子已經花掉事務所數百萬美元，共有二十幾位員工全職投入。如果這案子一直拖在那裡，史坦米奇法律事務所的財務恐怕撐不住。同時因為這案子屬於機密案件，只有貝托可以當塔庫爾的聯絡窗口。而兩地之間九個半小時的時差也讓這兩人經常得在半夜交談。每當貝托談完事情之後，無法入眠，就乾脆半夜出門去遛他的狗齊格（Ziggy），牠始終是他最忠實的夥伴。

一年又一年過去，這兩人一直在等案子的全球裁決，希望能靠這個裁決把蘭伯西在刑事、民事和法規上的責任套進和解案裡一次解決。而這裡有個明確的指標可以看出這場交易有沒有成功：蘭伯西承諾付出款項。二〇一一年十二月，貝托每天都在等美國司法部的消息。蘭伯西做出承諾了嗎？如果有，那筆神奇的數字是多少？他的客戶可以拿到多少比例的和解金？他的事務所可以扣除多少下來？畢竟這案子拖了這麼多年，事務所除了打平支出之外，還會有賺頭嗎？

到了眾所期待的那一天，貝托等司法部的電話已經等了好幾個小時。晚上他約了他太太要一起吃飯，本來就已經有點遲到了，但就在他要離開辦公室的時候，電話終於響了。蘭伯西透過第一三共，同意付出五億美元的和解金來一次解決所有未償責任。這意謂日本公司願意避開訴訟，為蘭伯西過去的行為負起法律責任。和解金有一部分會付給塔庫爾和貝托的事務所，但仍有待協商金額。十二月二十一日，就在離它的明星商品阿托伐他汀推出上市的三個禮拜後，蘭伯西發布了新聞稿，證實會付出五億美金進行和解。

「聖誕節快樂，」貝托發簡訊給塔庫爾，後者陪著家人待在北印度喜馬拉雅山山腳下的一棟小木屋裡。後來貝托開車回家，結果整台車擦撞到他車庫的水泥柱，從前保險桿到後保險桿的車體都沒能倖免，有可能是因為受不了長期累積下來的壓力才會出車禍。雖然和解協議原則上已經抵定，但他還是不確定那家公司會不會簽字。

幾個禮拜後，對方簽字了，ＦＤＡ裡的官員們歡欣鼓舞。「這條路真是漫長！」一名ＦＤＡ的高階官員電郵她的同僚們。「我希望他們是用鋼筆簽的，才不會又擦掉！」ＦＤＡ的國際藥物品質處處長卡梅洛．羅沙（Carmelo Rosa）發言盛讚高橋和坎貝爾，肯定他們為這個案子付出「無以計數的時間」。「你們兩位的心中始終有一個目標：保護消費者。」

哪怕如期和解的新聞已經發布，但美國政府跟蘭伯西的律師仍在繼續討價還價裡頭的細節。該公司的高層仍不斷激怒監管人員。沒多久，蘭伯西的高層拐彎抹角地表示想跟ＦＤＡ官員們碰個面。理由就如同該局一位檢察官告訴她同僚的，「蘭伯西管理階層對本機關缺乏信任，不相信我們會公平對待它。」這個看法令ＦＤＡ的一些高層頗為震驚。羅沙回信給那位ＦＤＡ檢察官，「我對蘭伯西高層的神經質感到不解」，他們「竟然有這樣的批評」。

二〇一二年五月，塔庫爾因為和他的合夥人起了衝突，於是卸下他在賽弗米克斯的執行長職務。這個時候他的存款也已經愈來愈少，索娜甚至不再對這案子的決議抱持任何希望。他猜想一旦被公開了他在蘭伯西案裡所扮演的角色，就會被整個製藥產業唾棄。

由於最終協定尚未簽署，司法部的檢察官們一再要求貝托和塔庫爾展期，因為按吹哨者案例的規定，只有他們有權同意展期。到了二〇一三年一月三日，貝托火大地回應某位又在要求展期兩個月的檢察官。「你們為什麼需要展期六十天？你們這樣是在害死我的客戶和我的合夥人。迪奈許的經濟狀況很糟。他家人的經濟環境不是很好。他快要沒有耐心了。我公司那裡也很為難，我被盯得很緊。如果你們給蘭伯西六十天，他們只會繼續拖。」雖然塔庫爾同意展期，因為如果他想要這案子成功落幕，就只能答應，沒有別條路可走。但是貝托力促檢方不要告訴蘭伯西還有六十天，因為只會繼續拖下去。一位美國聯邦地方法院助理檢察官試著向他再三保證：「我們就快成功了。」

在此同時，貝托也在跟蘭伯西的律師交鋒，後者知道塔庫爾是吹哨者的這件事已經一段時間了。他們不只想要塔庫爾同意不在公開場合裡貶抑這家公司，也想拿回他手裡所有的文件資料，尤其是那份很具爆炸性的自評報告，想把它永遠埋藏。蘭伯西的律師威脅要扣住那幾筆該撥給貝托事務所抵銷支出的款項，把它當成預先決議裡的一部分，除非塔庫爾肯歸還那些文件資料，後來他真的歸還了。最後在馬里蘭州地區美國聯邦地方法院的行事曆上，終於出現了和解案聽審日期，訂於二〇一三年五月十三日。真正的盡頭總算在望。

聽審的前一天，住在華盛頓旅客套房飯店（Washington Guest Suites Hotel）的塔庫爾很早就醒了，他泡了咖啡，看了新聞，然後跟他的孩子們莫哈薇和依善視訊通話。這已經成了他周日早上的日常。他是個講究日常規律的人，儘管這一天對他來說一點也不尋常。

他外出走進仍然寒冽的晨間空氣裡，人孔蓋上猶有裊裊上升的氤氳熱氣。雖然波多馬克河（Potomac River）岸邊的日本櫻花樹早就繁花落盡，但是當他經過那棟筆直的美國國務院，朝華盛頓草坪廣場（Washington Mall）走去時，其他植物仍花團錦簇，綠意盎然。林肯紀念堂（Lincoln Monument）前面那一方倒映的池水，在靜謐的清晨裡幾乎波瀾不興。在他成長的過程中，海得拉巴的紀念碑和廟宇，譬如宏偉的法拉努瑪宮（Falaknuma Palace）充斥於他的想像中。但他從來沒想過此生最大的挑戰竟引領著他來到華盛頓特區，而且還有象徵美國政府勢力的街景當他此行的陪襯。

塔庫爾當初在某個黑暗的倏忽間做下決定，求助美國政府代表全球病患進行干預的時候，並不知道最後可能會引發什麼樣的過程。他完全不曉得要讓蘭伯西為它的作為付出某種程度的代價，竟需要找來這麼多公家單位和機關，從檢察長、聯邦醫療補助保險詐欺防制單位，再到首席顧問和訴訟機構。這漫長的八年光陰，他近距離地目睹了美國政府司法機關的不盡完美又運轉不靈。

他快步登上林肯紀念堂的階梯，站在那尊巍峨高聳、採坐姿的總統雕像前面。就某種程度上，林肯也算是促成塔庫爾這場訴訟之旅的推手。塔庫爾的律師用來控告蘭伯西所引用的法條正是虛假陳述法，也就是眾所皆知的「林肯法」（Lincoln's Law）。林肯是在內戰時期引進這條法律，允許吹哨者代表美國政府提起訴訟，以防不肖奸商販售次級貨品給聯軍。蓋茨堡演說（Gettysburg Address）的全文就刻在紀念堂的牆上。塔庫爾站在那裡讀了好幾回。這個以人生而平等為理念的國家會願意為藥物的均一品質而奮戰的這件事也許並不足為奇。美國的法律和風俗給了他一條追求正義的途徑，而且只要再決議一次，也就是預定在明天做出的法律決議。他幾乎已經勝券在握。

他在阿靈頓紀念大橋（Arlington Memorial Bridge）上的長椅上坐下來，這條橋連結著華盛頓特區和維吉尼亞州。他打電話給他以前在蘭伯西其中一位專案經理人，對方多年前曾幫他調查過那裡的詐欺行徑。他告訴他留意明天會披露的新聞，然後又打給拉吉達．庫馬，也是他以前的老闆，當初就是他決定付諸行動。這些年來，他們一直保持聯絡。兩人在專業工作上都不怎麼順遂，縱然庫馬這人行事縝密，享有專業的聲望，曾經看起來像是執行長的料，但受創尤其嚴重。

庫馬離開蘭伯西後，曾到雷迪博士實驗室上班，擔任研發部總經理，那是印度最大的學名藥公司之一。但他沒有待多久。他做了兩年，就回到劍橋，鮮少提及以前的經驗。他是內科醫師，也是科學家，卻迷失在一個他從來不曾想像的世界裡：一個重視利益甚過於病患的世界。塔庫爾在電話中也告訴他要留意明天披露的新聞。他想再多說一點，但他不能。

打完電話後，他回到旅客套房飯店去做一件他已經愈來愈擅長的事：等候。

星期一早上，馬里蘭州巴爾的摩的美國聯邦法院裡，一群人站在5A審判庭的外面。審判庭的門仍鎖著，走廊上有神情不安的檢察官們，還有蘭伯西的幾個高層以及他們的律師團。貝托和他的同僚們幫忙帶塔庫爾從人群旁邊走過去，想找個空一點的位置等。他們經過的時候，很多人都轉頭過去看。蘭伯西的高層已經知道是誰害他們變得這麼慘。但是當場見到他，而且還得同處一室，實在是種煎熬。塔庫爾以前沒上過法庭，只能緊張地等候。

門一開，人群魚貫走進審判庭，貝托臉上罕見地露出笑容。每個人都在庭內找到位子坐下。雖然塔庫爾的左右兩側都有律師，但他仍一直望向門口，希望能瞄到羅柏森。她到最後一分鐘才走進來。他一看到她就笑了，連忙站起身，但貝托輕輕攔住他。

佛雷德里克．莫茨（J. Frederick Motz）法官宣布開庭。對蘭伯西來說，這是一個陰暗的早晨，對任何一家公司來說都堪稱罕見的經驗。雖然製藥公司時常被罰款，但鮮少會在刑事上被定罪。

這家公司對販賣摻假藥物、意圖欺詐，藥品不合規格時沒有回報，故意製作虛假陳述提交美國政府共七項聯邦刑事罪行認罪。為了說明主張，檢方特地把焦點對準三種藥物，全都是蘭伯西詐欺案裡最離譜的例證：抗青春痘藥Sotret、防癲癇藥物加巴噴丁，和抗生素賽普沙星。蘭伯西同意被沒收五億美元罰金做為懲罰。雖然這筆數目跟檢方當初要求的三十億美元相差甚遠，但已經是有史以來學名藥公司挨罰的最高金額。

莫茨法官在庭上不小心把公司名誤喊為蘭貝利（Ranksberry），也把和解金的數字誤念成五十萬美元。助理檢察官柏曼趕緊向法官糾正罰金數目錯誤，應該是五億美元。

莫茨法官聲音沙啞地說：「所有數字在我看來都很像。」

代表公司認罪的蘭伯西高層這時站了起來，說他寧願是前面那個數字，結果引起一陣哄堂大笑。但是當他說「我希望代表公司認罪」時，審判庭一陣靜肅。莫茨核准了這樁和解案。沒有個別主管必須負起刑事責任。

就這樣一切結束了。塔庫爾在審判庭外面擁抱羅柏森。這一天早上的事情代表的，似乎「不只是一場有公司代表前來參加的法庭聽審而已」，貝托後來回憶道。他在這個案子上所得到的成績令他無比驕傲，也深信他的事務所是在幫忙整頓一個被數百萬人仰賴的產業。他認為這可能是個轉捩點。

就在貝托和塔庫爾坐著貝托的本田車（Honda Pilot）開回華盛頓特區的路上，司法部發布了新聞稿。貝托的同事在車後座大聲念出內容：「在這樁跟一家學名藥公司所達成的藥品安全和解案裡，和解金創下迄今以來最高的金額紀錄……」

「棒呆了！」貝托喊道。

當這則新聞以火箭的速度從華盛頓特區傳到新德里時，貝托打開CD唱機，高聲喊唱著皇后樂團（Queen）的《我們都是冠軍》（*We Are the Champions*）。這幾個男的搖下車窗，一路歡唱。等到他們抵達貝托的辦公室時，來自各家新聞媒體的詢問已經堆積如山。

等塔庫爾打電話給印度的索娜時，已經是那天的深夜，兩人終於能在電話裡聊上幾句。她把孩子留在家裡沒去上學，並找來一位保全在前門站崗。蘭伯西在美國認罪的消息成了印度媒體的頭條新聞，另一條大新聞是塔庫爾因為在這個案子裡所扮演的角色，而從和解金裡分得按比例的檢舉獎金四千八百萬美元。他的照片出現在電視上。索娜的電話始終響個不停，都是親友驚愕之餘打來的道賀電話。飽受驚嚇和壓力的她試圖跟每個親友解釋他在其中所扮演的角色，一整天下來早已疲憊不堪。第二天，她雖然還是很害怕，但仍讓孩子們回到學校。

蘭伯西認罪的兩天後，一篇跟這個案子以及塔庫爾角色有關的一萬字報導出現在《財富》雜誌的美國網站上。這篇文章公開了蘭伯西和馬爾溫德·辛格多年來一直想壓下來，不想讓公眾知曉也不想讓第一三共看見的文件：庫馬當初秀給董事會科學委員會看的自評報告。報導裡提出一個問題，第一三共對蘭伯西欺詐行徑的範圍和深度到底知不知情。二〇一〇年第一三共全球策略首腦宇根勉在該報導的訪問裡曾告訴《財富》雜誌：「我從來沒想過我們會被耍。」

這則報導刊出後一個禮拜，第一三共就發布新聞稿，炮火瞄準馬爾溫德．辛格。這家公司確實承認它被愚弄，並聲明是「蘭伯西某些前任股東隱匿和誤導跟美國司法部和FDA調查有關的重要資訊」。它宣布正在進行「可行的法律救濟」。事實上，該公司已經在新加坡的國際仲裁法庭對馬爾溫德提起法律訴訟。

塔庫爾後來那幾個月活動不斷。他先是和羅柏森、貝托以及其他幾位曾幫忙打贏官司的人歡樂地享用晚餐以示慶祝。後來又連續獲贈了幾個吹哨者的獎，公民勇氣卡拉威獎（Joe A. Callaway Award for Civic Courage）也在其中，並前往華盛頓特區參加晚宴領取此獎。該獎項提到他「致力於全球藥物安全，冒著相當大的職業和個人風險，挑戰製藥產業裡的騙術，而始作俑者正是他的前任雇主」。

他回到了家人身邊，在某種程度上算是回去了。塔庫爾一家在塔帕市（Tampa）買了一間有無敵海景的公寓。索娜和孩子們在那裡待了一個月，度過一整個夏天。他們還去了迪士尼樂園（Disney World）。「我們終於有了像樣的生活。」索娜回顧道，並很驚訝她丈夫看起來終於放鬆了。「現在我們很享受在一起的時光。」

但事情沒那麼簡單。蘭伯西這個案子所收穫的成果究竟是什麼？蘭伯西認罪的那一天，當時還是馬里蘭州地區地方法院檢察官的洛德．羅森斯坦（Rod Rosenstein）就向一位記者承認這個案子的侷限性：海外製藥工廠在很大程度上都「自稱」他們有遵守法規，他這樣說道。「如果一家製造商決定要違反（規定），根本很難去證明他們在搞什麼鬼。」要解決這個問題，他承認「起訴個人會是比較有效的嚇阻方法」。但是起訴個人這件事不曾發生過。

就FDA的坎貝爾所知，FDA已經迷失在這場勝仗裡。從一方面來說，取得一份國際性的和解協議堪稱是史無前例，坎貝爾承認「沒有比這更大的金額了」。但另一方面來說，這個協議的規模和其嚴格的條款意謂著現在「在FDA裡有三個人是什麼事也不用幹，唯一工作」就是確保蘭伯西有遵守法規。這算是有充分利用FDA的資源嗎？

FDA調查員賈威尼對於費了這麼大工夫讓蘭伯西俯首認罪的這件事很是不屑。他說，這家機關從來沒有去問責任何一個人，「反而去挖空一座山，只為了殺一隻老鼠」，結果「這隻老鼠最後也逃了」。這話倒是真的。蘭伯西的很多高層主管早就成了數據詐術的專家。他們花了多年時間浸淫在如何更動檢測數據的機巧裡，從研發階段一直到商業製造生產，無所不包，而且還能對付半信半疑的監管人員所丟出來的問題。他們已經學會一套運作方式，可以讓藥物申請案以破紀錄的速度過關，甚至是在自家公司都還沒精通如何製造這個仍在紙上談兵的藥物之前就過關了。

如今這些主管在第一三共的逼迫下以及蘭伯西認罪的劇變下，成群結隊地離開這家公司，帶著他們的同事和練就一身的本領去產業裡的其他角落找到了工作。對監管機關、調查員以及曾為蘭伯西案盡過一份力的那些調查員來說，這家公司的「主管群大遷徙」只意謂著一件事：要想知道到哪裡可以找到下一個詐欺案，最好的方法就是跟著蘭伯西的主管們，看他們落腳在哪裡。

第二十五章
當機的檔案

◆

二〇一三年一月
賓州卡農斯堡

在邁蘭實驗室的玻璃帷幕總部裡，盛氣凌人的前任蘭伯西化學師拉吉夫．馬利克成了董事會的執行董事，除此之外，他也是公司的總經理。他的一路高升跌破了以前同事的眼鏡。一位只有研發背景的化學師竟能當上美國的高層主管，這例子的確罕見。從馬利克的背景來看——他是一個在旁遮普省接受過基礎訓練的科學家，只在幾家印度公司待過——這很不尋常。但是頭腦敏銳，態度自信滿滿，一看到人總是先伸出手招呼的馬利克，從來就不是一個只能坐冷板凳的普通科學家。誠如他以前一位同事所形容，他向來以「驚人的洞察力和化不可能為可能的意志力」而著名，他這人「從不辜負管理階層所交付的使命」。而如今就像這位前任同事所言：「他已經有能力自訂使命，因為他自己就是管理階層。」

他的最新使命是監督邁蘭有史以來最大筆的國外收購案——上看十六億美元的阿吉拉專業製

藥公司（Agila Specialties）收購案。這是一家總部位在印度的無菌注射性藥劑製造商，全球共有九家製造工廠。隨著邁蘭的成長，馬利克老是掛在嘴上說要完成一個更大和更複雜的使命，那就是讓全球每一家邁蘭的製造廠都能「提高品質門檻」，確保公司為世界各地的市場生產品質均一的藥品。但這種事說比做要容易。就像馬利克說的，他得確保印度的「低標門檻」不會拉低邁蘭的品質，或者說是以他的前任雇主蘭伯西為前車之鑑來重新打造這家公司，而他都稱蘭伯西是一則「可悲的美麗傳說」。

幾十年來，邁蘭向來擁有業界領袖的美譽，誠如那位二〇一二年在該公司擔任執行長的希瑟．布雷施所言，這是一家「站在正義這一方的傳奇性」公司。但是當這家公司考慮買下勞力比較便宜而且監督作業沒那麼講究的工廠時，這個傳奇儘管站在正義那一方，也開始變得複雜了。邁蘭公開扮演領頭羊的角色，將一個利益為上的產業帶往自我提升的境界。布雷施到全球各地出差，取道澳洲回來的時候，順道拜訪了那裡旗下的一家工廠，卻發現FDA已經超過十年都沒來查驗過。她說，為美國市場製造藥物的國外設施在數量上雖然「一路衝高」，但是查驗的工作進度卻遠遠落在美國境內那些工廠的後面。

於是布雷施——這位魅力獨具，愛穿細高跟鞋，同時也是美國參議員喬依．曼欽掌上明珠的她，開始推動一個外人難以想像的活動，意圖解決這種查驗作業機會不均的問題。她試著說服她的同僚和競爭者付費給FDA來爭取更多次的查驗機會。這要求聽起來很離譜。公司為什麼要花錢讓自己被放大檢驗呢？但是布雷施有一個很令人信服的論點。這筆費用不只是用來要求增加海外工廠被查驗的次數，也可以拿來要求加快申請案的審查速度，從而改善那向來為人詬病的案件積壓現象，不再拖緩核准作業的時間。

這個活動促成學名藥使用者付費修正案（Generic Drug User Fee Amendment，簡稱 GDUFA）於二〇一二年一月正式簽署生效。這項大半歸功於布雷施的成就，也連帶提升了邁蘭站在正義那一方的傳奇性美譽。理論上，學名藥使用者付費修正案可以讓ＦＤＡ更有效地監管這個全球性的產業，同時也為處於不利條件的美國公司營造公平的環境，因為它們的工廠在美國境內面對的是更詳細的審查作業。最後的成果目標是要讓每個地方都能有高品質的藥物，布雷施這樣說道，「我還是很有信心也很樂觀我們可以在全球各地提高品質的門檻。」

但是要提高品質門檻不是只靠法律和法規就能辦到，通常也需要靠公司文化的轉型，而這是邁蘭沒多久就發現自己正在面臨的問題，而且是從裡到外。

二〇一三年六月，ＦＤＡ訂好時間要去查驗位在印度卡納塔克省（Karnataka）班加羅爾（Bangalore）的無菌注射劑工廠，這是邁蘭幾個月前宣布會從阿吉拉那裡收購來的工廠。無菌性注射藥劑工廠的檢驗作業比其他工廠的檢驗作業來得複雜。理論上，ＦＤＡ應派一組人員前往班加羅爾工廠，裡頭要有一位擅長無菌技術的微生物學專家。一直找不到人的ＦＤＡ，只要願意出差到迢遠的國度，肯分攤本就過重的工作負荷，誰都可以。

最後敲定一位常駐在紐約州水牛城（Buffalo）的調查員。

這位調查員多半待在上紐約州，除了其他作業任務之外，也負責查驗那裡的一處酪農場和一家專門醫治牛隻的獸醫院。這些查驗作業都不涉及到人命關天的大事。但是班加羅爾工廠完全不一樣：要是他疏漏任何細節，可能就有美國人會死亡。他很是戰戰兢兢，這一點值得稱許。還好ＦＤＡ有要求一位經驗比較老到的調查員陪同他前往：彼得．貝克。兩人在六月十七日抵達，得在那裡待上十天。

在一家無菌製造工廠裡，每一個動作都要很小心，必須加以控管，以免影響整個無菌環境。但是在班加羅爾，調查員發現這家工廠非常馬虎。他們在載送開口藥瓶的輸送帶附近找到一根用過的拖把被任意丟在那裡。未受訓練的員工在廠內大剌剌地移動，並未按規定要求放緩動作，「這很可能造成單向氣流的破壞」，貝克在報告上這樣提到。重要設備的零件被存放在非無菌的區域裡，而且使用之前也不重新消毒。在洗手間裡，多名員工如廁後並未洗手。

但是手套這個東西才真正暴露了這家工廠的問題所在。這兩人親眼見到技師戴的手套表皮都已經剝落，上面還有針孔，這會害手邊正在處理的藥物受到污染。在儲藏櫃裡面，調查員在手套的裝運箱裡找到「數隻被壓扁的蟲子」。另外被額外存放的手套竟都有裂縫，而且還褪色。儘管貝克來到工廠的第四天就標示出這個問題，但技師們直到查驗結束都還在繼續使用這些已損壞的手套。

這是一個禍患，而且還是一個不斷擴大的禍患，因為ＦＤＡ又在另外兩家阿吉拉的設施裡找到缺失。過去兩年多來，ＦＤＡ就曾公開譴責過邁蘭的三家工廠未能確實做到無菌的環境，其中兩家原先的老闆是阿吉拉製藥公司。這些工廠（它們也有幫輝瑞和葛蘭素史克製造活性成分）的問題在全球引發譴責的聲浪，但罵得最兇的是賓州卡農斯堡邁蘭的總部，馬利克對他必須概括承受的這些責任勃然大怒。

「我們買下阿吉拉的時候，（在印度）有六個點得到FDA的核可、ANIVSA（巴西的監管單位）的核可，以及全球各家機關的核可，」馬利克後來這樣解釋道，「輝瑞、葛蘭素史克都是客戶，採用的是最先進的技術，一切自動化，到處都有攝影機監視……結果六個月後，我們就拿到警告函，被狠甩了一巴掌。」這個話題後來無可避免地轉向彼得．貝克以及他那套咄咄逼人的查驗方法。「他營造了一種人心惶惶的氛圍，」馬利克聲稱道，在這樣的氛圍下，就連工作人員的恐懼和噤聲不語都被拿來當成呈堂證供。儘管如此，麥蘭的因應手段做得很徹底，馬利克這樣說道。共有一百九十九批可能受手套表皮剝落污染的藥物被該公司從市場下架了，其中一百一十九批進行檢測，結果全都沒有顆粒在裡頭，公司於是把這份數據轉交給FDA，他如是說道。

那個時候，邁蘭已經聘用FDA的前任高層黛博拉．奧托擔任全球品質和監管政策策略資深副總。「要不是我百分之百滿意邁蘭在做對的事情，我早就走出那扇門了。」奧托後來這樣說道。拿阿吉拉的例子來說，馬利克說：「我們把三個廠關了三年，」這個行動是在證實邁蘭會永遠保持在最佳狀態，他的說法是：一切完全透明，對品質全力以赴。這是白手套的精神、也是無塵機器的精神、更是「把事情做對」的一種道德思想，三者合而為一。

但事實上，邁蘭正在改變，但不是往好的方向，有些員工是這樣認為啦。在內部，正當邁蘭全力把藥品推上市場時，印度和美國境內的員工開始經歷到一些變化。幾位前任員工說，馬利克和他的副手們對速度的重視似乎甚過一切。固守優良藥品製造標準的人，覺得自己被邊緣化了，一位已辭職的資深主管這樣說道。「如果你剛硬不阿，」他說，「就會被貼上手腳太慢的標籤。」

在馬利克的領導下，邁蘭–印度成了有利於迅速發展生產力的地方。馬利克的薪酬有部分是依據邁蘭提交給全球各地監管機關的申請案數量而定。年復一年，他和他的團隊一再超越所訂的目標。由於正在研發醞釀的新產品數量充裕，再加上實驗室裡完全不缺各種有利的數據，因此經常送出比公司預期還要多出幾十份的大量申請案件。但是員工們——其中有些員工據說是在被要求篡改數據後才辭職不幹的——不免好奇：馬利克精心挑選下的團隊究竟是把他們在蘭伯西所受的訓練拋在腦後了？還是帶到邁蘭來了？

邁蘭身為領頭羊的美譽很快就要踢到鐵板。二〇一六年八月，就在美國總統大選正值高潮之際，也就是在全國孩童返校開學之前，邁蘭這隻小白鴿倒栽蔥撞進傳奇性故事裡非正義的一方。因為做錯事而突然成了一家惡名昭彰的公司。它大幅提高旗下藥品EpiPen®的價格，它是一種腎上腺素注射劑，通常用在過敏症狀嚴重到會危及性命的孩童身上，漲幅高達四倍多。

邁蘭是在二〇〇七年才拿到EpiPen®的所有權，那是因為它當時買下默克集團（Merck KGaA）的學名藥部門。邁蘭在自動注射裝置上做了一些改良之後，就開始以一盒兩管注射劑一百美元的價格進行販售。後來某個競爭對手因設計瑕疵而被FDA駁回仿製版學名藥之後，邁蘭竟就將這市場占為己有，開始哄抬價格。到了二〇一六年，EpiPen®的標價已經漲到六百美元。突然間，做父母的都忙著幫自己的孩子購足EpiPen®放在家裡、學校和自己的後背包裡，他們發現自付的費用高得嚇人

憤怒很快在社群媒體蔓延開來。只要貼上主題標籤＃Epigate就會得到很多人的關注，就像是只要有任何公共敘事（public narrative）是布雷施和她那一飛沖天的薪水有關，就一定會吸引很多人的注意。布雷施在二〇〇七年的薪水是兩百四十萬美元，但到了二〇一五年，幾乎漲到一

千九百萬美元。二〇一四年該公司為了節稅，決定在愛爾蘭成立公司，她和馬利克各自賺進兩千五百多萬美元做為報酬。那時候，EpiPen®大約占了該公司收入的百分之十。

一夜之間，布雷施成了貪婪製藥業的代言人，被拿來在媒體上跟馬丁·謝科雷利（Martin Shkreli）做比較，後者曾是避險基金經理，後來成了大藥廠的執行長，把一款抗愛滋感染、有十年歷史的藥物在價格上抬高了五十倍。正在被大眾唾棄，卻又想幫自己說幾句話的布雷施，反而愈描愈黑。在一場慘不忍睹的美國全國廣播公司財經頻道（簡稱CNBC）的訪問裡，她談到價格上漲的問題，「沒有人比我更沮喪。」她把錯怪在供應鏈的其他人身上，並提議針對殘破不堪的健保系統進行全國對話。結果這番話反而把自己搞成了像是奢侈的法國瑪麗皇后（Marie Antoinette），而不是有天使心的南丁格爾（Florence Nightingale）。

邁蘭努力想遏止這場公關災難，連折價卡都搬了出來，說他們就快推出一種價格只有EpiPen®一半的仿製版學名藥，並很冗長地解釋那複雜又神祕的藥物定價方式，以及有多少中間人要分一杯羹。但是對民眾來說，他們不懂的是，為什麼一家學名藥公司可以一開始就單獨販售定價過高的藥物。這一點怎麼都說不通。

突然間，這家公司過去的醜聞在媒體前全被挖了出來。布雷施的企管碩士學位也被拿來炮轟。二〇〇七年十二月，《匹茲堡郵報》（*Pittsburgh Post-Gazette*）揭發布雷施根本沒完成該學位所需的課程，但是西維吉尼亞大學卻在布雷施的父親喬依·曼欽一當上州長，便回頭去更改她的成績單，授予學位。不滿聲浪接踵而來，二〇〇八年，這家大學撤回她的學位。另外還有人指控執行董事長羅伯特·寇里經常濫用公司的專機，去載他那在當音樂家的兒子跑全國巡迴演唱會的行程。還有一筆可疑的土地交易案涉及到一名副董，邁蘭用這筆地產來建造它的新總部。

不過EpiPen®是最大條的醜聞。沒多久，就陸續出現了國會調查、集體訴訟，以及多位檢察長針對違反反壟斷法展開調查等行動。二〇一六年九月二十一日，一臉不高興的布雷施發現自己在宣過誓的約束下，被眾議院監督與政府改革委員會（House Committee on Oversight and Government Reform）當場拷問，而且還全國電視直播。這些國會議員咄咄逼人地想要知道，她為什麼背棄那些不再付得起藥費的家庭。

哪怕這一切都被攤了出來，卻還有一個後果更嚴重的事件、一個會令人質疑這家公司的誠信和藥物品質的事件，正在離公眾視界很遠的地方默默醞釀中。

大概一年前，一位邁蘭的前任員工來到馬里蘭州銀泉市的FDA總部，和一群FDA高層坐下來談。他私下指名道姓地指控：在拉吉夫．馬利克的領導下，邁蘭位在海得拉巴的研發中心已儼然成為數據造假的樞紐，這些造假方法已經散播到邁蘭在印度的各種作業裡。吹哨者指控如今位居邁蘭重要領導地位的那干人等，其中有些人以前曾為蘭伯西效力，都正在使出他們的數據操作本領。

邁蘭的吹哨者確認有幾筆特定的申請案，是為了計畫在美國上市的幾款藥品所提交的。他聲稱邁蘭為了幫某些藥品製造出可以過關的數據結果，會把來自於較不穩定的商業批次樣本跟來自於數量較少、較容易控制的試用批次樣本對調。不過最令人驚訝的指控恐怕是，他說邁蘭團隊已經把它的騙術進化到可以躲過偵測。他們不再從工廠的電腦系統裡刪除被竄改過的數據資料，因為這會留下元數據的痕跡，被彼得．貝克這類調查員找到。工廠經理現在都是刻意毀壞他們想隱藏的數據資料。這被認為是一個可以躲開調查員的更好辦法。

雖然ＦＤＡ官員們覺得吹哨者的說法可信，但令人意外的是，有大概一年的時間他們什麼行動也沒有。邁蘭似乎是置身在一個被ＦＤＡ保護的圈子裡。不只因為它的執行長是美國某參議員的女兒，就連其中一位法規事務高層，負責跟ＦＤＡ打好關係的也是由ＦＤＡ的前任官員黛博拉．奧托出任。

二〇一六年七月，那位吹哨者寄了一封電郵表達對ＦＤＡ的毫無作為感到失望，試圖想喚醒他們。他清楚表明他們必須為美國病患們的遭遇負起責任。他暗示這家公司的政商關係以及ＦＤＡ和邁蘭中間的那道旋轉門都是造成ＦＤＡ之所以毫無作為的原因。

「老實說，以前我對貴機關有崇高的信仰與信任，我相信你們有方法把那些詐騙舞弊的人繩之以法，」他寫道。「不過我也明白邁蘭為ＦＤＡ成員安排就業機會的那招策略，運作得非常成功。」他又繼續寫道，「也許貴機關是在伺機等候一場發生在美國本土的重大悲劇，而悲劇的起因是不合格的學名藥產品未能達到安全和有效的標準，就像非洲發生過的例子，那裡的抗愛滋病毒藥物缺少充分的藥效。」

他推測顯然是有某件事或某個人擋下ＦＤＡ對邁蘭的調查：「這種官僚情節在印度這種國家被認為是『常規』，但我對美國的政府機關當然有更高的期許。因為它向來是以更高的道德規範和道德價值而聞名。」

這意有所指的警告方式嚇得ＦＤＡ內部亂成了一團。兩個月後，也就是九月五日，大概是布雷施坐在國會證人席面前的兩個禮拜前，一位ＦＤＡ調查員從印度納西克（Nashik）的大路上開下來，轉向一條塵土飛揚、到處都是山羊、雞隻的小路，最後抵達邁蘭在印度的旗艦工廠。這一次，這位調查員沒先通知就上門了。

邁蘭的納西克工廠離孟買有五個小時的車程，路上會經過正在燃燒的農田和荒涼的招呼站。雖然地點偏僻，但工廠的廠區倒是很大而且外觀先進。它占地二十二英畝，一年的藥物產能高達八十億劑，可以供應全球每個市場，從澳洲、非洲、一直到美國。

在九天的查驗時間裡，這位抵達納西克工廠的調查員找到了證據，發現該工廠的軟體系統充斥著出錯提示，不是「儀器失常」、「電力喪失」，就是「色譜分析系統失去連線」。工廠主管顯然不曾對這些一再出現的當機問題進行任何調查。他們只會在收到出錯提示後重新檢測藥物，這不禁令這位ＦＤＡ調查員懷疑，這些當機事件是存心故意的，就像那位吹哨者所指控的一樣。看來邁蘭是決定與其刪除不想被看見的數據，留下可以追蹤的線索，還不如乾脆讓系統當機，就像是有技師把牆上的插頭直接拔掉一樣。這種伎倆惡名昭彰到連ＦＤＡ官員都給它取了一個名字：「當機的檔案」。

不到兩個月，三名調查員無預警地來到邁蘭位在西維吉尼亞州摩根城的工廠。他們在那裡驚見一些看似可疑的數據作業。技師們在正式檢測之前，會預先注射樣本進ＨＰＬＣ儀器裡，似乎是想先一步得知檢測結果。此外，也發生有幾批藥物的檢測結果失敗或異常，但分析師不去調查原因，反而重新檢測藥物，直到合格為止，這不禁令人懷疑他們在中間可能做了什麼手腳。

對ＦＤＡ的合規官來說，不管是當機的軟體、試測，還是對異常檢測結果未作調查，這些都有欺騙的意味在裡頭。他們在信中要求邁蘭提出解釋，信裡並提到在納西克工廠的那些出錯提示「會讓人質疑數據生成的完整性和可信度」。這些看法等於向這家位在西維吉尼亞州的公司預示了風暴可能來臨。要是ＦＤＡ最後裁定這個品質問題是全面性的，不只侷限在單一工廠，處罰和制裁方式就可能會升高擴大。此外，ＦＤＡ的懷疑態度也威脅到邁蘭那向來以誠信著名的公司形象，而那可是它千方百計耕耘出來的名聲，就連那玻璃帷幕的總部和部分透明的名片都是為了汲汲營營地塑造形象。儘管它在政治上有影響力，但邁蘭可能面臨到它會被打入凡間，歸到跟其他全球性學名藥公司一樣等級的那種風險，你將再也無法信任它能正當經營一家乾乾淨淨的實驗室。

後來邁蘭的主管們在跟某一位記者碰面時，刻意輕描淡寫ＦＤＡ的調查發現，並解釋所謂「數據完整性」有缺失的這種感覺不妙的說法，其實是把一些很小的管控缺失囊括在內。邁蘭的全球品質系統和合規事務負責人德瑞克．葛洛夫（R. Derek Glover）曾說：「我們找不到任何證據顯示這些缺失跟數據作假有任何關聯。」

邁蘭對納西克和摩根城的查驗結果做出態度強硬的回應。這家公司的律師團和政商關係向來良好的高層們在一系列的會議、電話和信件往返裡，一再向ＦＤＡ保證會充分配合和完全透明。他們搬出各種數據和分析來淹沒ＦＤＡ，試圖證明自家公司的周全品質系統，並準備自行調查。二〇一七年一月，邁蘭寄了一封內容很長的機密信函給ＦＤＡ，試圖解釋納西克工廠的出錯提示次數居高不下，在七天裡就出現四十二次的原因。只不過該公司並沒有提供一個單一的解釋，反而說出錯提示「跟乙太網路（Ethernet）的纜線或電源線的斷線沒有關係」，然後又說：「透過回顧性調查，無任何證據顯示這些斷線事件是否因人為干預（意外撞掉纜線）所造成，還是因電子設備失去信號所導致。」至於有一個出錯提示之所以在短短七天內就出現一百五十次，它被部分解釋為：有一些軟體設定「會意外導致出錯提示的不斷出現」。在隔月的一封機密信函裡，邁蘭向FDA保證「這對攸關批號放行與否的檢測結果完整性和適當性，並不會造成任何影響」。

但FDA沒有買帳。二〇一七年四月三日，它給了納西克工廠一封警告函，並實際凍結這家工廠所送來的藥物申請案，直到改正疏失為止。這封信提到邁蘭的品質系統「無法充分確保數據資料的精確性和完整性」，並清楚表示本機關對這些出錯提示始終感到懷疑：「你們的品質單位並未全面解決出錯提示的問題，也沒有在我們的查驗作業對這些問題做出檢討之後，便去查明檔案遺失或刪除的範圍及影響有多廣。」新聞一曝光，邁蘭的股價瞬間跌了百分之二。

針對納西克發出警告函後不到三個禮拜，馬利克和另外六名邁蘭主管就來到FDA的總部與十九名臉色不悅的FDA官員坐下來會談，試圖擋下FDA對西維吉尼亞州摩根城工廠的執法措施。機關裡的官員追問他們何以實驗室技師不去調查異常問題，反而重新檢測藥物，將合格過關的檢測結果做出紀錄。這時候馬利克團隊才發現FDA官員是在拋出一個更大的難題要他們面對：邁蘭究竟出了什麼問題？監管人員說他們對摩根城的缺失感到「震驚」，他們發現那裡的作業「極為糟糕」，質疑這家公司的每家工廠是否都有做到「完全透明」的程度。一位FDA

的官員更是直截了當地說：「FDA質疑的是，邁蘭既然自詡有全面性的品質文化，又怎麼會有違規情事發生在摩根城的工廠？」

回答這個問題的是馬利克，畢竟當初是他在反思了邁蘭的轉型之路後，協助帶領邁蘭向前邁步的。馬利克說邁蘭和摩根城的基本價值並沒有改變。他對這些官員解釋道：「邁蘭的品質哲學就是在數據的完整性或病患的安全上完全沒有妥協的空間。」他還說這家工廠是獨一無二的，「因為公司是在那裡起家的，而且從第一天起，那裡的設施就是建立在誠信第一的原則上」。這番話的目的無非是想讓摩根城擺脫FDA對它的放大檢視。最後，這家公司把不先調查原因就重新檢測的這件事，怪在一套有待更新的老舊標準作業程序上。

這一次，辦法似乎奏效了。二〇一七年五月，FDA的製造品質辦事處處長湯姆・柯斯葛羅（Tom Cosgrove）不顧FDA兩個部門幕僚的大力反對，做出了一個極具爭議性的決策：他把調查員在摩根城所提出的負面調查報告向下微調，從OAI（FDA必須採取行動）改成VAI（自願採取改進措施）。此外，他也寄了一封沒有標題、不對外公開的信給那家公司，這是柯斯葛羅兩年內第二次將不利於邁蘭的調查發現向下微調等級，隱瞞FDA真正的結論報告。

在一封寫給FDA同仁們的電郵裡，柯斯葛羅承認他們的看法沒有錯，這家公司重新檢測作業的情況「愈來愈泛濫，自行調查的部分也不夠充分」。但是他也為他的決策辯駁：「邁蘭的回應一向主動積極，樂於提供資訊，我沒有理由不相信他們會主動改正。」

這個決定讓邁蘭的摩根城工廠暫時擺脫了FDA對它的窮追不捨，但是並沒有解決那裡面的茶壺風暴。二〇一八年年初，來自那家工廠內部的一位吹哨者跟FDA聯絡上，舉報廠內惡化的狀況，包括人力不足和清掃缺失。根據FDA某份備忘錄裡對此指控的詳細記載內容，這位吹哨者宣稱邁蘭的管理階層不僅沒有主動出擊想辦法補救，反而更專注地打造「表面檔案」，以規避FDA的查緝。吹哨者描述他們是如何把印度的整組人員帶進來，以便快速結掉積壓在摩根城的公司調查報告，廠裡的員工被指示不准質疑他們的工作。這位吹哨者宣稱，邁蘭已經發展成一種允許詐欺舞弊的「內嵌式文化」（embedded culture）。一些前任員工也有同樣的評述。

一位前任的邁蘭化學家正在孟買最有名的泰姬瑪哈酒店（Taj Mahal Palace）的海洋酒廊（Sea Lounge）裡，往外眺望孟買港以及那被稱為印度之門（Gateway of India）的一九二〇年代凱旋拱門。但他無心於眼前美景。儘管周遭擺設著高級的絲質抱枕，還有侍者殷勤接待，他仍然心急如焚。他是偷偷來這裡要向一位記者舉發邁蘭是如何利用每個製程步驟裡「煮過」（cooked，捏造的意思）的數據，讓幾十份藥物申請案快速移動通過系統。這種數據加工的手法就是在馬利克和他那一幫人的領導下所發生的，這位化學家這樣解釋道。馬利克的團隊在這家公司裡面建立起印度式的營運模式，成為公司成功背後的關鍵推手，將這家位在西維吉尼亞州的公司一路轉化，使其漸漸腐敗，化學家這樣說道。

他說馬利克的團隊會利用很多欺騙手段來加速重要產品的核准速度。他們為了讓研發數據過關，會做「必須該做的事」，再「想辦法」製造出申報批次。必要的話，他們會靠調換樣本來弄出具有生體相等性的數據資料。會有「聰明人士」負責準備成套的申報資料交給監管機關。核准後的製程則交由專家來「處理」。他們會向深受監管機關尊重的全球各地專家討教，請求「指點迷津」，但專家拿到的資料也不夠完整。所有這些干預動作都是為了「縮短」學名藥在研發和製造上所需的時間。

在海洋酒廊裡，這位化學家詳細描述了這個運作良好、專門在幫數據大規模加工的機制，每一個製程都有布署來自研發單位的團隊人員，以便就近處理不合格的數據。馬利克把他的人馬安插在每個製造系統裡，才能完全同步作業。「只要有一個人起頭，後面就會有另一個人接續完成，」他這樣解釋道，而且還說馬利克對他底下的人不用下太多指示，後者就能揣摩出方向，直接執行。「他的命令不用很具體。」因為目標非常單純，就是讓藥物盡快上市，化學家這樣說道，而那些在馬利克底下做事的人都會全力以赴完成目標。

他說他們會在每個步驟裡使出一些變通方法，包括被藏起來的設備、擺布檢測過程、甚至暗中調包。等到製程被轉移到工廠，產量提高的情況下，大批量的藥物自然不可能合格。「這時就不再使用電郵聯絡，改用電話，」化學家說道。「分析人員會被調到品管那裡處理那邊的數據，數據就沒問題了。」

接著製程走到了商業化或者大規模生產這裡，藥物的品質就更難控制了。「商業批量根本過不了安定性檢測，」他說道，但辦法還是一樣——加工數據。「只要調整一下那些參數，雜質就不會出現。」在每個步驟「都有來自研發的人教你如何就地解決問題。」

在這套系統下，送交給ＦＤＡ待審的眾多產品，其數據其實都是加工過的，這位化學家說他就是因為這樣才會加快腳步離開這家公司。

邁蘭的法律總顧問布萊恩·羅曼（Brian Roman）對這家公司關於數據加工的指控「完全強

力否認」。他指出，ＦＤＡ不曾證實有過任何這類活動出現在這家公司裡。「如果有人告訴你，他們有我們調包樣本的證據，」他告訴一位記者，「我相信那是他們在騙你。」他還補充，任何人若要推翻我的說法，都有義務「先做出一份能經得起調查的報告出來」。事實上這位化學家做到了。他辭職後，就曾寫信給高層，詳述各項指控。

在海洋酒廊裡，這位化學家說ＦＤＡ調查員貝克「摸得出印度真正的脈相」，揭發那套跟官方檢測系統平行的地下檢測系統。「這都是上梁不正下梁歪的結果。」他默默泣訴，淚水跟著滑落。「這個產業裡發生的事情都非常非常骯髒。」

第二十六章

終極檢測實驗室

◆

二〇一三年二月七日
烏干達的坎帕拉（Kampala）

在穆拉戈全國轉診醫院裡（Mulago National Referral Hospital），自願醫療團裡的加拿大外科醫師布萊恩・韋斯特伯格（Brian Westerberg）正在檢查一位病得很重的十三歲男孩。他有發燒、畏寒和嘔吐的症狀，耳道還滲出液體，很可能就是感染源。韋斯特伯格懷疑他有細菌性腦膜炎，不過還無法確定診斷結果，因為電腦斷層掃描儀又壞了。這個男孩已經上了頭孢曲松（ceftriaxone）的靜脈注射，這是一種廣效性抗生素，韋斯特伯格相信應該足以殺死病菌，解決大腦腫脹的問題。他有信心可以治好這個男孩。

這十六年來，韋斯特伯格一直都在穆拉戈醫院的自願醫療團裡工作。資源不足是這裡的常態。大批的病患讓這裡分配到的一千五百個床位總是不敷使用。自來水也曾經被切斷過，只因這家債台高築的醫院付不出水費。多年來，這裡的醫療資源嚴重不足，逼得韋斯特伯格只好從加拿大自己帶藥過來。但最近在當地政府和國際援助機構的協助下，低成本的學名藥已經變得更為普及，這個現象的發展多少帶來了希望，也讓韋斯特伯格覺得這是一個對的方向。

但是在經過四天的治療之後，男孩還是病奄奄的，頭痛變得更劇烈，「滲水的耳朵」也變得紅腫流膿。韋斯特伯格開始做術前準備，覺得必須切開男孩的耳朵，挖出受感染的組織。但就在手術前，男孩突然癲癇。剛好醫院的電腦斷層掃描機又可以用了，於是韋斯特伯格火速將這個男孩送去掃描，發現原來他大腦裡有個小膿瘡，好像是感染造成的。

醫院裡的一位神經科醫師看了影像之後很有自信地告訴韋斯特伯格，「我們不用動手術。」他確信大腦的腫脹和膿瘡可以靠有效的抗生素療程來緩解。這令韋斯特伯格感到困惑。他們已經用抗生素治療過了，亦即頭孢曲松的靜脈注射，但是並沒有改善他的感染問題。這時他的一位同事提議改用另一種價格較高的同款藥物來治療這個男孩時，他更是不解了。「為什麼要換另一款頭孢曲松？」韋斯特柏格納悶道。但沒多久他就弄懂了這家醫院藥物供應的困境所在，而那是烏干達的醫生們都心知肚明的事。

在資源缺乏的非洲世界裡，充斥著各種印度製和中國製的學名藥，但這些藥物經常無法發揮藥效。這塊大陸上的醫師只好隨時調整療法做為因應，有時候會在原本建議的劑量上加倍或乘以三倍來達到療效。還有很多醫院會偷藏一些他們口中所謂的「夢幻藥物」，也就是原廠藥或是品質比較好的學名藥，要是有病人整個療程過後仍無起色，就把它們拿出來用。

韋斯特伯格的同事另有備用的頭孢曲松，那是在醫院外面買的。他們更改男孩的治療計畫，改用價格較高的藥物，並再多添兩種藥物。他們沒有動到大手術，但是韋斯特伯格有進行滲膿耳朵的清瘡。這樣的治療或許有效，但因為錯過了黃金時間，男孩一直沒有好起來，到了第十一天，就被宣布腦死了。

烏干達的醫師們對這名十三歲男孩的死亡一點也不驚訝。他們的病人經常在使用過本應救命的藥物之後死亡。就算醫師想改用備用的「夢幻」藥，也會有供不應求的問題，這使得每天的配藥作業就像在做檢傷分類一樣。「老實說，我們都很累了。」西烏干達的一位醫師這樣說道。她發現很難去追蹤哪些學名藥是安全的，哪些不值得信賴。「今天是麻醉劑，明天是頭孢曲松，後天是阿莫西林。」

每一次彼得．貝克上場查驗一家新工廠時，唯一的使命就是專注在那些要售往美國市場的藥物上，以保護美國的藥物服用者。但是他在印度的工廠抓舞弊和製程問題的時候，也不免警覺到那些賣給開發中市場的藥物比賣給美國的還要糟糕。

二〇一三年五月，他抵達海得拉巴南邊一家製造廠，它是印度某學名藥公司旗下的工廠。他在那裡看見好多瓶化療藥物吉西他濱（gemcitabine）被不當地封蓋，並非完全無菌。「你要怎麼處理這些東西？」他問工廠主管。對方的答案是：「我們會送到非洲。」在另一家工廠，他親眼見到被ＦＤＡ禁止進口到美國的藥物成分，於是問他們這些成分要送去哪裡。他被告知是烏克蘭。於是他將這份資訊傳給烏克蘭政府，但是沒有回音。

貝克漸漸看到一幅世界地圖，很類似迪奈許．塔庫爾當年揭發蘭伯西舞弊時被震懾到的那一幅地圖。這些公司都宣稱他們是在為世界各地的市場製造品質均一的藥物。在蘭伯西，塔庫爾戳破這個謊言，揭發出不實的數據資料。而貝克看到的卻是實際存在的藥物。他在一家又一家的工廠裡找到最厚顏無恥的騙術，也在藥物製程裡查到嚴重的品質疏失，最後的成品都被送往法規寬鬆的市場：非洲、東歐、亞洲和南美洲。他在印度之所以很少見到被拒收的批量，其中一個原因是，不管藥物的瑕疵有多明顯，總是有市場可以運送過去。

塔庫爾和貝克撞見的不是一點小小的故障或例外狀況，而是學名藥產業常見的作業模式。這些不均等的生產標準被冠上各種名稱，但意思都一樣：「雙軌制」、「多層式」或者「A排／B排製程」。這些公司會看是哪個國家跟他們購買藥品，再來調整製造品質。他們會把品質最頂級的藥物送往監管機關警覺心最高的市場，至於最差的藥物則送往監管最弱的國家。在一個利潤不高的產業裡，很多公司都是靠品質較差的成分、步驟較少的製程以及較低的生產標準來節省成本，再把藥物成品賣給監管不力的國家。

種族歧視無疑也扮演了其中一個角色，就像在蘭伯西，曾有一位醫療顧問在提到品質較差的抗愛滋藥物是送往非洲時，曾經這樣說：「管他的，反正死的是黑人。」但追根究柢，這裡面還是有個很冷血的計算方式在驅動這些不同的生產標準：公司可以製造最便宜的藥物賣給那些最不可能逮到他們的市場。但是在被問到時，他們卻堅稱他們製造藥物的標準之所以不同，是因為各市場對品質標準的要求不同。但是美國藥典是全球頂尖的製藥標準設定組織，它的全球健康影響計畫前任副總派崔克．路庫雷（Patrick H. Lukulay）駁斥這說法「根本是垃圾。」他說，對任何被開立出來的藥物來說，「只有一個標準，而這標準是由它的發明者所訂定的。」意思是指研發出此藥物的原廠藥公司。

對於那些被售往美國以外地區供病患服用的藥物，貝克並無控管的權限。但是他還是會在查驗報告上註明他的調查發現。於是這些報告成了其他國家監管機關用來提防劣質藥品的一幅路徑圖，其中有些國家會特地追蹤他的調查發現。貝克其實是在幫一個很大很大的公衛危機記錄它的冰山一角。他無法確定其他國家的病患遭遇到什麼，但是大量湧進開發中世界的那些學名藥，其品質低劣到他都不免擔心那裡的下場一定很悽慘，簡直就像一顆「定時炸彈」。

在烏干達，韋斯特伯格醫生驚愕萬分，他剛剛才得知病患們是因服用次級藥品才垂死。他飛回加拿大與一位加拿大籍的呼吸治療師傑森·尼克森（Jason Nickerson）一起工作，後者在烏干達行醫時也有類似經驗。於是他們決定檢測那款涉及烏干達男孩死亡案例的仿製版學名藥頭孢曲松。

韋斯特伯格的同事從穆拉戈醫院的藥房裡，拿來一瓶感覺有問題的頭孢曲松給他。這個藥是國際性製藥公司石葯集團中諾藥業（CSPC Zhongnuo Pharmaceutical）在中國河北省的工廠製造的，這家公司也有出口藥品到美國和其他已開發國家。但是他們在尼克森的實驗室裡檢測這款頭孢曲松時，卻發現它的活性成分含量只有標籤上所聲稱的一半。

韋斯特伯格和尼克森都很震驚。這種藥在這麼低的濃度下是不會產生藥效的，當然也治不好病人，尼克森這樣說道。他和韋斯特伯格在疾管局（CDC）的《發病率和致死率周刊》（*Morbidity and Mortality Weekly Report*）上發表了一篇案例報告。雖然沒有指明是次級品的頭孢曲松造成這名男孩死亡，但報告裡提供了令人信服的證據足以證明的確是它所造成。

石葯集團中諾藥業早就有過品質瑕疵的紀錄。二〇〇九年，巴布亞新幾內亞醫藥學院（Papua New Guinea's School of Medicine and Health Sciences）的傑克森．勞烏教授（Jackson Lauwo）愈來愈憂心該國的藥物品質，於是聯絡上德國法蘭克福（Frankfurt）的製藥科學家珍妮佛．崔斯曼（Jennifer Dressman），問她願不願意幫他在她的實驗室裡檢測一些藥物樣本。她答應幫忙。於是勞烏從首都摩爾斯貝港（Port Moresby）五家有註冊在案的藥房裡，蒐集了抗感染藥阿莫待奎（amodiaquine）和阿莫西林的樣本，然後帶到崔斯曼的實驗室。幾個月後，檢測結果出爐：每一個樣本的品質評鑑都不合格。

十四個樣本裡有三個是假藥：犯罪集團假造的藥。其他的則都是次級品，意思是它們是合法藥廠故意製造出來的次級品。其中一款來自於石葯集團中諾藥業。

就連這家公司賣給美國市場的藥品，品質也很差。自二〇一三年以來，FDA就因為這家公司的品質違規而指名道姓過它四次。貝克查驗這家公司位在北京東北部的工廠時，發現他們竟公然加工數據。他查到他們會固定刪除不合格的檢測結果，再重新檢測樣本，直到過關為止。

資源雄厚的美國可以派出調查員前往國外查驗工廠，但像烏干達和巴布亞新幾內亞這些較貧窮的國家，通常都是從出價最低的藥商那裡進口藥品，根本沒有監管機關來檢查品質。買藥的國家監督不夠，再加上製造藥品的國家法條寬鬆、監管不力，才讓雙軌制的藥品生產得以猖獗。

就好比印度的監管機關除非是查到某家公司所製造的藥物，裡頭的活性成分不到標準濃度的百分之七十，遠低於FDA、世衛組織和其他大型藥物監管機構所設定的可接納標準，才會採取法律行動。全印度藥物行動網（All India Drug Action Network）是一家努力想提高基礎藥物取得機會的組織，組織裡的阿南特．帕德克（Anant Phadke）說雙軌制生產在印度並不合法，至於「道德上正不正確，這是可以公開說明的。」

韋斯特伯格在烏干達治療那名男孩的同年，來自猶他州的美國麻醉醫師尚恩．朗內爾斯（Sean Runnels）也抵達盧安達（Rwanda），在該國的全國健保系統底下做事。當時首度引起他注意的其中一件事是，盧安達健保計畫所提供的多款學名藥「根本沒效」。那個時候，盧安達還沒有官方的藥物管理機構來檢測自己所購買的藥物，所以沒辦法查核品質。

基加利大學附設醫院（University Hospital of Kigali）位在該國的首都，在那裡工作的朗內爾斯意識到他不能再倚賴麻醉劑來讓病患入睡，也不能倚靠抗生素來抵禦感染。他眼睜睜看著剛做完剖腹產的新生媽媽儘管已經做了全套的抗生素療法，仍擋不住細菌感染。朗內爾斯和他的同事只好停止投藥，改以手術切開病患腹腔加以沖洗，割掉受感染的組織，當成拯救病患性命的最後一搏。「但只有少數病患活下來。」他說道。

朗內爾斯一開始發現藥物品質參差不齊時，很是驚訝。但就像烏干達的那些醫師一樣，他的盧安達同事也都習慣了這個現象，自有一套因應方法。要是某個學名藥沒有效，就試著去找別家製造商製造的同款藥物，或者直接換用別種藥物。要是都找不到，就增加那個次級品的劑量，希望能產生療效。

有錢的病人就幸運多了，他們可以向私人藥房購買原廠藥，躲開這個困境。而這中間的差別大得驚人。「一旦你看到原廠藥，那些病人就會突然好得很快。」朗內爾斯說道。這種現象明顯到他都稱那是「拉撒路效應」（Lazarus Effect），拉撒路是聖經裡的人物，曾經死裡復活。

過去十幾年來，非洲的配藥方式起了很大的變化。以前，這塊大陸的藥物大多來自比較開發的國家，通常是透過捐贈和少量購買的方式。當時最大的問題是成本很高，因此藥物缺乏。到了二〇〇四年，印度藥廠代表抵達非洲各地兜售便宜的學名藥。全國天主教保健服務（National Catholic Health Service）的社區和機構照護協調師安妮塔．阿皮爾（Anita Appiah）回憶道，在迦納那裡，一開始的感覺雖然不錯，但結果不然。迦納庫馬西（Kumasi）夸梅恩克魯馬科技大學（Kwame Nkrumah University of Science and Technology）藥學系的系主任克瓦貝納．奧福里—克瓦亞教授（Kwabena Ofori-Kwakya）說，非洲成了「什麼東西都可以送過去」的一個地方。對健康的負面影響「甚鉅」，他這樣說道。低劣的品質波及到每一種藥物。

精神病學家戈頓．唐勒博士（Gordon Donnir）在庫馬西崆福阿諾以克教學醫院（Komfo Anoyke Teaching Hospital）精神科擔任科主任，但私下也有開業，病患都是中產階級的迦納人。他說他和他的同事們被各領域的劣質藥品搞得心疲力竭。他開立的所有學名藥：奧氮平（olanzapine）、利培酮（risperidone）、地西泮（diazepam），幾乎品質都不合格，逼得他只好加重劑量。在治療思覺失調時，來自歐洲的同事通常會開二點五毫克的氟哌啶醇（haloperidol），也就是仿製Haldol®（中文商品名：好度）的學名藥，讓病人一天服用數次。但是當他們得知他開立的處方竟是十毫克，而且一天服用三次，都感到很驚訝，可是他很清楚二點五毫克「一點作用也沒有」。這些一開始感到驚訝的同事一旦發現他們得增加劑量才看得到藥效時，也就見怪不怪了。唐勒曾經開立過比一般劑量多十倍的地西泮給一名十五歲的男孩，那是一種抗焦慮藥，這麼高的劑量照理說是會弄昏病人的，但這位病人「仍然笑容滿面，精神很好」，唐勒這樣說道。

儘管數據不足，但二〇一二年，迦納食品藥物管理局（Ghana Food and Drugs Authority）在美國藥典和美國國際開發署的協助下檢測了市場上的孕產婦保健藥品。他們瞄準了催產素（oxytocin）和麥角新鹼（ergometrine）這兩個預防產後出血的基本藥物。結果檢測結果驚人。這份二〇一三年發表的報告發現多家學名藥公司分別製造出來的催產素和麥角新鹼注射劑，前者有半數以上的樣本、後者有幾近四分之三的樣本都不合格。而藥片狀的麥角新鹼則全數不合格。換言之，這些公司生產的藥物一點藥效也沒有。有些樣本甚至不含有活性成分，另外有的樣本是敗在無菌試驗。這些檢測結果指出一個結論：生產製造不合格。這些大多是從印度和中國進口的藥物對於那些因分娩而流血的女性來說，等於宣判了死刑。

大多時候，迦納的病患們並不知道他們服用的是什麼藥物或者是誰製造的。迦納的文化建立在信仰上，一位科技革新者布萊特．賽門斯（Bright Simons）這樣解釋道，「人們會向上蒼祈禱（他們的）藥要有效。」

二〇〇八年，一位非洲科學家亞歷珊卓．葛拉翰（Alexandra Graham）創辦了拉葛雷化學公司（LaGray Chemical Co.），這是一家製藥公司，就坐落在迦納首都阿克拉（Accra）的城外，以製造高品質藥物為目標，矢志遵守優良藥品製造標準的國際標準。葛拉翰是一位奈及利亞人，她的迦納籍丈夫保羅．拉爾提（Paul Lartey）的背景足以當她創業時的左右手。他們是在芝加哥的亞培公司工作時認識的，當時她是特殊產品部的化學家兼經理，而他也是一位化學家，在亞培的感染性疾病新藥研發單位當小主管。起初，他們把印度的學名藥產業當成楷模，欽佩他們能在低成本的環境下製造高品質的藥物，而那是西普拉製藥公司的尤蘇夫．哈密德為這個世界所立下的典範。

葛拉翰曾前往印度學習，想知道這個國家是用什麼方法完成這樣的壯舉。結果非但沒有受到啟發，反而被那裡的所見所聞給嚇到。葛拉翰去參觀一家製造設施，那裡只有一棟破舊的屋子，裡面有「幾間被當成製造場所的小房間」。製造場地缺乏必要的控管來避免交叉感染。「沒有空調，沒有（通風）系統，到處是灰塵。」她回憶道。當她離開時，她還注意到是警衛在幫忙包裝藥物，而這些藥物都會被送往奈及利亞和肯亞，連可以在印度販售的許可都拿不到。

葛拉翰下定決心要做出一番不一樣的事業，但是真要做到，其實是很困難的挑戰。由於電力靠不住，所以燈不可能一直亮著，更別提還得使用敏感的設備來處理複雜的化學反應。但更大的挑戰是來自於國外的競爭。印度和中國的藥廠業務「進到這個國家攻城掠地」，他們販售便宜藥物，「提供各種獎勵措施，甚至賄賂，」葛拉翰說道，她的公司根本難以匹敵。甚至還有營私舞弊的當地批發商跟藥廠交涉想販售活性成分較低的藥物，這樣價格就能便宜點。

葛拉翰向一位可敬的昔日同事尋求協助，也就是印度某大藥廠的執行長兼董事長。但對方的建議令她不安。他要她先設立一家「優良的工廠」，它必須能製造出「展示用的產品」，然後還要有一家符合「當地標準」的第二級工廠。葛拉翰這才明白低成本／高品質的理念純屬神話。那些自誇旗下工廠「通過US-FDA檢驗」或「WHO認證」的公司，都是很得意地把便宜的二等藥物賣給非洲人。葛拉翰發現自己在夾縫中掙扎。就算她堅持用均一的高標準來製造所有藥物，也無法保證那些供應她活性成分的公司也會遵守同套標準。

二〇一四年，為了買到HIV藥物的活性成分，葛拉翰轉向中國藥廠上海迪賽諾（Shanghai Desano），它在濱海新區的工廠通過了WHO的查驗作業，獲得核可。談判初期，一位迪賽諾的業務代表提議供應拉葛雷公司一款折過價的產品，那是專為「非洲顧客」準備的。這種成分比較便宜，業務代表解釋那是因為它們不是在WHO核可的濱海新區工廠製造的，而是在中國埔新一家祕密工廠製造。葛拉翰很是憤怒。她丟了一封電郵給那家公司的副總，撂下話：「不管是什麼，只要對其他市場來說是好的東西，也都適合用在迦納這裡。」

葛拉翰的標準代價太昂貴，她拒絕把利益置於品質之上，這對她的投資者來說無法接受，於是他們開始賣掉股份。二〇一六年，她的公司關門大吉，阿克拉城外的製造工廠「雜草叢生」，她這樣說道。在非洲、印度和中國，強硬的監管改革付之闕如，她想不出來有什麼方法可以抑制這些次級品的生產。「放眼望去，看不到任何誘因來獎勵品質，」她說道，「如果按規矩辦事，你就無法生存。」

幾年前，公共衛生專家首度開始揭發雙軌制製造的問題。二〇〇三年，既是國際救援人員也是藥劑師的吉恩米契爾·高德隆（Jean-Michel Caudron）決定拜訪幾家國際學名藥公司，想參觀生產過程。進入製造場所「還滿簡單的」，高德隆這樣說道。「那時候我是和無國界醫生組織以及聯合國兒童基金會一起工作，我們當時買了很多藥。所以他們還滿歡迎我去拜訪的。」高德隆被當成潛在顧客對待，特許他和他的同事進到印度和其他國家的製造設施裡，在那裡目睹多層式生產模式。「我在印度一家很有名的公司裡頭，聽到經理們在說他們有多自豪工廠穫得US－FDA和歐洲的認證，（然後）他們也說得很白，他們會製造品質不太一樣的產品給那些沒有監管機制的國家。」高德隆回憶道。當他問一位經理，為什麼貴公司對不同的市場有不同的生產標準？那位經理回答：「哦，在非洲和亞洲的那些市場嗎？他們不要求安全性證明啊。」

高德隆和他的同事們花了四年時間，將一百八十家設施的雙軌制生產編成目錄之後，就在《熱帶疾病學和國際衛生歐洲日誌》（*European Journal of Tropical Medicine and Internationl Health*）發表了一篇地標性的報告，內容描述在監管作業相對較少的市場裡常見到令人擔憂、削價競爭的商業策略，而這會有效形成一種「有錢是一套標準，沒錢是另一套標準」的現象。

就在國際研究人員極力想解決雙軌制製造的這個問題時，有一個正在不斷增長中的數字將這個現象與另一個全球性災難連結了起來：抗藥性，意思是細菌和其他感染會不斷進化到足以擋下當初針對它們所設計的藥物。正是這顆定時炸彈令彼得．貝克感到害怕。二〇一四年，英國政府極具企圖地委外勘測抗藥性的危害範圍，並提出可能的解決對策。而這一系列的研究報告裡，第一份報告就估算出目前趨勢若是持續下去，二〇五〇年以前，每年將有一千萬人死於抗藥性感染。「如果我們不採取行動，」前任英國首相大衛．卡麥隆（David Cameron）曾說：「我們看到的景況將幾乎難以想像，抗生素不再有效，我們會被丟回醫藥的黑暗時代。」

最後這個專案計畫交出了九份重大報告，多數研究報告都認定有三個因素跟抗藥性有關：開發中國家製藥時所造成的污染，他們經常把藥物丟進湖泊和河裡；牲口普遍過度使用抗生素；以及藥物的誤用，病人未能按醫囑正確服用所開立的藥物。但其中有一份報告找到了第四個因素：品質不合格的學名藥正有系統地讓開發中國家裡的廣大人口服用劑量不足的藥物。在開發中國家裡，劣質學名藥和抗藥性這兩個問題愈來愈普遍，那裡的研究人員於是開始探究這兩者之間的關係。

低收入的國家都飽受劣質藥品的困擾，包括犯罪集團製作的假藥和二流製藥公司製造的不合格學名藥。儘管假藥看起來像是真的，但往往沒有任何活性成分在裡頭。相反的，不合格的藥物通常含有活性成分，只是含量不足或者配製得不夠好，以至於沒有藥效。雖然政界的怒火和媒體的注意力大多以假藥為瞄準的目標，但有些專家現在認為，不合格的藥物才是公共衛生的最大威脅。通常不合格的藥物含有的活性成分不夠，不足以有效治癒病患，但是含量仍足以殺死最虛弱的微生物，而最強壯的仍然完好無缺。於是這些倖存下來的微生物會繼續繁殖，製造出新一代的致病菌，足以抵禦具有完整藥效、妥善製作的藥物。

二〇一一年，泰國和柬埔寨邊界爆發抗藥性瘧疾，美國公衛專家克利斯多弗．雷蒙（Christopher Raymond）就直指罪魁禍首正是那些不合格的藥物。使用只含有一點活性成分的藥物去治療病人，就像「用汽油去滅火」，在印度曾任美國藥典團體領導人的雷蒙這樣說道。雷蒙可以從他在東南亞的制高點角度，清楚看見那些大量充斥不合格藥物的地區和抗藥性「熱點」之間的關聯性。

在東南亞工作的英國瘧疾專家保羅．紐頓（Paul Newton）曾觀察到不合格的抗瘧疾藥物和這二十幾年來逐漸浮現的抗藥性這兩者間的重疊。二〇一六年，他共同執筆了一篇社評，文中解釋含有「非致死性」抗瘧疾濃度成分的藥物會幫那些可承受低藥效劑量的寄生蟲創造出「生存優勢」。不過他也提醒，雖然這個關聯性非常合理而且具有高度可能性，但仍未有扎實的科學證據做為佐證。

二〇一七年，隨著間接證據的不斷累積，非營利團體美國藥典創辦了一個叫做品質協會的中心，專門資助以藥物品質和抗藥性的關聯性為主題的研究。二〇一八年年底，這些資金開花結果了。波士頓大學的穆罕默德・薩曼博士（Muhammad Zaman）合著了第一份研究報告，找到了不合格藥物跟抗生素抗藥性之間的關係。薩曼在實驗室裡研究一種被普遍使用、稱之為利福平（rifampicon）的抗生素。他發現如果它沒有被妥當地製造，降解時就會產生一種叫利福平醌（rifampicin quinone）的雜質。當薩曼讓細菌接觸到這種雜質時，便會產生變異，幫助自己抵擋利福平和其他類似藥物。薩曼希望他實驗室裡的成果可以幫忙說服政策制訂者，不合格的藥物對抗藥性的全球威脅來說，也是一個「獨立的因素」，其重要性可能與沒有遵守服藥指示和處方藥的誤用不相上下。

伊莉莎白・皮薩妮（Elizabeth Pisani）是流行病學家，曾研究過印尼的藥物品質，在一份名為〈抗生素抗藥性：藥物品質與它的關聯〉（*Antimicrobial Resistance: What does Medicine Quality Have to Do with It*）的二〇一五年報告上寫道，藥效弱的藥物正在收入較低的國家裡助長抗藥性危機，富有國家不久也將無法逃避這個問題：「事實上，致病菌不會知道邊界在哪裡。」

當一種致病菌進化到足以抵擋每一種已知療法時，全球的每一個病患都可能變成受害者。二〇一六年八月，一位內華達州的七十幾歲老嫗從印度的長途旅行返家。她在印度曾跌斷股骨。

她大腿骨的感染很快蔓延到臀部。最後她住進雷諾市（Reno）的一間醫院，那裡的醫生立刻檢測出她身上有多重抗藥性菌株。疾管局證實她感染到的是耐碳青黴烯類腸桿菌屬（carbapenem-resistant Enterobacteriaceae，簡稱CRE）。誠如前任疾管局局長湯瑪斯．費瑞登（Thomas Frieden）在一場新聞記者會上所描述的，這是一種像「惡夢」樣的細菌」，無藥可醫。

在內華達州，醫生們對這位女病患的病情束手無策，他們最擔心的是如何保護其他病患不受感染。這家醫院立刻騰出一間隔離病房，以防感染擴散。照護這位女士的醫護人員全都戴上口罩、手套和防護衣。結果不到一個月，她就死了。

當年在聖雄甘地的道場裡以一場印度自立自強的運動所開啟的那股風潮，已變身為一種製藥使命，以拯救全球最不幸的病患。哈密德博士的革命一路風馳電掣，讓學名藥公司得以有機會去扮演全球的制衡力量，使富人和窮人都能享有同樣的治療機會。但是當年塔庫爾在蘭伯西用電子表格首度記錄下的東西，以及貝克在全印度的製造工廠所觀察的現象，都不是在實現那個理念，而是對它根本的顛覆與剝削——製造最劣質的藥物給最窮困的病人。而這對我們全體人類的未來生死攸關。

在迦納，科技革新者布萊特．賽門斯對這個赤裸的真相做出了總結：「所有藥物都是有毒的，只有在最受控管的條件下，才能發揮用處。」一個藥物的整個製程若是每分鐘的數據都能追蹤得到，才能被信任是有藥效的。在一個管控不力的全球世界裡，誰能對那個合格標準做出擔保。只有十分之一的非洲國家有夠力的監管機關，而有五分之二都缺乏能夠例行檢測藥物品質的實驗室。

這些短缺讓派崔克．魯庫拉博士決定前往迦納的首都展開訓練，希望能培育出像彼得．貝克一樣新一代的非洲版調查員。在阿克拉，他經營了一家藥物提升和訓練中心（Center for Pharmaceutical Advancement and Training，簡稱 CePAT），那是美國藥典的一個前哨站，於二〇一三年開幕。這處設施坐落在一條沒有鋪柏油的泥巴路上，藏身在一道很大的鐵門後方，從外面看，整個設施看起來很一般，但絕對會令你驚嘆不已：門鎖是用生物辨識性的指紋識別器在控制；有一間很先進的微生物實驗室，裡面都是造價昂貴的ＨＰＬＣ儀器；還有一間安定性檢測室，內有專用的冷藏箱，用來檢測藥物的降解速度。

這座中心專門為這塊大陸提供最專業的課程，培育非裔藥物監管人員，此外也在經營一間已獲官方認證的實驗室，可用來檢測藥物品質。魯庫拉希望能靠這些資源來全面提升非洲的用藥品質。魯庫拉說，對於一個很想要升級的國家來說，如果「四周鄰居都一團糟」，對它絕對沒有好處。

魯庫拉是一位訓練有素的科學家，態度和氣，但威嚴不減，他在迦納的這個使命尤其適合他。他是在獅子山（Sierra Leone）一個貧窮的村落裡長大，他父親是村長，總共有二十五個孩子。魯庫拉小時候都在煤油燈底下苦讀，睡的是棕櫚葉鋪的床。他靠著傲人的學業成績和十足的勇氣，一路自我鞭策，終於來到獅子山的首都自由城（Freetown）的一所學校就讀，最後在密西根州立大學畢業。在進到美國藥典之前，他曾在美國的輝瑞和惠氏兩家藥廠工作過。孩提時的經驗讓他對非洲留下不可抹滅的記憶，而記憶裡的非洲是一塊到處都是障礙的大陸。

二〇一六年三月，數十名曾在不同非洲政府底下工作過的年輕監管人員抵達 CePAT 接受訓練，他們來自的國家包括莫三比克（Mozambique）、史瓦濟蘭（Swaziland）、盧安達、尚比亞（Zambia）和賴比瑞亞（Liberia）。誠如其中一位學員所說的，他們花了兩周時間學習如何更嚴格地審查製藥公司所送交的案卷，如何審慎考量對方的各種聲明，而不是只潦草地核對一遍清單。這個訓練課程的畢業典禮很是莊嚴，目的是要向這些監管人員強調他們身為抵禦劣質藥物第一線尖兵的重要性。魯庫拉的同僚勉勵他們要「像活水一樣前進」非洲，那裡是「終極檢測實驗室」。

穿戴著一身禮服的魯庫拉上前一步。他身上穿著長袍，褲襬飄垂，頭上戴著繡花軟帽。「你們是國家的戰士，」他告訴畢業生。「你們有彈藥和裝備可以去跟那些想殺害我們同胞的敵人戰鬥。」他認為他們早晚會與貪污腐敗或政治干預正面交鋒，於是向他們強調，他們的工作是「高尚」和「道德」的，但是更重要的是，當眼前擺著案卷時，他們必須反問自己：「我是要去檢查箱子？還是當個真正的審核員？」

PART VII

最後清算

第二十七章
蒼蠅多到數不清

◆

二〇一三年六月
印度新德里

美國政府跟蘭伯西和解後，過了一個月，FDA和印度監管機構的關係支離破碎。FDA需要一位公衛外交官來掌管它在印度的辦事處，於是轉向一位印裔美國人，這人個性熱情、舉止優雅，有一頭日漸稀疏的花白頭髮，還有傲人的公衛資歷：曾在新德里擔任過六年的美國衛生參贊（health attaché）的阿爾塔夫．拉爾（Altaf Lal）。

FDA用一家衛生機關所能做到最大張旗鼓的方式來隆重介紹他的登場。它把拉爾的一篇部落格文章發表在FDA網站上，文中概述了他的三個目標：與印度監管機關密切合作，建立互信關係；展開「迅速且周詳的查驗工作」；協助印度「產業和監管機關了解，保護所有產品的品質、安全和有效性，是極其重要的」。在這篇部落格文章裡，拉爾寫道：「一位同僚最近把我在FDA裡的新角色比喻成攀登聖母峰。不過你們都知道，我個人向來喜歡徒步登山和攀岩，所以我把接下來的這個挑戰視為：「一種冒險。」

當FDA敲定他去掌理印度辦事處時，他看起來正是該機關所需要的人選：一個對美國政府的期望值很懂，但也懂得印度作業模式的專業人才。他是在喀什米爾（Kashmir）長大，是中央政府裡一名會計主管的兒子。後來他成了科學家，擁有化學博士學位。在美國國家衛生研究院完成博士後研修，就被疾管局聘去研究瘧疾原蟲。他在疾管局待了十四年，才受聘美國衛生公共服務部到新德里工作。

對FDA來說，拉爾基本的任務之一是提高雙方對彼此的信任，以利美國和印度政府攜手合作，改善藥物品質。這其中的理由應該夠明顯了：美國是印度製藥業最大的客戶，而印度則是它最大的供應商之一。兩方當然都想好好合作。但是在印度，彼得·貝克覺得自己單槍匹馬，就像是一個身處在目無法紀世界裡的執法人員。印度的監管機關完全不配合他作業，事實上，他們經常對他的調查發現漠不關心或甚至充滿敵意。

隨著蘭伯西的潰敗，拉爾順勢成了FDA在印度進行重設的有效按鈕。他奉命到那裡去跟印度的監管機關建立友好關係，同時也要向印度的各家公司傳達嚴格遵守優良藥品製造標準的重要性。

拉爾的首批任務之一是規畫和安排一系列的研討會，教導各家公司如何遵守FDA的法規標準。他投入在這些議題裡的同時，也趁機在印度政壇和產業裡建立人脈。有位製藥界的資深主管曾向他總結FDA在印度目前為止的表現：「你們這些人八成是活在啦啦樂園裡。」（譯註：La La Land是《樂來越愛你》這部電影的名稱，代表充滿夢想的洛杉磯）看來FDA對於在地的現況根本一無所知。不過拉爾很快就體悟到他手邊握有一個很好用的改造工具：彼得．貝克。

二〇一三年七月，拉爾履薪一個月後，貝克動身出發，前往查驗另一家位在奧蘭卡巴的沃克哈特工廠，就在齊克爾沙納（Chikalthana）那一帶。這裡的設施專門負責製造該公司的暢銷產品：乙型阻斷劑Toprol XL®的仿製學名藥，是治療心臟病和高血壓的基礎藥物。沃克哈特的仿製版學名藥琥珀酸美托若爾占了美國市場的三分之一。雖然ＦＤＡ不曾承認過這個藥出了什麼問題，但美國的病患已經接二連三地出事。廣播節目《人民藥房》湧進大批申訴，抱怨這款學名藥。於是這一次，ＦＤＡ只提前三天通知這家公司會有調查員到訪。

七個月前，克利夫蘭診所的心臟科大夫哈利．利弗寄了一封內容詳盡的關切信函給ＦＤＡ藥品審評和研究中心的主任珍納特．伍德卡克，文中特別點名沃克哈特的琥珀酸美托若爾製劑。在信中，他提到當他的病患服用這款藥時，就無法有效控制住胸痛、心率或血壓問題。但如果他改回原廠藥，這些症狀便能緩解。「我雖然沒有數據資料來佐證我提出的質疑，但基於我對這種疾病有豐富的醫療經驗，也看診過很多病人。」他寫道，「所以非常清楚這中間的差異有其臨床意義。」

不到兩天，利弗收到ＦＤＡ製藥品質處的詳細回函，信中承諾會進行原廠藥和仿製版學名藥美托若爾的對比研究。至少在回函裡，這家機關看起來像是有上過油的機器那樣運作良好。利弗等著研究結果出來，只是他不知道在印度的ＦＤＡ調查員彼得．貝克會遙遙領先該機關裡的官員，早一步偵測到沃克哈特的藥出了問題。

七月二十四日，貝克的班機在奧蘭卡巴機場落地，他正要前往沃克哈特的齊克爾沙納工廠。下機後，他上了一輛租來的車，但車門隨即被一個陌生人打開，跳了進來。對方仔細打量他的臉，問他要去哪裡，還有他要去檢查哪家設施，然後趁車子等紅燈時，又開門跳了出去。貝克認定是那家公司在監視他。他是沃克哈特最害怕的夢魘，但這種害怕的感覺是互相的。他想到又要在那裡跟一堆主管正面交鋒，就不寒而慄。因為他知道不管挖出什麼證據，得到的不是無禮的回應，就是一個風馬牛不相及的理由。

另外兩位FDA調查員迪佩什．沙阿（Dipesh Shah）和阿圖爾．阿格拉瓦爾（Atul Agrawal）兩天前便已抵達。他們沒有浪費時間，早已開始在該工廠的品管實驗室裡進行查驗。阿格拉瓦爾詳看每一台HPLC儀器的系統活動流水紀錄。他在那裡坐了好幾個小時，最後發現其中有十台儀器被刪除了硬碟裡被標示「試測注射」的文件夾，時間就發生在上次貝克三月來沃克哈特查驗之後。這家公司將私下做過的試測證據全刪掉了。

阿格拉瓦爾篩查所有電腦硬碟，找到了每台儀器的數據文件夾，上面標示的是「二〇一三年五月預設值」（Default May 2013）。他在裡頭找到了數百筆試測注射的紀錄。證據確鑿，藥物的試測作業仍在繼續進行，只是沃克哈特愈來愈聰明了。上次在瓦魯吉的查驗作業裡，FDA調查員很輕易就抓到試測和官方檢測兩者之間的關聯性，因為它們的批號都一樣。但這一次，沃克哈特試圖隱藏這其中的關聯，刻意移除了試測的識別號碼。

阿格拉瓦爾沒有退卻，他花了一周時間將這兩套檢測重疊比較，終於把隱藏版檢測和官方檢測相互連結了起來。但因為沃克哈特曾試圖掩飾，所以調查員希望能有製藥公司裡的人承認試測這回事，這樣一來，沃克哈特就再也無法否認這中間的關聯性。

每天晚上，這幾個調查員都聚在阿格拉瓦爾的飯店房間裡，討論有什麼對策可以將基層的化學師和工廠主管隔離開來，再各個擊破，鼓勵他們承認這兩組檢測之間的關係是公司試圖操控檢測結果的手段之一。終於阿格拉瓦爾找到一位落單的主管，於是刻意詢問。結果對方向他求饒：「大人，拜託你了解我的處境，如果我跟你承認有試檢過，」也是試測的意思，「我的工作就不保了。」

辛苦了八天之後，調查員們終於找到兩個人的部分招供以及更多工廠條件惡劣不堪的證據。他們發現洗手間裡沒有污水管，尿液積在地板上。一名經理試圖辯解廁所上方有貼紙告知大家裡頭正在修繕。FDA調查員反駁根本沒有貼紙，並警告對方不要撒謊。他們也在別處發現有員工秤重藥物樣本時，並未記錄結果。但這名員工告訴調查員，他記得所有秤重的數字，等一下就會輸入。

這是一家明顯缺乏控管的工廠，方便和省錢是它的治理原則。查驗工作進行到一半的時候，總經理，亦即沃克哈特董事長的兒子宣稱要動身前往瑞士。這令調查員不禁好奇，他是不是準備趕在FDA公布他們的調查發現，造成股價大跌之前，先把錢從公司搬走，藏在瑞士的銀行戶頭裡。幾個月後，印度的證券交易管理委員會調查沃克哈特，查出這間公司趕在FDA揭露它在瓦魯吉工廠的執法行動之前所大量售出的股票。公司股價在FDA對它發出警告函和進口限令之後，股價面額暴跌了百分之七十。

等到查驗工作終了之際，總經理又回來了。有一次他在廠裡與阿格拉瓦爾擦身而過，很是憤怒地質問：「你認為我們的品質有問題嗎？」阿格拉瓦爾回答他：「問題很明顯。」

這次沃克哈特的調查經驗之所以險象環生的理由還有兩個。就在查驗工作進行到一半的時候，阿格拉瓦爾生病了。調查員們都懷疑是製藥公司故意在他的食物裡加了自來水。此外貝克也很感冒管理階層對試測注射劑的調查發現所表現出來的反應，他們好像都很清楚調查員會說什麼。他們異口同聲的否認態度激怒了他，至少別家公司一旦被逮，都會馬上認罪。不過調查員後來才透過一名印度官員得知，調查員每天晚上聚在阿格拉瓦爾的飯店房間裡苦思良策時，這家公司的主管就在竊聽。他們早就在那個房間裡裝了竊聽器。

拉爾總算進入了工作狀況，但這時卻發現到一個問題，而且這問題比想出辦法跟印度的監管機關對話，討論雙方的共同監管目標還要麻煩。他原本寄望能靠查驗作業系統來達到監督的目的，但沒想到那套系統已經徹底腐敗到幾乎不管用。事前通知的例行性作法不僅是在變相鼓勵印度公司作假，也會腐化FDA的調查團。由於在印度當地只能派出一位工作人員，因此FDA還是得從美國調派調查員前往印度處理大部分的查驗工作。但調查員在這些公費旅行裡的標準飯店房間——成本是由美國政府核定的每日費用來支出——都會突然升等，調查員也從來不會收到帳單。有些FDA調查員索性攜家帶眷，眷屬們到了印度就去參加當地的購物旅行團，而這些玩樂全是製藥公司資助，有高爾夫球賽、按摩，還有泰姬瑪哈陵之旅，這些小旅行就是拉爾口中所謂的「監管觀光」。這套系統，或者說因為系統的缺乏，害FDA調查員「受到控制，不得不妥協」，他這樣評述道。

此外拉爾也注意到製藥公司和麥克．賈威尼這類ＦＤＡ調查員走得太近。有調查員曾親眼目睹賈威尼待在會議室裡請工廠主管將文件送來給他，此舉讓他贏得一個綽號：「會議室調查員」。他這種作法等於讓製藥公司有機會去造假文件。調查員也看過他公然使用手機與工廠主管對話，包括查驗前和查驗後，而且在正式呈交自己的查驗報告之前，會先寄給製藥公司看過。賈威尼說雖然他會跟製藥公司互通消息，但他的工作成果與那些「保留消息」的調查員不相上下。

賈威尼有好幾年的時間都是單獨出差到海得拉巴。在那裡，他對工廠頻頻綠燈放行，大約有百分之八十五的工廠被他核可過關，而這些工廠以前從來沒有向美國出口過產品，也因此那裡的製造業開始蓬勃發展。但現在他的同僚們從那裡查驗回來，卻在工廠裡找到了許多作假的地方，於是不禁懷疑他當初到底有沒有認真查驗過。二〇一一年六月，蘭伯西內部一位吹哨者電郵某ＦＤＡ官員，指控早在多年前，賈威尼以及最近的另外一位調查員都曾拿過蘭伯西的好處，才會壓下不利的調查報告。但是賈威尼否認這項指控。這位吹哨者又提議：「你們派出調查員前往印度時，每家設施至少要派兩名調查員，而且必須不同的背景和來自不同種族。」組隊調查的確比較可以防範腐敗，因為會較難同時賄賂或拉攏兩個人。有一個眾所皆知的例子，在某家製造工廠，廠方想送三名ＦＤＡ調查員一人一枚金幣，但都被拒絕。但是在ＦＤＡ總部，有些ＦＤＡ官員對這位吹哨者的指控所做出的回應方式，竟是堅持不再往內部轉發他的電郵。

一位ＦＤＡ發言人後來堅稱，「對ＦＤＡ人員不當行為的任何指控，都會展開調查。」

調查員所造訪的工廠，有些位在偏遠的鄉鎮，那裡全是製藥公司的勢力範圍，所以飯店等於是在扮演歡迎委員會的角色，同時也負責監視作業。飯店裡的人都會提前知道調查員是誰，對他們來訪的目的摸得一清二楚。調查員的行程很快會在交流緊密的製造產業裡傳開來，各家公司的高層都會透過WhatsApp的一個聊天群組私下交換意見。有一次，拉爾接到來自阿格拉瓦爾的電話，後者是消安主任，曾在沃克哈特的齊克爾沙納工廠查驗期間染病。「飯店想知道，調查員下一站要去哪裡？」但是拉爾回答他，「飯店不需要知道美國政府公務人員的去向。」

為了做出整頓，拉爾靈機一動，想到一招早該施行的方法，於是竭力向FDA總部的官員們推銷：不再提前幾個月通知查驗時間，不再交由製藥公司安排出差行程，從今以後都是臨時通知，或甚至不通知調查員抵達印度的查驗時間。他的提議點出了國內查驗和海外查驗之間最明顯的矛盾差異：前者都不用預先通知，後者則是早在幾個禮拜或甚至幾個月前就先通知，只有少數例外。

二〇一三年十二月，FDA認可拉爾的提議。拉爾於是展開後來眾所皆知的印度試辦計畫（India pilot program）。他下令，以後從美國來的FDA調查員所有的聯絡事宜，都交由阿格拉瓦爾來處理。這表示製藥公司不會再事先知道誰就要走進他們家的大門，或者什麼時候會來。拉爾甚至要求阿格拉瓦爾也不用告訴他會派誰去哪裡，這樣一來就算拉爾想干預，也沒輒。阿格拉瓦爾甚至還追加一招，透過美國大使館來安排調查員的行程，不再交由FDA的印度辦事處自行處理，繞過辦事處裡的職員。他甚至靠臨時通知的方法，在查驗日期的安排上做了很大的改變，讓製藥公司沒有太多時間事前準備。印度試辦計畫是拉爾構思出來的，再交由阿格拉瓦爾確實執行，此舉能讓FDA可以用最猝不及防的方法當場逮到印度工廠內部的問題。這世上沒有其他地方有同樣待遇：除了美國之外，只有印度這國家會有ＦＤＡ調查員不請自來。

二〇一四年一月二日，那天是星期二，ＦＤＡ的印度辦事處給了蘭伯西一個臨時通知，說調查員下禮拜一會重新查驗多安薩工廠，立普妥的仿製版學名藥有數百萬片錠劑被發現含有玻璃碎片，製造廠正是多安薩。這起污染事件在美國已經成為消費者集體訴訟的目標，從來沒有被充分說明和解釋過。阿格拉瓦爾想找調查員去那家工廠取得最真實的現狀。於是在沒知會製藥公司的情況下，逕自將查驗時間改到星期天早上。他沒有透過ＦＤＡ的官方旅行系統，便直接訂了班機。印度藥廠的高層絕對料不到，也絕對想像不到竟有調查員會在周日早上不請自來。

就在一個周日的清晨時分，ＦＤＡ調查員彼得．貝克和迪佩什．沙阿站在蘭伯西龐大的多安薩廠區外面，向安檢門的警衛出示他們的識別證。從外觀來看，這家工廠看起來安靜空曠，這正是貝克所想看見的。

兩人很快朝品管實驗室走去，希望至少暫時不要引起任何人的注意。結果在實驗室那裡，他們愕然驚見一幅忙碌的畫面，有數十位員工正弓背在一堆文件前面填寫以前的日期，這原是準備要給預定次日來訪的調查員看的。貝克在辦公桌上找到一本筆記本，上面羅列了員工為因應他的到訪而必須假造的所有文件。每份文件上面都黏著便利貼，註明哪些數據要改。員工們忙著在成疊已部分完成的表格上填寫以前的日期：有員工訓練、實驗分析、清潔紀錄，但這其實都應該在工作完成的當下就填上的。

貝克和沙阿就這樣看著眼前這群人忙得人仰馬翻，實驗室裡的分析師大多以為這兩人只是公司的顧問，所以沒理會他們。等到較高層的主管趕到，消息才傳開來，說這兩個人是FDA來的，員工們聽到的當下，連忙將文件全塞進抽屜裡。由於是無預警出現，這個人才能在經過工廠設施時，看到原本看不到的真相：藥瓶堆在抽屜後面；樣本準備室的窗戶卡住關不上，窗外堆滿垃圾，蒼蠅蜂擁而入。就像貝克在最後的查驗報告上記載的，「TNTC（too numerous to count的縮寫，意思是多到數不清）。」這次的查驗結果是警告函一封，並對該工廠的藥物下達禁運令。

理論上，不管美國的監管機關有沒有事先通知他們要來查驗，都不應該有差別。藥物製造商理應無時無刻遵守優良藥品製造標準才對。管理良好的工廠會在運作上保持一種隨時準備接受查驗的狀態。遵守法規這件事不是半調子。就像拉爾說的：「法規是不容妥協的。你不能只挑一月這整個月來當你的優良生產作業月。」

但在印度，FDA的臨時通知或不予通知的這一招，讓長久以來普遍被隱匿的不法行徑給曝了光。調查員靠非預警上門的方式，得以揭發多年存在的不良機制：這套機制的存在不是為了製造出完美的產品，而是為了製造完美的查驗結果。藥廠只要靠事前通知和低成本勞力，就有辦法把任何東西弄成任何樣子。「只要你給他們一個周末，他們就可以蓋出一棟屋子。」一位FDA調查員這樣說道。

調查員曾在某無菌性製造場所發現有小鳥出沒，又在另一家工廠的實驗室設備旁邊找到一條蛇蜷伏在那裡。有一次貝克到某家工廠去，他直接走到微生物實驗室，結果發現該設施的無菌環境檢測文件全都擺放得井井有條：微生物限度檢測、細菌內毒素，所有樣本的檢測結果都很完美，但是樣本根本不存在。他們什麼也沒檢測，整間實驗室都是假的。不久，調查員又揭發了第二家工廠，它也是偽造了所有數據來證明工廠是無菌的，誠如某FDA官員後來形容的，這是個「令人驚駭」的發現。

在阿格拉瓦爾的指揮下，調查員陸續抓到多家藥廠違規，各種調查發現和警告函的數量爆增到四百八十三筆。沒多久，就有四十一家印度藥廠的藥物被限制輸往美國市場。這個藥廠之間關係向來緊密的產業頓時怒火衝天，美國大使館官員只好更小心處理該機關在印度的各項作業活動。一名美國國務院的官員提醒阿格拉瓦爾，調查員現在「行事就跟西部牛仔沒兩樣」。就某種程度來說，衝突會發生不是沒有道理。美國國務院的角色是提升美國在印度的經濟利益，而FDA調查員的任務是保障美國消費者的用藥安全。但是美國政府和印度政府的不滿，已經硝彌漫籠罩著拉爾旗下的調查員。

向來擅長讓本土的監管機關乖乖聽話的印度藥品製造商終於反擊了。不僅其中一些代表公開貶損那套新的查驗辦法，宣稱它根本是反印度的一種偏見，甚至也開始進行暗中鬥智。儘管不再能被事先通知查驗的時間以及調查員是誰，但還是能想方設法地查出誰會在什麼時候來。這些製藥公司開始在機場和飯店進行監視作業，試圖比調查員快一步地進到工廠裡處理。他們一弄懂調查員有從垃圾桶翻找文件紀錄的習慣，便乾脆把所有垃圾都從廠裡清出去。

這場戰事就像多數戰役一樣正逐步升高。貝克和一些調查員開始得在工廠堆放垃圾的地方進行搜找，這代表他們可能得攀牆和跳進垃圾箱裡。有一次在一個垃圾箱裡，調查員找到病患寫來的成堆抱怨信，全被棄棄，不做任何處理。就在調查員們衝鋒陷陣之際，拉爾也在忙著擋下來自FDA總部的各種質疑以及美國大使館的強烈要求，要他們不要太過嚴格，尤其正逢印度選舉，最後別針對印度政府發布任何負面新聞。拉爾的回應很堅定。「查驗工作就是要好好做，我不會改變查驗方法。」

這種非預警性的查驗顯然宣告了一個新時代的來臨，FDA調查員不只得去碰撞印度有權有勢的學名藥公司高層，以及那些被藥廠視為是保鑣的當地監管機關，甚至也會跟自己的機關起衝突。

印度層級最高的藥品監管人員鑫格博士（G.N. Singh）是在新德里寇特拉路（Kotla Road）的一棟建物裡，掌理中央藥品標準控制局（Central Drugs Standard Control Organization，簡稱CDSCO），那屋子年久失修，四周植著稀疏的灌木，被標示是櫃檯的那張辦公桌，其中一個「櫃」字已經搖搖欲墜快掉下來，哪怕曾經用思高牌（Scotch）的強力膠帶黏過一次。二樓的國際協作處在上班時間經常大門深鎖。

CDSCO就相當於印度版的FDA，但總部裡面有一股被壓抑的氛圍，似乎也反映出這幾十年來始終圍繞在這家機關身上的各種控訴：CDSCO深怕印度製藥公司被法規綁手綁腳，對它們的保護甚過於保護印度消費者免於劣質藥物的程度。四十年來的國情報告一再批判印度藥物監管機關的無能、人手不足和腐敗，要求徹底改造CDSCO。由於印度市場充斥著劣質藥品，這些報告也經常提到該機構的惰性已近乎麻痺，有一堆未補的職缺，還有檔案總是不翼而飛。

鑫格的機關最常被指控的是，他的官僚人員腐化了製藥公司，也腐化了理當中立的醫藥專家。儘管藥物被全世界查禁，但CDSCO卻因國內各地的專家提出措辭相同、顯然出自藥廠之手的審評報告，而仍然核准它們上市，供印度消費者服用。誠如一名專門跑製藥線的著名印度記者所形容的：「監管機關和產業之間的關係緊密到你根本切不斷。」

二〇一五年一月，鑫格難得同意接受一位美國記者的採訪。在他的辦公室外面，接待員有放一本訪客簽到簿，印度幾家大藥廠的執行長都曾在上面簽名。鑫格就待在裡面的小辦公室裡辦公，雖然有點不高興被質問，但仍保持禮貌和熱絡的態度。接下來那半小時，他談到「會和其他食品藥物管理機構攜手合作」，並解釋CDSCO會很努力保護病患，這一點「絕對不會妥協」。此外他也宣稱他的機關和他監管的藥廠兩者之間並「無任何關係」。但接下來他又澄清為何這些製藥公司並不懼怕CDSCO的監管人員：「我們總是給他們機會去做改善。」至於吹哨者，他們的爆料大多是「假的」。

大約一年前，他曾經以較為坦率的態度接受過印度一家叫做《商業標準》（*Business Standard*）的報社的採訪，他解釋就算在廠裡發現蒼蠅或者在藥丸裡找到頭髮，對他來說都不足以構成關掉印度工廠的理由。「如果我必須遵照美國的標準來查驗那些供應藥品給印度市場的製藥公司，我們恐怕得關掉所有的藥廠。」他這樣承認道。

這幾十年來，FDA官員一直努力在跟國外政府磋商出一種「相互承認」的協議。他們的想法是，美國監管機關可以跟國外的監管機關合作，甚至倚賴對方來裁決什麼樣的工廠可以放行。但就算是在跟監管標準同樣高的已開發國家磋商，FDA官員還是得跟對方互相論戰他們國家的監管標準是否完全吻合美國的標準。在FDA裡，有一派人認為FDA應該委託可信賴的國外監管機關來代替他們處理查驗作業，但另一派人強烈反對這種「相互承認」的機制，理由是美國的標準比其他任何國家都來得高。

就在FDA正吃力地在全球各地施行自己的規章，但又無法就其他國家的標準是否吻合美國的標準這一點取得共識之際，FDA索性將它的外交策略重新包裝成「相互信任」。在這樣的策略下，來自不同國家的監管機關就都可以參與衛生和安全的相關討論，但又不必換用對方的查驗作業方式。可是即便已跟印度達成相互信任的協議，FDA好像還是鞭長莫及。拉爾剛開始在FDA工作的時候，印度和美國的監管機關就已經花了三年時間試圖磋商出最基本的相互信任協議。整個過程令人不快到FDA官員索性拒絕旗下員工的要求，不准他們在印度展開非預警式的查驗作業，他們宣稱這樣做只會破壞很多協商內容。

但這一刻終於還是來臨了。在拉爾的協助監督下，「意向聲明」大功告成，這是一份四頁文件，內容約定美國和印度可以分享資訊，可以協作，可以請對方的監管人員加入查驗作業，但也有一個免責聲明，以上約定並不「構成任何權利或義務」。二〇一四年二月，FDA局長瑪格麗特·漢柏格（Margaret Hamburg）前往印度出差十天，參加新德里的簽約儀式。

這趟出訪是在強調印度身為美國最大製藥進口商之一的重要性。但是這場檯面上的外交秀並無法掩飾仍在如火如荼進行的監管標準拉鋸戰。在一次私下會談裡，FDA的新聞發言人對座位安排的不妥表達了不滿，原來漢柏格發現自己竟夾坐在蘭伯西高層和沃克哈特高層的中間。蘭伯西的高層還趁機遊說漢柏格，說他們需要資金來解決品質的問題，只要漢柏格能高抬貴手，幫忙解除一些產品的進口限令，就有錢解決這些問題。漢柏格很客氣地拒絕了他的請託。

再多的合照都無法掩飾這場出訪的賭注有多大，或者說美國標準和印度標準之間的鴻溝有多深。在這趟出訪接近尾聲的最後一場活動裡，鑫格開嗆了：「我們並不認同美國目前的作為和查驗的內容，也不受它們的約束。FDA也許可以控管自己的國家，但它不能控管印度，要求印度在作法和成果上必須如何又如何。」但話不能這麼說。只要印度製藥公司想出口藥品到美國市場，就得遵守美國的法規。若沒有遵守，當然得接受制裁。漢柏格出差回來後，拉爾在她的要求下草擬出一份提案，修改FDA國外辦事處的人員任職辦法，希望能找到「專業、合格和訓練有素」的調查員長年投入海外工作，成為緊急任務下可隨時被調派的「首選」團隊。

這項提案能夠改善FDA海外駐點人手不足背後的各種問題，譬如對「海外工作的退場機制和升遷機會」缺乏明確的規範。那些曾在海外服務過的調查員通常在回到FDA的美國總部時並不擔保會有工作，有時甚至得被降職。但是拉爾提議的這種受過高度訓練、薪資優渥和強調專業的職涯規畫有點類似美國國務院公務員的徵召條件，將有助於培育出像彼得・貝克這類菁英級的調查員，是一個FDA似乎肯定會接受的計畫。

由於貝克的調查發現總是出人意表到讓整個FDA上下震盪不已，因此內部的反應肯定是褒貶不一。二〇一四年三月，拉爾和阿格拉瓦爾提名貝克角逐FDA的年度調查員獎。一位官員談到貝克及他的同僚時，都說他們是拉爾的「海豹突擊隊」（Navy Seal）。該機關裡最熱心公共衛生的一群擁護者都盛讚貝克「人品高尚」、「獨一無二」。但其他FDA官員卻開始擔心他的方法無法長久維繫，而且不可能複製。FDA怎麼可能要求調查員都跳進垃圾箱裡呢。

而這種對貝克的調查發現褒貶反應不一的問題，可是比爭辯他的方法可不可行要嚴重多了，他的調查發現都會要求FDA嚴懲製藥公司，限制它們的產品進口。但這令這家機關左右為難。因為FDA很想核可更多的學名藥申請案，解決藥物短缺的問題，再把短缺問題緩解的數據呈報給國會看。所以如果對製藥公司和它們的藥物下達進口限令，就會造成反效果。每次貝克的報告一送進FDA總部，就會開始有一場外人都看不懂的審議過程，裡頭充斥著各種政治角力和討價還價，無非都是想讓製藥公司躲過最嚴苛的制裁。

舉例來說，貝克在二〇一二年十月的調查發現，位在欽奈（Chennai）的印度赫士睿醫療保健公司（Hospira Healthcare India）旗下經營的一家工廠，在無菌這部分有很嚴重的疏失。於是國際藥物品質處建議給這家公司一封警告函，限制它的產品進口。但是FDA的高層翻轉了這個決定，撤銷「進口警示」，甚至決定寄一封私人或「沒有標題」的信函給對方，以免曝光，受到公眾監督。國際藥物品質處的處長卡梅洛．羅沙很生氣地寫一封信給藥品審評和研究中心合規處的副處長：「每個人都會照吩咐做事，但令人遺憾的是有些人非常沮喪，因為整個合規的覆核過程遭到破壞。」他還補充說本處已經有人「打算另謀高就，因為這裡的決策不再以科學、政策和法規為依據，反而充滿了政治算計。」

貝克和他的同僚找到的違規情事愈多，FDA官員的干預程度就愈高。拉爾也正在樹立敵人。在FDA的印度辦事處裡，有一批政策分析師和幾名調查員在他眼裡根本是不事生產的，但是薪水和林林總總的生活費加起來，每一個雇員都要花掉美國納稅人一年五十萬美元。在拉爾看來，這些分析師裡頭有一些根本對提升公共衛生利益沒有什麼幫助，完全是浪費公帑。他發現在海得拉巴的FDA哨所竟然訂購了價值快三十萬美元的家具，但那裡從來沒打算開張過，而這份採購訂單是馬里蘭州的官老爺們核定的。還有整個辦事處固定會休館到外地開會，其實就是帶薪休假。當拉爾要求FDA印度辦事處裡的一些員工提高生產力時，他們就索性向就業機會均等委員會（Equal Employment Opportunity Commission，簡稱EEOC）申訴抱怨，指控他涉及歧視。

然後還有麥克．賈威尼的問題。雖然對多數的印度藥廠高層來說，他很受歡迎，但他的同事們並不喜歡他，他們經常在他以前去查驗過然後放行的工廠裡找到很多違規情事。而他反倒像沒事人似地還刻意蔑視拉爾所領軍的改革辦法。他認為拉爾旗下的調查員對待印度藥廠很不公，把他們當成罪犯看，包括隔離基層員工，質詢對方，但他們的英文根本難以溝通；還有禮拜天不請自來地查驗工廠。「調查員不能當神，」他後來說道，然後又補充，要查出欺詐的行為，「就得先看完三千張色譜圖，除了彼得．貝克之外，誰有那個能耐看這麼多？」賈威尼對於眼前的事自有一套理論，說這一切跟製藥公司的管理方式無關，「（FDA的）那些人對各種獎勵愈來愈貪婪，」他說道。他們處處打壓，還不是為了幫自己的仕途鋪路，但是後果不堪設想，蘭伯西曾是「最受尊敬」的一家公司，他這樣說道，FDA卻「扼殺了這家公司，把裡頭的好人都趕走」。

二〇一三年十二月，就在賈威尼計畫重回美國時，拉爾寄了一封機密信函給FDA的刑事調查處，詳述長久以來對賈威尼的若干顧慮。拉爾指控這位調查員會跟製藥公司高層開閉門會議，還把他的調查報告草稿先寄給他們過目，再正式呈報出去，而且只要製藥公司承諾會改善，就對他們放行。他也提到雖然缺乏證據，但有謠傳這人會收禮。

拉爾說，印度的製藥公司顯然都能在消息曝光之前，就先得到風聲。他敦促FDA對賈威尼的個人行為做完審評之前，先別指派任何可能接觸到「查驗作業相關資料」的工作給他。面對這些指控，賈威尼後來告訴一位記者，他從來沒有「因為放行製藥公司而拿過他們一毛錢或得到任何好處」，然後又補充說，如果有的話，他「現在早就很有錢了」。

據賈威尼所知，他並沒有受到審評。倒是在二〇一四年四月底，拉爾竟被下令返回美國，阿格拉瓦爾也被下令停止管理FDA印度辦事處的日常事務。到了六月，拉爾被解除職務。

這兩人的解職對拉爾旗下的一些調查員來說很是震驚，他們曾經被召到新德里，接受美國大使館人資處職員的約談討論辦公室裡的緊張關係這個議題。所以他們認為眼前這件事就像政變，背後策畫的一定是那些在辦事處裡本就無心工作的人，以及勢力龐大的學名藥遊說團體。他們覺得他們本來快要可以一勞永逸地成功改革印度的製藥業，但現在沒有了拉爾，一切都停擺。

有謠傳拉爾是遭到了FDA督察室的懷疑，他們在調查他匯進美國的錢跟他在印度持有的地產有何關係。這一點他的說法是，他在接任這個職務的時候，就已經跟FDA和美國大使館說明清楚了。拉爾強烈否認有任何不當行為，並指控他之所以被解職，是因為他揭發了FDA印度辦事處的無能和行為不當。最後他跟FDA的糾紛解決了，他恢復原職，一直做到二〇一五年從FDA退休為止。

在這場霧裡看花的解職抗爭中，有一件事情似乎很清楚：拉爾的離開勢必會阻礙公共衛生和美國消費者用藥安全的目標。但反過來說，這份工作也深刻影響著拉爾，甚至形成他的困擾：「我在美國看到一張張的臉都在服用這些藥物，對我來說，他們不再是數字而已。」

彼得．貝克仍留在印度，卻開始烏雲罩頂。面臨過幾次威脅的他，擔心的不只是自己的生命安全，更為美國的每一位消費者感到憂心，畢竟他來到這裡是為了保護他們。

他很怕跟性格好鬥又愛答非所問的印度主管打交道，這些人故意製造劣質藥物，還試圖隱匿造假的紀錄。被他活逮時，明明證據就在眼前，還可以死不認帳。他們明知故犯地危害病患，而且毫無悔意，這在貝克看來，簡直跟魔鬼無異。

他在印度查驗的工廠大多是在製造藥劑成品，也就是準備拿給病患服用的膠囊、藥丸和藥片。其中很多都是無菌工廠，意思是它們必須在完全無菌的條件下作業。每一個藥瓶都代表病人的一條命。查驗工作一個接一個，而他只能獨自站在美國民眾的前面，努力擋住那些即將被運往美國市場、具有潛在危險的藥物，所面臨到的壓力從來沒有少過。

他還在新德里的時候，就出現了症狀。他會頭暈目眩和情緒焦慮。他去找了大使館的精神科醫師，被診斷出有創傷後壓力症候群。長達二十個月的精神壓力，讓他的身體終於撐不下去。

第二十八章
資格何在

◆

二〇一四年九月十七日
印度新德里

如果迪奈許．塔庫爾在拿到吹哨者的獎金之後，就退休跟家人去逍遙，其實也無可厚非。但是在美國政府跟蘭伯西和解的一年多後，塔庫爾竟然還出現在印度的衛生和家庭福利部（Ministry of Health and Family Welfare）那間破舊的348-A室的辦公室外面不耐地等候。這三個月來，他打過電話、寄過電郵，甚至還寄出掛號信想跟印度的衛生部部長哈許．瓦德翰博士（Harsh Vardhan）預約見面。卻一再得不到回音，只好轉而求助索娜在恰蒂斯嘉爾省（Chattisgarh）擔任首席部長的叔叔幫忙安排碰面。這一天終於到來。但半小時過去了，然後是一個小時、兩個小時，衛生部部長始終在忙別的事。

雖然塔庫爾吵著要見瓦德翰，但他其實沒有什麼明確的計畫。他只是相信：自從九年前他首度聯繫FDA進行舉發以來，這件事一直沒有告終。在蘭伯西工作的那些人沒有一個被起訴。

在詐欺舞弊案裡擔任主導角色的前任主管全都鳥獸散，跑到同業裡的其他公司上班。塔庫爾對蘭伯西的指控逼得ＦＤＡ得更認真查驗印度的藥廠。但是該機關所揭發的真相：故意製造劣質藥物的普遍現象始終存在，而且多半沒有人敢干涉。

在塔庫爾看來，他應該扮演一個協助印度自救的角色。他比誰都清楚印度藥廠走的捷徑有多危險。他想了許久，努力思考可能的解決方案。他渴望能讓自己發揮一點用處。儘管他不是名人，但起碼有點名氣。他是一個不只因做對事情而致富的吹哨者，也是一個到現在都還活著的吹哨者，畢竟在這個國家，吹哨者的下場多半是慘死。但不是每個人都把他當成一位積極推動變革的人。蘭伯西的和解案過後，製藥界的遊說團體在記者面前毀謗他，指控他是「反國家主義者」，暗示他的作為反映出有一隻「外國的手」正試圖打倒印度藥廠。塔庫爾懷疑是他們的指控害他的預約更難以擠進瓦德翰的行事曆裡。

等到塔庫爾終於被帶進瓦德翰的辦公室時，這位部長明顯表現出他對他的興致缺缺。他一隻眼睛始終盯著喀什米爾正在鬧水災的新聞，旁邊的秘書則在幫忙他安排出差行程。於是塔庫爾又枯等了一會兒，最後這短暫的會面就在瓦德翰要求塔庫爾把他想說的話寫下來寄給他後，便匆匆落幕了。不到一個月，塔庫爾寄了一封措辭辛辣、長達三頁的信函給對方。「我真的很感謝你肯聽我說話，儘管在那短短的五分鐘裡，你還一邊忙著跟你的秘書討論自己的行程，」他在信裡一開頭就這樣寫道，然後開始解釋雖然有國際監管機構的制裁，但印度的藥廠並沒有大幅改善它們的作業模式或態度，而且其目中無人的姿態，完全是中央藥品標準控制局這家監管機關所縱容出來的。瓦德翰本人也曾公開指責過這家機關就像「既得利益的一個蛇窩」。

塔庫爾警告，如果心態不改，「這個曾經繁榮的產業終將凋零，而對印度人來說，成千上萬個高薪工作的機會也將跟著灰飛煙滅。」因此他建議印度首先必須承認自己一些藥品在品質上的確有問題，這個建議也是他的導師拉吉達．庫馬幾年前曾向蘭伯西高層提議過的：全盤招供。信的結尾，塔庫爾說他願意服務奉獻。「我在印度土生土長，是一位熱心公共衛生的工作者，希望能看見印度製藥業的蓬勃發展，所以我樂於到您的辦公室為大家服務，提供我的所學、我的經驗，全力以赴地協助你解決這個問題。」

但他始終沒有得到回覆。

塔庫爾在印度的官僚體制裡四處摸索，試圖找到有興趣改革製藥產業的有志之士。但遇到永遠是沉默、冷漠或徹底的敵意。他一再被告知，他是美國公民，所以他的任何作法都被視為是反印度，是西方世界的陰謀，企圖中傷印度的製藥產業。

哪怕是在最萬事俱備的情況下，在印度這種地方想要修正任何事情，都會是件艱鉅的工作。而塔庫爾宛若是在一處無人地帶自行摸索，而這種無人地帶對許多吹哨者來說都再熟悉不過。沒有公司願意雇用他。藥物製造商視他為仇敵。政府機關只想叫他滾蛋。他成了專業的流亡者，也像是個無國籍的人。他是歸化的美國公民，也是海外的印度公民，擁有終身簽證，他覺得他屬於這兩個國家，但又好像都不屬於。索娜和兩個孩子住在新德里，他的家族住在塔帕市的公寓，他經常兩地穿梭，但這多半是出自於習慣，而非為了生活上的必須。每次他這樣兩地來回跑時，就會搞不清楚自己到底屬於哪裡，除了吹哨者這個身分之外。

蘭伯西和解案後過了五個月，塔庫爾穿上黑色西裝，打上灰色絲質領帶，站在華盛頓特區君悅飯店（Grand Hyatt Hotel）的數百名群眾面前，接受納稅人反詐欺教育基金會（簡稱TAFEF）所頒贈的年度吹哨人獎。二〇〇七年最初協助他找到律師幫忙打官司的，正是這個團體。他在利用這個活動告訴大家公開做榜樣的重要性，並拿拉吉達．庫馬在蘭伯西工作時所立下的典範，以及黛比．羅柏森在FDA所發動的抗爭為例。

幾個禮拜前有另一場也是由TAFEF舉辦的活動，那次的活動讓塔庫爾終於有了一種回到家的感覺，他總算能夠理直氣壯地稱這個社群是屬於他的。那是有史以來第一次TAFEF邀集多年來協助過的吹哨者到弗羅里達群島（Florida Keys）共度周末。大約有十八名吹哨者前來參加。其中有些人默默無名，有些人名聲響亮，譬如財經界偵探哈利．馬科普洛斯（Harry Markopolos），首度向美國證券交易委員會示警柏納．馬多夫（Bernie Madoff）的龐氏騙局（Ponzi）的人就是他。活動主持人是葛蘭素史克大藥廠的前任品質保證經理謝麗爾．埃卡德（Cheryl Eckard），她拿到的獎金高達九千六百萬美元，乃有史以來最大筆的吹哨者獎金，她曾揭發波多黎各的GSK工廠沒有採無菌製造的醜陋真相。

TAFEF的代理執行主任派崔克．柏恩斯（Patrick Burns）本來擔心很難讓吹哨者全都齊聚一堂。「他們不擅長處在人群當中。」他後來這樣說道。但是他們有共通點，就像他說的：「這些人都選擇了正直不阿，並為此付出了代價。」吹哨者整個周末都在釣魚和聚餐。他們探訪了大文豪海明威（Ernest Hemingway）的故居和工作場所。眾所皆知，海明威的故居住了幾十隻六趾貓，看來讓這些經常自我適應不良的吹哨者去瞧瞧六趾生物，是對的決定。

塔庫爾發現那個周末挺抒壓的。他很快就跟埃卡德交上朋友，後者開心地對柏恩斯宣布：「這些都是我的朋友。」柏恩斯後來表示：「吹哨者就像是住在肯薩斯州路邊動物園裡的北極熊。他們很確信這世上還有別的北極熊，只是從來沒見過。」

二〇一四年十月，住在有門禁的聯合科技水療世界複式住宅大樓社區裡的塔庫爾一家，搬進同社區裡一間較大又較氣派的豪宅裡。索娜希望這是一個好屋子，可以讓她把家人的裂痕重新修補好。她很講究屋內的裝潢，包括燈光、帶有圖案的鑲邊窗框、深色的木頭家具，以及孩子房裡的各種巧思，莫哈薇的房間是以公主為主題，依善的則有宇宙裡的大小恆星與行星。樓下有一間地勢較低的起居室，有玻璃門可以通到被柵欄圍起來的後院。塔庫爾一家早餐時都是在開放的家庭區享用咖啡。塔庫爾也在地下室設了一間家庭劇院，供他自己觀賞美國電影，旁邊就是他的居家工作室，那裡掛了幾幅加框的文章報導和照片，都是在表揚他的吹哨者成就。

雖然搬了新家，但索娜和塔庫爾還是常有口角。索娜自覺孤單，不管做了多少努力都得不到感激。而塔庫爾在他們新建立起來的舒適世界裡，仍然感到侷促不安。他為什要要去管蘭伯西的事，這個問題始終糾結著他們的婚姻。「蘭伯西雇用了兩萬人，」索娜爭辯道，「為什麼你偏偏要讓我和我們這一家人經歷這一切？」她強烈覺得她沒有自我掌控權，哪怕是這場婚姻，也是他們父母決定的。

但塔庫爾的回答從來沒有改變過：「不舉發的話，我晚上根本睡不著。」

孩子們多少緩和了他的脾氣，但他還是經常發怒，只好躲回自己的工作室，他在那裡都在寫跟藥物品質有關的部落格文章，並不時會接到跟他交情不錯的記者來電。

他老是在跟來來去去這棟新屋的工人吵架，抱怨為什麼這個國家每件事情的水準都變得這麼低落，他一度還很擔心那些工人粗製濫造的電工技術可能毀了他的設備。有一次他試著向工人們解釋正確的設備安裝方法時，索娜就在一旁對一位訪客說道：「他只是想用正確的方法來做事，也就是在印度用美國的方法。」多年來，美國的理念，亦即對於合乎標準有嚴謹的要求；承諾法律面前一律平等，始終是塔庫爾所奉行的。他曾經有好幾個月的時間離家遠行，利用視訊電話看著孩子們成長，只因為他相信美國的體制一定可以揭發真相，保護病患。這體制是很管用，但只有一定程度的管用。如今他環顧這個號稱已經改邪歸正的祖國，看到的還是劣質的標準，不禁心寒。這不光是他家裡線路配置的問題，而是印度普遍低落的水平會對全國的窮人百姓所造成的差別影響。「你走出家門不到一英里」，他說道，就會看見「比比皆是生計困難的人。」來他新家上工的工人，每天要騎好幾英里的腳踏車才能抵達這裡。要是他們需要服藥，便得付出一整天的薪水去買藥。而他們買到的藥，品質極為低劣，幾乎不受到監管，這令他十分惱火。

他環顧自己的安樂窩，卻感受不到一絲喜悅，反而隱約不安，好像有什麼東西一直想把他推上陣。就像他曾跟一位熟人試圖解釋的：「我想為公共衛生做點事情，我總覺得我有那個責任。我剛好懂這種東西，如果我說這不關我的事，感覺像是在逃避責任。」

就在塔庫爾尋求方法試圖改變學名藥產業的同時，他的身邊開始有了一群背景迴異的同好。其中一位是克利夫蘭診所的心臟科醫師哈利．利弗博士。而NPR廣播節目《人民藥房》的主持人喬依・格雷登也成了他的盟友。在華盛頓特區的保守派智庫美國企業研究院（American Enterprise Institute）專攻衛生政策的經濟學家羅傑・貝依特（Roger Bate）也加入其中。接著又有加拿大律師兼生物學家阿米爾・阿特蘭（Amir Ataran）跟著加入，這位律師為了解決藥物不合標準的問題，一直在研究國際法。

不久，《臨床血脂學期刊》（*Journal of Clinical Lipidology*）發表一份報告，吸引了他們的注意。從二〇一一年到二〇一三年間，這份報告的其中一位合著作者——來自哈佛的科學家普雷斯敦・梅森（Preston Mason），蒐集了來自十五個國家共三十六種立普妥仿製版學名藥的樣本，是由數量超過兩打以上的學名藥公司分別製造出來。當梅森在測試每一種藥的化學成分時，有了驚人的發現：其中有三十三個樣本的雜質都高到足以失去藥效。就連同一家公司所製造、只是販售到不同國家的樣本，雜質含量也完全迥異。這證明有些學名藥公司會製造出不同版本的同樣產品，高品質的藥物賣給西方世界，品質不良的藥則供應給低收入國家。

沒多久，梅森就加入塔庫爾和他那群盟友的行伍。一開始只是一群志同道合的專業人士透過電郵彼此聯繫，最後竟成了一個正式的倡議團體，稱之為安全醫藥聯盟（Safe Medicines Coalition）。他們試圖警告公眾，美國理想化的公共衛生交易，亦即在海外製造低成本的藥物，已經因馬虎的製造作業和沒有章法的監管方式而遭到損害。

這個聯盟會不時舉辦專題討論會、撰寫評論、協助記者，甚至花上好幾天的時間拜會美國國會幕僚。他們會籌辦美國國會山莊的簡報會，有的時候座無虛席，有的時候人數寥寥可數。這個團體裡的每個成員都各自花了多年時間整理這塊複雜拼圖裡的每個細節。塔庫爾會抓住每個機會點去解釋印度監管機構的無能與腐敗絕不是一個事不關己的問題，而是會直接影響美國藥物的品質。若是當地沒有一家運作良好的監管機關來配合，FDA根本管不太到印度藥廠蓄意製造出來的劣質藥物。

這個團體的種種努力得到了少數媒體的報導，甚至引發FDA的防禦性攻擊。但由於公眾的怒火對準的始終是不停上漲的藥價，因此他們的訊息——全美民眾最能負擔得起的那些藥物都有品質上的問題，並不受到歡迎。

但塔庫爾還是很執著。他聯絡了幾家幫全球最貧困的病患購買大批藥物的非政府機構，包括柯林頓基金會、環球基金會（Global Fund）、比爾蓋茲基金會（Gates Foundation）、無國界醫生組織。這些組織在乎的是藥物的成本和在全球各地的取得性。但是在塔庫爾的眼裡，這種採購方式並沒有把品質這個因素列入優先考量。塔庫爾要求碰面。但多數都不予回應。環球基金會裡的一位營運官回了信給他。塔庫爾立刻自費從新德里飛往日內瓦去見對方。他在那裡敦促環球基金會在採購合約上，務必要增加一條條款載明藥物必須達到某種品質等級。但是這場會議沒有結果。

二〇一五年一月二十六日，印度在新德里舉辦一年一度的國慶閱兵典禮，這場鋪張的活動是要向全世界展現這個國家的先進與軍事實力。閃閃發亮的飛彈、坦克，印度舞者，軍官騎著戴著花冠的駱駝，遊行隊伍綿延好幾英里。這場遊行的主要訊息不在於軍事，而在於商業。它的主題是一台花車，上面有一座令人驚嘆的金屬獅，是用成千上萬個正在轉動的嵌齒和齒輪搭建起來。

花車上的口號是「印度製造」，剛好呼應總理納倫德拉・莫迪（Narendra Modi）一直在努力推動的目標：推銷印度，讓印度成為全世界下一個工程製造中心。這個訊息有部分是在秀給這場遊行活動的貴賓看，這位貴賓正是美國總統歐巴馬。

這頭獅子道具是整場活動的高潮，六個月前莫迪曾在新德里紅堡（Red Fort）的城牆上大聲宣布「零瑕疵、零影響」（Zero Defect, Zero Effect），強調要讓印度產品的品質成為愛國者的驕傲。誠如莫迪在這場活動中所述，「我們製造產品的方法必須要做到完全毫無瑕疵，讓出口的產品不再被退回來。」所謂的零影響是指製造過程不應對環境造成負面影響。但就在國慶閱兵典禮的三天前，「印度製造」的獅子首度登場的那天，莫迪的零瑕疵活動就已經嚴重破功。歐洲的藥物最高監管機關歐洲藥品管理局（European Medicines Agency）建議暫停多家印度藥廠所製造的七百種藥物銷往歐洲，因為這些藥物都有一個共通點，數據資料顯示它們的生體相等性都出自於同一家印度公司GVK生物科技（GVK Biosciences）。這是一家外包的研究組織，被製藥商雇來在病人身上檢測藥物。

二〇一二年五月，GVK生物科技的一位前任員工寫信給包括美國FDA在內的全球五家查驗機關，指控這家公司會固定加工病患血檢的數據，好讓這個藥物看起來具有生體相等性。這些指控非常詳盡，內容驚人，牽涉到全球市場上的眾多藥物，於是六個禮拜後，來自包含FDA在內的四家監管機關的調查員，前往了這家公司位在海得拉巴的臨床藥理學單位。在他們裡頭有一位很具開創精神的法國調查員叫做奧利維爾・雷布萊，他也是八年前在威姆它實驗室第一位偵察到作假的那位調查員，而威姆它是蘭伯西用合約外包的一家研究機構。當初是他的發現才引發了庫馬博士的疑竇，進而啟動了蘭伯西的調查案。

雷布萊在查驗GVK的時候，雖然懷疑作假，但找不到證據。後來那兩年，他和別的法國調查員在審查連同GVK數據一起交上來的申請案時，發現到在九份不同的研究報告裡測試病患心律的那些心電圖看起來都一樣，可能是造假。雷布萊在一份爆炸性的報告裡提出了這些發現。雖然GVK主管試圖駁斥他的指控，但歐洲監管機關站在雷布萊那邊，做出一個明確結論：GVK故意造假一些數據，因此難以信任它的其他任何數據。

就在這個醜聞失控地傳了開來時，印度政府官員的怒火對準的竟然不是GVK，而是吹哨者納拉亞那・瑞迪（Narayana Reddy），而且最後竟還劍指歐盟。等到歐洲監管機關宣布他們決定撤回七百種藥物時，這位吹哨者已經被關進監獄，GVK控告他竊取數據、偽造文書、違反公司信託、威脅公司員工。

吹哨者瑞迪的個性不像塔庫爾那麼沉著，在思路上也不若他那麼有條理。出獄後的瑞迪寄了幾封內容拉拉雜雜的電郵給全球各地幾十位調查員、政治人物和記者，聲稱他的被囚毀了他的事業、家庭和生計。當初他沒有找到一條受到保護的管道來進行指控，當然部分原因是印度本來就沒有這樣的管道。但是他的作法未必是錯的。

印度政府拉高層面，指控歐洲監管機關的動機別有用心。印度的藥物監管高層鑫格告訴一家印度報紙，「這裡頭有一個更大的局」。他聲稱是那些大藥廠策畫出GVK這起事件，目的是要中傷印度的學名藥製造商。但以這件事來說，這些早被聽膩的反控性說法根本講不通。被歐盟的決策傷到的公司不只是印度的製藥公司而已，也包括GVK在全球各地的其他客戶，它們的產品也都得從市場上撤出。儘管如此，印度政府還是取消了與歐盟即將全新展開的自由貿易協商，誓言除非解除跟GVK相關的藥物禁令，否則絕不重啟對話。莫迪甚至親自向德國總理安格拉．梅克爾（Angela Merkel）遊說解除禁令。

這場衝突日益升高，塔庫爾和他的夥伴們密切注意事件的發展。「抓緊你們的帽子！這場風暴超大喔！」格雷登電郵這個團體。但塔庫爾一點也不驚訝。印度監管機關從來就不是在扮演製藥業的檢查哨，反而像是它們的禁衛軍。所以在得知GVK的董事長達溫德．辛格．布拉曾經在一九九九年到二〇〇三年間蘭伯西最叱吒風雲時，擔任過它的總經理兼執行長，也就不足為奇了。當年在博卡雷頓的那場會議正是布拉所主持的，雖然當時蘭伯西高層都知道旗下的Sotret這款藥有瑕疵，具有危險性，但仍一致決議在美國市場推出上市。儘管如此，布拉這位印度製藥業的巨人，事後還是毫髮無傷地重現江湖。他穩坐全球各地的公司董事會，從華爾街的私人股權投資公司科爾伯格－克拉維斯－羅伯茨（Kohlberg Kravis Roberts）到日本鈴木汽車公司印度子公司（Suzuki），都可見到他的身影。

後來GVK的執行長馬尼．坎帝普迪（Manni Kantipudi）認為雷布萊的調查報告結論不公，對此表示失望，但是從來沒有直接否認過報告裡的內容，反而說這是因為「稽查員之間意見分歧」。到了二〇一六年年中，GVK關閉了那兩家曾被雷布萊找到證據的實驗室單位，悄悄退出生體相等性的檢測市場。

而這時候，FDA也正下達禁令，禁止三十幾家印度製藥工廠往美國運送藥物，印度藥物監管機關也一樣挺身捍衛自家的產業。

在印度政府裡沒有什麼盟友的塔庫爾，只能自行研究這個國家破碎的監管系統。原來這系統是在一套有七十年歷史的法律下運作，藥物核准和藥物製造的監督責任是分配給中央機關及三十六個省級和地方監管機關，但每家機關的執法方式都不一樣。在塔庫爾看來，顯然只有靠一套全新的法律或者全面翻修現有的法律，才有可能解決這些問題。幾十年來，國會的常務委員會和專家報告都曾強烈要求做出同樣的改革，但都沒被聽進去。

塔庫爾向這群新交到的同好徵詢意見，並評估自己所握有的資源，進而相信，大刀闊斧地改革印度的監管系統，恐怕才是最好的方法，這不只可以拯救印度的產業，也能改善整個世界的藥物供應問題。印度若是可以徹底翻修自己的標準，並強制執行，那麼全球各地購買印度藥物的人都會受惠。既然在印度政府內部找不到志同道合的夥伴，他決定另創一條路來達成這個目標：他要對印度提起訴訟，一勞永逸地解決問題。

國慶日閱兵之後，過了三天，住在古爾崗的塔庫爾一家正忙著籌辦一場規畫已久的喬遷派對。電工和園丁來來去去。外燴業者和花匠送貨到府。索娜的閨密們在屋內走來走去地討論服裝和食物，不然就是在練習她們為這場派對所精細編排的舞蹈。

索娜認為這場派對是在對這個社區釋出一個信號：塔庫爾一家在長久缺席之後，終於回來了。她廣邀聯合科技水療世界裡的住戶，很多都是在古爾崗上班的全球性企業高層主管。索娜對這場活動興致勃勃，塔庫爾卻提不起勁。原因並非只是因為他一如以往地鄙視派對這種東西，也因為他真的不懂當周遭的人都過得如此窮困時，他們有必要在自家的豪宅裡炫富大肆慶祝嗎？儘管如此，塔庫爾還是穿上了筆挺的白色及膝短袍和相稱的長褲，這種正式服裝在印度語裡稱之為 *kameez shalwar*。索娜則穿著藍綠色的絲質紗麗和有黃金鑲邊的赤紅色披巾。做外燴的一字擺開奢華的餐點。花園裡的看台上零星擺著絲質抱枕，盡頭處有支小型樂團正在準備當中。

賓客陸續抵達。女士們都穿著鑲有亮片、綴著珠寶的洋裝，身披拷花天鵝絨的外袍，頭上頂著完美的髮形。一名攝影記者在他們中間穿梭。就在派對愈來愈熱絡，索娜和她的閨密們正圍起圈子跳舞的時候，一位很有魅力的女士從人群裡走了出來。她雍容不迫，一頭黑髮，唇色紅豔，身上是一件無懈可擊、鑲著金邊的白色紗麗。她是艾卜哈．潘特，以前是蘭伯西法規事務副總。塔庫爾當初得知索娜也邀請她時，一如往常地並未出聲抱怨。她是他們的鄰居，理當跟其他人一樣屬於他們這個圈子。只是塔庫爾的舉發曾經差點害她被起訴，而現在她是塔庫爾新居的座上賓，至於這間宅第，是靠屋主吹哨出賣她曾擔任過主管的那家公司所得來的獎金購得的。儘管如此，他們還是熱情寒暄。當他帶著幾位賓客參觀新居時，她也欣然加入其中。

在他的地下室，潘特正在打量那面牆的時候，塔庫爾就不發一語地站著旁邊：二〇一四年註冊舞弊檢查師協會（Association of Certified Fraud Examiners）所頒發的「犧牲小我，選擇真理」獎；刊登在《欺詐》（*Fraud*）雜誌封面上的塔庫爾照片，標題是〈對抗詐欺文化〉（*Fighting a Culture of Fraud*）；一篇他得到公民勇氣卡拉威獎被特地框起來的文章；還有一張他的照片，是和解案後拍的，四周圍著興高采烈的律師們，都是貝托在律師事務所裡的同事，他們全都在照片邊角上簽名留念。她默默地將這一切全看進眼裡。樓上的派對開到了晚上，塔庫爾最後離開賓客們，返回地下室。

潘特留在起居室裡，邊喝紅酒邊跟另一位賓客聊天，言談中不時回顧學名藥產業的變遷。她說FDA的法規起了很大的變化。現在在FDA的停車場裡，不管是誰排第一個、第二個或第三個，都不再重要。如今任何公司只要能在某特定日期提交申請案，不管上面蓋的戳記是幾點鐘的，都被認定符合先申請主義，藥物上市時的好處都能分得到。市場上的一堆競賽全沒了，不用再搭帳篷或睡在豪華轎車裡。潘特的評述是：「真可惜，所有好玩的事情都不見了。」

整個二〇一五年，塔庫爾把他的挫折悉數發洩在官司上，控告印度和它那失去功能的監管系統。他聘請了一整個法律團隊，他們利用印度的知情權條款向各政府機關提交一百多份資訊請求書。這是一種類似母雞啄米的辦法，但塔庫爾深信這也是最好的辦法，可以讓他們蒐集到無可辯駁的證據，證明印度監管機關未盡到保護公民的責任。而這樣一家一家詢問的方式竟也讓他們找到了監管系統腐敗和破舊的證據：全印度三十六個省分和地區各自有不同的監管標準和理由，危險或幾乎沒有藥效的藥物無緣無故或沒有理由地就被核准，跟爭議性決策有關的文件憑空消失。即便是國外監管機關在印度的工廠裡找到一些危險狀況，印度政府不是置之不理，就是抨擊對方，完全不去自行調查。

到了二〇一六年一月，他的律師們都準備好了。他們擬了兩份很長的訴狀，陳述印度藥物監管系統裡四分五裂的結構不只殘破不堪，更是違背憲法。他們以公共利益訴訟的方式向印度最高法院（Indian Supreme Court）遞交訴狀，這是一種法律機制，可以讓公民針對社會正義的問題向該國的最高法院機關提起訴訟。現在法院必須決定是否同意審理。

就在當地新聞節目和報紙爭相報導這場訴訟案時，索娜懇求塔庫爾不要再這樣下去，並指控他：「你想做什麼就做什麼，從來不考慮對我們的影響。」

塔庫爾試圖為自己辯解。「總得有人做這件事。」

但就連塔庫爾的兒子依善，現在已是個十幾歲的少年，也在質問他：「你為什麼要做這種事？你跑去那裡吸引大家的注意，但得到的都是不好的觀感。」

塔庫爾不僅不為所動，甚至在處理這個案子時，感覺活力和自信又都回來了。他的沮喪不見了。朋友們都注意到他看起來自在多了，睡得也比較好。那段時間，他經常想到他祖母曾用《薄迦梵歌》（Bhagavad Gita）裡的教義教誨他，那是古代印度教的文本，主張無私行動。他祖母在念教義給他和他的手足聽的時候，都會強調情緒這種東西，諸如恐懼、興奮、焦慮、歡喜，雖然是人生的一部分，但都只是片刻。讓責任和義務來告訴你該採取什麼行動，才是正途。

二〇一六年三月十日的早上，那是禮拜四，塔庫爾在佛州塔帕市的公寓裡醒來，他是到美國來參加幾場他無法改期的會議。他泡了咖啡，打開露台的門，一覽無遺墨西哥灣。他很愛看禽鳥在廣袤的水域上俯衝。有時一大早，甚至可以瞥見海豚的蹤影。那天傍晚，他看共和黨總統候選人的初選辯論看到打瞌睡，這場辯論是從邁阿密附近播送出來的。

美國周四的夜晚正在降臨，但新德里已經是周五早上。塔庫爾能不能為印度帶來一定程度的變革，就看這一天的表決了。他的律師團將現身在最高法院的幾位法官面前，請求他們同意審理《迪奈許．塔庫爾控告印度聯邦共和國》（*Dinesh S. Thakur v. Union of India*）這個案子。鑫格所掌管的印度藥物監管機關是這個訴訟案裡的被告，身為高層的他公開抨擊塔庫爾，他告訴路透社：「我們歡迎任何吹哨者，我們絕對尊重他們，但是他們的動機必須是有誠意的，是愛國的，我對這傢伙不予置評。」儘管如此，塔庫爾承認他還是抱了一點希望。

在新德里的周五早上，精力充沛的智慧財產權律師普拉桑特．睿迪（Prashant Reddy）步上印度最高法院的陡峭階梯，其他幾位律師走在他兩側。塔庫爾花錢不手軟。除了睿迪之外，他的律師團隊也囊括全印度最有成就的憲法律師之一拉賈．拉馬錢德蘭（Raju Ramachandran），他可是資深的大律師。這個律師團只有一次的機會說服兩位最高法院的法官同意審理塔庫爾的訴訟案。

一號法庭擠滿了人，來自印度各大媒體的記者都來到這兒想看塔庫爾能否打贏這場仗。一開庭，兩名穿著黑袍的法官就目光銳利地低頭瞪著塔庫爾的律師團。

「一位海外的公民大老遠跑來挑戰法規。你的行為地（locus）在哪裡？」

「行為地」是在指塔庫爾的資格（standing）或者說是提起訴訟的權利，基本上就是在質疑他歸屬哪一國。這是律師們早就料想到的問題。於是拉馬錢德蘭解釋印度憲法並沒有明文限制提起公共利益訴訟的人必須是什麼國籍。但是他們的客戶有在印度繳稅，所以理當有權進行司法救濟。

一位法官接著質疑這個訴訟是不是純粹為了沽名釣譽：「一堆人正飽受牢獄之災，你們卻拿學術問題來煩我們。我們都已經忙不過來了。」

「這個說法太苛刻，」拉馬錢德蘭反駁道，同時解釋這份訴狀裡頭提到的問題至關重要，攸關生死。但是不到十五分鐘，討論就結束了。法官拒絕審理。

普拉桑特．睿迪打電話給塔庫爾，後者在塔帕市的凌晨兩點接到電話。睿迪轉達了這個壞消息：法官擋下了他們的訴訟。塔庫爾摸黑起身，泡了杯咖啡，在電腦桌前坐下來，開始打出一篇文情並茂的部落格文章，解釋他為什麼要打這個官司。他形容印度的監管系統「失敗得一塌糊塗」，根本沒有能力為這個國家和這個世界最弱勢的人捍衛公共衛生。他猛烈抨擊印度監管機關和製造商經常搬出來說嘴的那些藉口：

但很遺憾，目前尚未有人能夠指出哪一條印度法律有說過欺騙是ＯＫ的，毀掉失敗的檢測結果是沒關係的，你還可以重複檢測，直到測出你要的結果為止，而且把不合格的產品蓄意賣到市場上也沒關係……如果在印度製藥業裡最有分量又最受推崇的成員都是以這樣的心態在做生意，你對中小型製藥公司還會有信心嗎？你相信他們能把事情做對嗎？你們能不擔心嗎？

在喝了四杯咖啡之後，文章貼了上去，標題是「真心誠意地想為世界各地的人改善藥物品質」。然後他打了通電話給索娜，希望能得到她的安慰。但她只是很高興這一切都結束了，然後還提醒他，「我早告訴過你不要做這件事。」他像平常一樣沒多說什麼。不過後來他得知，製藥業的主要遊說團體印度製藥聯盟（Indian Pharmaceutical Alliance）可是歡欣鼓舞得很。

接下來那幾個月，陰霾始終盤桓不去。兩年來的心血和二十五萬美元的法律費用化為泡影。

他再也無法向他妻子解釋他到底為了什麼而奮鬥，也幾乎無法再說服自己。努力了這麼久的他這次被徹底打敗了。而打敗他的，是那股反對改革的力量，還有那群習於惰性的人。他的家人曾經是他情感上的支柱，如今似乎也離他愈來愈遠。如果這時候的他感到懊悔，那也是情有可原：懊悔接下蘭伯西的工作、懊悔被迫選擇一條正確的路、懊悔成為吹哨者、懊悔踏上不歸路，在當仁不讓的事情做完了之後，竟還不肯罷手地繼續奮戰，害他的家庭跟著破碎。但他雖然悲痛萬分，卻絕不懊悔。「我為什麼要懊悔一件我知道它是正確、真實，而且是對的事情？」幾天過去了，他又重拾起他祖母的教誨：他必須完成他自願肩負起的責任，哪怕他知道最後的結果完全不在自己的掌控中。這表示他必須接受最高法院的決定，然後把焦點放在下一步的行動上。

不到兩個禮拜，他就寄了一封電郵給印度衛生和家庭福利部的聯席秘書K.L.夏爾曼（K.L. Sharma），向他自我介紹，其實就是又重頭開始：「據我所知，在公共衛生上，您似乎對是非曲直很有自我的判斷力，我今天寫這封信的目的是想約個時間跟您在新德里的辦公室碰面。」

後記

二〇一七年十月，一則國際醜聞引起彼得・貝克的注意。日本鋼鐵製造商神戶製鋼所（Kobe Steel）被逮到數據造假。這家公司竄改它其中一些產品的抗拉強度，意思是它的鋁、銅和鋼將無法承載負荷該公司所宣稱的重量。消息一出，世界各地響起警報。那些用神戶鋼材所建造的橋梁、鐵路、汽車和飛機確實安全嗎？

公眾的關注度令貝克大吃一驚。他每天都在世界各地的製藥工廠查驗，揭發各種假數據。他的查驗報告全是公開的。他的調查發現一再暗示美國藥物的安全性和藥效恐怕大有問題，至於全球的藥物，那就更別提了。但是他的發現似乎被卡在公眾雷達偵測不到的地方。也許五十萬噸的橋梁垮下來，對世人來說是比較容易理解的一件事。但吞進幾乎沒有藥效的藥物後果會是什麼呢？或者吞下內含有害雜質或成分未經檢測或曝光的藥物後果又是什麼呢？如果一顆膠囊不是花上幾個小時慢慢釋出藥物，而是一股腦兒地釋出，又或者在高溫下降解得太快，後果會怎樣呢？對貝克、塔庫爾和其他曾試圖敲響警鐘的人來說，劣質藥物就跟垮下來的橋梁一樣危險。唯一的差別只在於：這種崩塌是發生在人體內看不到的地方，但可能後果一樣是生死攸關。

曾經花多年時間對學名藥產業與它的各種馬虎作法，以及它對病患的可能危害做過調查的那一千人，最後都只能訴諸一些不盡完美的方法來保護自身的健康：盡量避免服用他們懷疑可能在製作上很馬虎的藥物。在一場產業大會上，FDA國際藥物品質處處長卡梅洛．羅沙就告訴聽眾，他曾因自己的鍋爐爆炸受傷，進了醫院，但他拒絕使用來自數家不同製造商的學名藥，因為這些藥廠都曾被FDA找到數據造假的問題。「我喜歡禱告，」他告訴他的聽眾，「但我們不應該希望這一批藥物是良好的一批而禱告。」

一位曾去看過印度工廠的FDA調查員承認，「每次我在按處方籤抓藥的時候，我都會先思考一下。」他相信劣質藥品對於那些因慢性病而得日復一日服用藥物的病患來說，會構成極大的風險。「有可能其中一顆藥物受到污染，」他評述道。「你不會希望那些雜質出現在你的生理系統裡。」

塔庫爾的律師貝托說在他接蘭伯西這個案子之前，「我從來不會去看藥物的袋子或者讀那該死的標籤。」但自從他成了塔庫爾的律師之後，這一切就改變了。「從二〇〇七年起，我們家開始有了一條規定。不管要花多少錢買藥，我都不在乎」，只要不要買到海外製造的學名藥就好。羅柏森也有同樣的決定。「我一接下這個（蘭伯西）案子，就再也不讓家裡的任何人服用印度的學名藥。」她這樣回憶道。國會調查員奈爾森請教了七位曾去過蘭伯西工廠的FDA調查員願不願意服用蘭伯西的藥物。「他們都說不願意。」他回憶道。

貝克在對沃克哈特做過一些額外的查驗作業之後，就發誓再也不服用所有海外製造的低成本藥物。「如果大家了解實情，」他告訴一位同事，「一定不會有人想服用（那些藥物）。」他在二〇一五年離開印度後，便在身上刺了新的刺青，那是一個草寫的英文字，就刺在他的手臂內側，這個字總結了他一直以來的堅持：Integrity（誠信）。

哪怕公眾大多被矇在鼓裡，但這場無形的藥物品質戰爭以及它蕩漾的餘波始終沒有褪去。在印度，因蘭伯西案子而害婚姻關係緊繃的塔庫爾和索娜再也沒有修好過。二〇一六年夏天，他們分居，開始進行令人不快的離婚訴訟。不過塔庫爾似乎在其他地方找到了可以讓自己發聲的地方，他寫的部落格文章和評論愈來愈尖刻，全是在探討印度的緘默、自我本位和腐敗讓劣質藥物有了茁壯的機會。

二〇一八年三月，塔庫爾在線上刊物《The Wire》的一篇專欄裡重提蘭伯西的前任執行長馬爾溫德·辛格還有董事會，以及一群不切實際的公衛專家當年對蘭伯西醜聞案所做的那些不實和利己自私的聲明，他們竟公開宣稱蘭伯西的問題只是卡在沒有按照規定保存紀錄而已。他還特地點名印度幾名監管高層在美國FDA做出了調查發現之後，沒去制裁這家公司，反而給了它「清白證明」，這種作為就像是「在拿盾牌保護蘭伯西的欺詐行為」。

就在那個月，印度的藥物監管高層鑫格被免職，他的副手及其他幾位中級官員也一併免職，因為有人指控他們被允許繼續留任，不必甩五年任期的法規規定。

今天蘭伯西這家公司已不復存在。二〇一四年四月，第一三共急著脫手給他們惹來很多麻煩的蘭伯西，最後終於把這個燙手山芋便宜賣給了一家印度學名藥公司太陽製藥（Sun Pharma）。第一三共在脫手時，正好碰上蘭伯西裡的另一位吹哨者向它示警有兩家蘭伯西的製造工廠還在繼續使出構思精密的騙術，分別是德瓦斯和多安薩。吹哨者宣稱這兩家工廠會拿成本較低、品質低劣的成分來換掉品質較好的成分，這些置換紀錄就存放在另一套帳簿裡。他還指控這家公司利用木炭來漂白黃色藥丸，好隱瞞雜質過高的事實。它還把已經降解的成分藏在天花板瓦片的後面，更將證據往河裡傾倒。吹哨者還舉報賣活性成分給蘭伯西的那些工廠，內部有麻雀築巢，還有猴子出沒。

今天已隸屬於太陽製藥的莫哈里工廠已經通過ＦＤＡ的查驗，開始出口藥物到美國市場。但是德瓦斯、帕奧恩塔薩希布和多安薩這幾家工廠仍在制裁名單上，這家公司目前正「評估未來是否要用這三家工廠的藥品來供應美國市場」，這是根據太陽製藥某位發言人的說法。

在此同時，第一三共在新加坡針對前任蘭伯西執行長馬爾溫德·辛格所提出的仲裁案也獲得勝訴。格外引人注目的是，蘭伯西的前任律師德斯穆克和外聘的幾位律師都陸續出面指證馬爾溫德。他們詳述他和他的同夥是如何向第一三共的執行董事長宇根勉隱匿自評報告。二〇一六年四月，新加坡的國際仲裁法庭判決辛格兄弟必須法律賠償五億五千萬美元給第一三共，這是根據這家被愚弄的日本公司在被隱匿ＳＡＲ的情況下買下蘭伯西股份所多付出的金額計算出來的。

辛格家族予以反擊，他們在新加坡法庭上質疑這個裁決金額，但最後敗訴。到了二〇一八年，他們的律師轉向印度最高法院，主張新加坡的判決無法在印度強制執行，結果也敗訴。這個裁決逼得辛格兄弟得放棄他們在另一個家族事業裡的高層位置，也就是被稱為富通醫療集團（Fortis Healthcare）的連鎖醫院，他們在這裡面臨到新的指控，說他們從這家公開上市的公司裡非法取走七千八百萬美金，挪到私人的家族帳戶裡。此外紐約某私人股權投資公司也對他們做出類似指控，打官司控告他們「正在有系統地掠奪」公開上市的金融公司瑞里格爾企業（Religare

Enterprises, Ltd.）的一個部門，以償付近十六億美元的個人債務。馬爾溫德否認「在富通的職務裡有任何管理不善或誤用資金的問題」，並說公司與公司之間的任何資金存放，都是集體決策下的決定。

到了二〇一八年九月，辛格兄弟之間的衝突開始檯面化。席溫德向印度的全國公司法特別法庭（National Company Law Tribunal）提起訴訟，控告他哥哥馬爾溫德曾犯下詐欺，並管理不善家族事業，以至於出現「一種榨乾式的債務陷阱」。但幾天後，席溫德就撤回告訴，宣稱是因為他母親要求兩兄弟應先進行調解。但這休戰協定並未持續太久，不到一年，馬爾溫德就公開控告他弟弟席溫德肢體暴力，但這樣的指控被他弟弟反控是「造假」和「謊言」。

曾參與這場學名藥品質大鬥法的其中一些人後來都逢兇化吉。隨著蘭伯西和解案的落幕，貝托成了他法律事務所的合夥人，現在那家事務所更名為史坦米奇貝托密斯納有限責任合夥法律事務所（Stein Mitchell Beato & Missner LLP）。至於羅柏森從FDA退休後，曾到貝托的法律事務所短暫擔任過調查員一職，但後來就真正退休了。

其他人也都找到了新的舞台。二〇一八年九月，曾被馬爾溫德．辛格趕出公司的那位蘭伯西法律顧問德斯穆克成了卡索維茲班森托雷斯有限責任合夥法律事務所（Kasowitz, Benson, Torres LLP）的合夥人，專門負責專利法。FDA印度辦事處那位發起改革運動的前任處長拉爾成了太陽製藥全球衛生和創新顧問，買下蘭伯西的正是這家公司。拉爾的工作是負責監督它的熱帶疾病計畫，包括研發藥物來對付抗藥性瘧疾。

二〇一五年，赫爾蘭德斯、坎貝爾和賈威尼都從FDA退休。他們各自開業擔任顧問，指導那些需要遵守FDA法規的公司。赫爾蘭德斯老愛說是彼得．貝克，還有製藥公司對貝克的懼怕，幫他製造出財富。

二〇一七年曾將邁蘭的摩根城工廠調查報告降級，使它躲過警告函的FDA官員柯斯葛羅，不久之後就離職，改到華盛頓特區一家法律事務所幫製藥公司打官司。

二〇一七年十月，邁蘭的董事長馬利克面臨到新的嚴重指控。在一份牽連廣遠的民事起訴書裡，有多達四十七位州檢察長聯合控告十八家學名藥公司互相串謀，人工哄抬藥價，這份起訴書被公諸於世，送進了聯邦法院。這份在多年調查下才完成的起訴書，裡頭特別點名兩家互為競爭對手的公司旗下的兩名主管：印度安庫爾製藥公司（Emcure Pharmaceuticals）的執行長和邁蘭的馬利克，他們是先串通好才訂出藥價。邁蘭在聲明裡忙不迭地為馬利克辯護：「邁蘭對本公司的董事長拉吉夫．馬利克的誠信深具信心，將全力當他後盾。」邁蘭誓言絕不屈服於這些指控。

在此同時，FDA繼續揭發邁蘭工廠的問題。二〇一八年三月，FDA派了八名調查員重回西維吉尼亞州的摩根城工廠，打算展開長達二十天的查驗工作。這次的檢查是在吹哨者的多項指控下才立案成軍的，後者披露清潔工作有很嚴重的疏失，這令FDA不免擔心產品受到污染，而且可能在藥物之間出現交叉污染。

就在FDA權衡要不要發出警告函，暫時停止來自摩根城工廠的申請案時，邁蘭也緊急展開幕後作業，試圖建立一條祕密管道直達FDA高層。二〇一八年六月，邁蘭的地區品質合規主管打電話到FDA某位處長的私人手機裡，請對方出來喝個咖啡，並解釋是邁蘭董事長馬利克下令他打這通電話。但這位FDA官員悍然拒絕這個要求，並在一封電郵裡向同僚們載述這場遭遇：「我跟他解釋你私下聯絡我，跟我做出這種要求，這是很不合宜的。」這位官員又寫道，「我不會跟產業人士私下碰面，尤其現在正值審評期間。」

大概六個禮拜後，也就是八月時，馬利克試圖親自聯繫這位提防心很重的官員，但這次是要求正式會面，可是一樣被拒絕。二〇一八年十一月，FDA發出警告函給邁蘭的摩根城工廠，指證工廠沒有做好清潔工作，未能解決藥品之間交叉污染的問題，以及未能充分調查異常的檢測結果。這是對曾經是產業模範生的邁蘭及其旗艦廠的一種嚴厲譴責。邁蘭對這封警告函做出回應，解釋已經在「摩根廠落實一套全面改造性的補救計畫」，保證會解決FDA的疑慮。

在這套計畫裡，馬利克曾在八月那封要求正式會面的電郵，向那位FDA官員說明過：摩根城的製造量將被砍到「不到二〇一八年以前劑量和產量的一半」。不過他並沒有提到這家公司是否打算將被砍掉的產量移出美國，這樣就能把它的營運作業和FDA監督作業有效地拉開距離。

在克利夫蘭診所，哈利．利弗仍然要求他的病患不要服用那些有FDA核可和背書的學名藥，他的直覺被證明是對的。二〇一四年三月，離利弗向FDA舉報他對乙型阻斷劑琥珀酸美托若爾的疑慮已經過了十五個月，這時一名資深的FDA官員跟他聯繫上，向他解釋在結合多門學科展開廣泛調查之後，最後結果顯示這些學名藥跟原廠藥具有生體相等性。FDA之所以能做出這樣的結論，部分原因是它只審評了這些公司為取得核可所提交的初始數據，顯然沒有考慮到該公司的數據有沒有可能造假。

可是不到一個月，沃克哈特便步上雷迪博士實驗室的後塵，從市場上召回他們的琥珀酸美托若爾，承認這款藥物不具生體相等性。所以利弗終究是對的。

二〇一八年六月，一位女士因胸痛和喘不過氣而來到克利夫蘭診所的急診室。三十五歲的克莉絲蒂．喬丹（Kristy Jordan）三年前做過成功的心臟移植手術，並從那時起每日服用免疫抑制劑Prograf®（中文商品名：普樂可復），以防器官被排斥。但在六個月前，一家藥房將她的處方藥改成雷迪博士製造的學名藥他克莫斯。開始服用之後，她就覺得愈來愈不對勁。在克利夫蘭診所的急診室裡，檢測結果顯示她有器官排斥的現象，血中的他克莫斯濃度低於預期值，這表示雷迪博士實驗室的藥物沒有充分發揮藥效。醫師們好不容易才把她的病況穩定下來。

這一次利弗和他的同事藍道爾．史達林決定將這些疑點連結起來。他們有這位病人的血檢報告，於是找到她所服用的他克莫斯膠囊，一併送到麻州實驗室進行檢驗。在此同時，喬丹還是一直很不舒服，始終沒有完全復元。二〇一八年九月，她心臟病發死亡。史達林說他們無從得知究竟是雷迪博士製造的他克莫斯還是喬丹的舊病復發造成她的死亡。但是他指出，醫院現在被要求如果病人又重新住院，就得支付罰款給老年保健醫療險（Medicare）。「我們花了很大的努力來預防這種二度住院的問題，所以如果查得出來是劣質藥物破壞了我們之前的努力，這將會是一個重大的發現。」他這樣說道。二〇一九年二月，麻州實驗室有了初步發現：相較於原廠藥，雷迪博士的他克莫斯在活性成分的釋放上過於快速。目前檢測還在繼續進行。

二〇一五年二月，彼得．貝克離開印度，重新落腳北京，在這裡他成了FDA派駐在中國的唯一一個藥物調查員，負責查驗四百多家被核准可出口藥品或藥物原料到美國的工廠。中國政府對調查員向來疑神疑鬼，認為他們可能是間諜，因此核發的簽證寥寥可數。

雖然貝克知道他的每個動作、每封電郵和每通電話都會被中國政府監視，但能離開新德里，還是讓他如釋重負。他再也不想當那個夾在美國消費者和危險藥物中間的最後一位捍衛人士。他在中國查驗的工廠大多是在製造活性成分，不是藥劑成品，所以多數都不是無菌工廠。萬一他有疏漏掉什麼，下游工廠的調查員還是抓得到問題，至少理論上是如此。

他調到中國還不到一個月，就被派去查驗台州市規模龐大的浙江海正藥業工廠，這家工廠位在上海南邊兩百英里的地方，是輝瑞藥廠的合資廠，於二〇一二年開始營業，在海正–輝瑞製藥公司（Hisun-Pfizer Pharmaceuticals）的保護傘下製造高品質但低成本的藥物。這家公司曾經看起來是萬無一失的，它是中國出口藥物原料到美國的最大出口商。

輝瑞在全球各地經營或外包的工廠多達兩百家，為了維繫每一家工廠的品質，它有一套令人生畏的機制。它訓練了數以百計的人，從訓練有素的稽查員到實驗室分析師，用來保障這家公司所出品的藥物。輝瑞通常會派它的一位手下駐守在任何一家與它有重大利害關係的工廠裡，以確保工廠品質吻合它的標準。所以浙江海正藥業也一樣。布萊恩．強森（Brian Johnson）是輝瑞的前任供應鏈安管資深主管，他承認要偵側出明目張膽的欺詐行為，確實是種挑戰。但是因為他對輝瑞的分層系統有信心，所以不認為外包作業格外有風險。「如果你有做適當的管控，」他說道，「我不認為風險會提高。」FDA的調查員曾去過浙江海正藥業的工廠十幾回，從來沒找到什麼值得關注的問題。

貝克一抵達那裡，就先前往品質實驗室。他利用大學學到的基本中文在電腦數據軌跡裡的一堆中文象形字海當中尋找「試測注射」和「實驗樣本」這幾個字。儘管輝瑞早他三年在這家工廠管控品質，但他只花了大概一天的時間就弄懂了工廠裡有一套備用和隱藏版的實驗室作業。

這家工廠會暗中試測它的藥物樣本，再掩蓋試測的結果，方法之一是關掉數據軌跡，這樣一來，就不會留下試測過的證據。以其中一例來說，貝克發現技師關掉了二〇一四年二月六日早上九點九分的數據軌跡，然後又繼續進行八十項祕密試測。這條數據軌跡在兩天後的早上八點五十四分被重新打開，又再做一次檢測——這次是已動過手腳、對檢測結果有十成把握的檢測作業。貝克是在軟體的元數據裡找到了足以暴露實情的證據。

查驗作業到了第三天，工廠主管和分析師清楚他的查驗結果恐怕不利於廠方。當時貝克吃完午餐回來，正走進品管實驗室，意外看見一位分析師正火速從某台HPLC機器上拔掉一支隨身碟，塞進自己的實驗室外套裡。

貝克要求他交出隨身碟，但那人「拔腿就跑，衝出實驗室」，他在查驗報告裡記下這件事。十五分鐘後，一位經理回來遞給他那支隨身碟，但貝克不確定是不是同一支。他把這起事件記載為對紀錄的拒絕分享，這種指控已嚴重到足以禁止該廠的藥物原料輸往美國。

貝克把他的調查發現寫在一份長達四十七頁的報告上。中國製藥業從來沒見過像這樣的一份文件。這個消息開始在中國的製藥業傳了開來，畢竟這裡長久以來都普遍認定「我們要愚弄一個外國人，還不簡單」，一位西方的製藥執行主管曾這樣形容道。但是貝克不是普通的外國人。兩年半後，輝瑞就終止了它與浙江海正藥業的合夥關係。

浙江海正藥業的查驗作業完工後，又過了六個禮拜，貝克前往遼東半島的大連準備查驗另一家工廠，它是輝瑞持有和管理下的工廠，專門製造輸往美國的藥劑成品。他在這裡也發現到有檢測作業曾經加過工，檢測結果未記載在報告上，以及遺失了足以證明這家公司曾使用過期原料的批次紀錄。查驗期間，甚至有一疊文件憑空消失，後來他在樓上找到，原來被藏在一只木箱裡。沒多久，貝克就在中國砍了一大刀。他在中國各地又查驗了三十四家工廠，找到許多違規案例，大多都有數據加工的問題。貝克的查驗重創了中國製藥業，畢竟詐騙行為向來是這裡的地方通病，但同時他也重創了FDA的國外查驗計畫。「每次他一走進工廠，找到的問題一定比別人找到的多，」一位FDA的資深官員談到貝克時，這樣說道。「所以對沒有找到問題的查驗人員來說，這代表什麼呢？」

FDA調查員是在不同的時代背景下訓練出來的，當時被印成白紙黑字的數據是唯一存在的證據。幾十年來，FDA不曾認真地重新思索或徹底改造調查員的訓練方式。誠如某FDA顧問說的：「今天他們還是用一九九〇年代的腦袋在思考。」

被派到中國的大部分FDA調查員都不會說中文。他們讀不懂那些製造紀錄，FDA也沒有提供獨立的翻譯員，反而由製藥公司來提供，但這些翻譯員大多由公司裡的業務人員兼任。所以FDA調查員經常讓這些工廠過關，認定它們合格，不需採取任何措施（NAI），因為他們反正也看不出所以然來。

調查員也看不懂路標，因此很容易被耍。製藥公司會帶他們前往假的「展示」工廠，那裡看起來一切都符合法規，但其實那裡不會製造任何東西。有時候會有幾家公司集中資源，合資建造一家「展示」工廠。於是不同的FDA調查員會在不同時間被載往同一家工廠，但他們都以為自己是在查驗不一樣的工廠設施。

貝克經常單獨進行查驗作業。但如果有來自美國或其他國家的調查員跟他一起工作，就會變得跟偵探一樣敏銳。他們會追蹤從樣板製造廠駛離的輪胎壓痕，查看製藥公司究竟是把產品載到哪裡去，然後在破舊的工廠那裡隔著窗戶偷拍照片，記錄廠內箱子上的標籤，藉此證明這些才是製藥公司製造產品的真正工廠。貝克在與其他國家的調查員通力合作的同時，知名度也跟著在國際間傳開。會議上，包括巴西國家衛生監督局（簡稱ANVISA）和歐洲藥品管理局在內的其他監管機關，都邀請貝克來幫忙訓練他們的調查員。

在貝克看來，唯有靠一群確實懂得到哪裡去探查真相的調查員，才能真正保護消費者，一勞永逸地改變這個產業。二〇一五年十二月，貝克和FDA的代理局長開了長達一小時的會議，他在會中提出一套訓練計畫，可以教授FDA調查員如何找出數據造假的問題。

在馬里蘭州銀泉市的FDA總部，貝克提出來的計畫正威脅著一套搖搖欲墜的系統。因為如果調查員查驗得太認真，或者審評員對申請書審核得太嚴格，FDA就沒辦法核准夠多的藥物，整套系統便會坍塌。

貝克敏銳的查驗工夫已經斷了一些藥品的進口通路，使全美的藥物短缺問題雪上加霜。他的調查發現對海外營運的學名藥公司打上一個大問號，也拖緩了藥物被核准的時間，進而危及到FDA的經費，因為他們的經費都是根據該局核准的藥物申請案數量來計算的。貝克的提案把FDA調查員的查驗工夫訓練得更厲害、能抓到更多違規的事實，無疑會給FDA帶來更大的混亂。於是局裡有些人開始轉移目標：認為彼得·貝克才是問題所在。

檯面上，FDA官員給大家的印象是他們正在對抗數據造假的製藥公司。比方說FDA藥品審評和研究中心法遵處主任湯姆．柯斯葛羅曾在某產業時事通訊上告訴過一位記者，FDA計畫讓那些「隱匿實情」的製藥公司「愈來愈混不下去」。他說他們得準備付更多罰金了。所以在世人的眼裡，FDA看起來已經在對數據造假這件事風行雷厲地展開全球性的制裁。

但貝克看到的卻是，儘管FDA具有明確的權限和白紙黑字的法規，但卻選擇削弱查驗的力道，對調查員的調查發現高高舉起，輕輕發下。從二〇一二年到二〇一八年，該局就調降了印度一百一十二件查驗報告的嚴重等級，讓違規問題看起來不是那麼嚴重。陸續有多家製藥公司，包括邁蘭、西普拉、奧羅賓多（Aurobindo）、雷迪博士、太陽製藥和格倫馬克在內，原本被評為OAI（FDA必須採取行動），全都改成VAI（自願要求採取改進措施）。這些嚴重等級的調降等於是在宣告那些實地調查的調查員做出的判決無效，改採馬里蘭州官員的判決結果。柯斯葛羅和其他官員靠這樣的方法解除了進口限令，他們不會去公開申斥製藥公司，反而選擇透過所謂的無標題信函跟對方私下溝通。政治似乎在幫這家機關的執法行動下指導棋。誠如前任合規官坎貝爾的評述：「他們想要削弱藥品審評和研究中心的執法力，因為他們想核准申請案。執法過嚴只會搞砸這一切。」

貝克查驗完輝瑞旗下的浙江海正藥業工廠之後，FDA就對該廠的三十幾項藥物產品下達進口限令。但其中有十五項藥物成分在美國出現供應短缺的問題，於是該局解除了大約一半的限令，包括治療白血病、乳癌和卵巢癌的重要化療藥物。

對貝克來說，這個決策一點道理也沒有。根據法規，這些藥物是不能拿來供應美國市場的。

它們的品質不夠好也不夠安全。就算有短缺問題，也不能改變這個事實。藥物短缺成了一場賭局，ＦＤＡ一頭栽了進去。涉及詐騙的製藥公司只要保持藥物的短缺狀態，就能守住自己的盈虧底線。就算製藥公司被逮到製造的藥物不安全，不管是不是用可疑的方法製造出來，都不會被祭出限令，因為市場上要有穩定的藥物供應。「對那些販售劣質藥品的公司來說，它們不用再擔心自己的可能下場，」貝克對某位同事這樣說道。「這是一場輸贏之局，（病患）是輸家。」

貝克於二〇一八年三月離開中國，到智利的聖地牙哥（Santigao, Chile）重新落腳，擔任ＦＤＡ在那裡的駐地主任。但是ＦＤＡ不再派查驗工作給他，這是他一年後離職的因素之一。

二〇一八年七月，一個安全危機撼動了全球的藥品供應，而且似乎是在證明貝克的論點是對的。歐洲的監管機關宣布了一個令人痛心的發現：原廠血壓藥Diovan®（中文商品名：得安穩）的仿製版學名藥纈沙坦（valsartan）裡廣為使用的活性成分，含有一種稱之為ＮＤＭＡ的致癌毒素（ＮＤＭＡ曾被用在液態火箭燃料裡）。這款藥是中國的製藥公司浙江華海藥業所製造，它是全球最大的纈沙坦活性成分製造商。在美國，超過一打的製藥廠因為使用中國的活性成分而被迫下架產品，全球各地也有多達幾十家製造商正忙不迭地召回產品。中國的製藥公司試圖為自己開脫，說他們是在二〇一二年更改生產過程以提升產量，而這個更改曾獲得監管機關的核可。簡而言之，更改是為了極大化利潤，結果造成有些病人攝取毒素的時間長達六年之久。

就在ＦＤＡ再三向消費者保證，就算每天暴露在那種毒素下，罹癌的風險也非常低的時候，第二種致癌雜質也在這個成分裡被驗出來。雖然說這場纈沙坦之禍ＦＤＡ看起來好像感到很意外，但其實不然。早在二〇一七年五月，一位ＦＤＡ調查員就曾在中國臨海市的工廠裡找到證據，發現這家公司並沒有在檢測結果出現反常的峰值時，回頭調查自家藥物裡的可能雜質。當時調查員將這家製藥公司評為OAI，但是FDA竟把這個嚴重等級降為VAI。簡單地說，就是讓這家公司脫身。結果還不到一年，品質問題就在全球市場爆開。

二〇一七年，貝克得到有限的許可可以臨時開課教同事如何偵測數據造假的問題，但在此同時，FDA也決定踏出重要的一步，削弱可能查出造假問題的查驗作業。

由於拉爾在印度試辦了那套臨時通知和不予通知的查驗作業方法，結果查驗出FDA裡頭最嚴重等級OAI的比率竟提高了百分之五十。所以合理推斷下，FDA應該是要擴大這套模式，在全世界各國都把無預警的查驗作業方式變成標準作業模式。但局裡的官員卻做出了截然不同的決定。

二〇一六年十一月三日的早上，FDA印度辦事處的高層與資深的印度藥物監管人員、印度製藥業的主要遊說者，以及來自三家印度學名藥公司（包括卡迪拉〔Cadila〕和雷迪博士這兩家藥廠在內，它們的工廠都曾忍受過FDA種種折磨人的調查）的高層主管。這場會議開了一個小時，是由馬修．湯瑪斯博士（Mathew Thomas）主持，他已經從拉爾手上接下FDA印度辦事處的處長職務。

這些人討論了各種合作方式和產能開發，以及FDA將針對優良藥品製造標準所要舉辦的各種研討會時程。印度製藥聯盟的秘書長迪利普．沙阿明確表達印度製藥公司會盡責地解決品質問題，他所隸屬的團體也將為製藥產業提供指導，強調可靠數據的重要性。隨後湯瑪斯告訴了與會者他們一直在等的那幾句話。實驗結束了，從現在起，所有的例行查驗作業，ＦＤＡ都會事先通知印度的製藥公司。

謝辭

這本書的寫作宛若一場旅程，一路上接受過許多人的幫助。

《悅己》雜誌於二〇〇九年出版了我的第一篇關於學名藥的報導，當時我何其有幸能有Sara Austin為我編輯，她現在的身分是《化繁為簡》（*Real Simple*）女性雜誌的執行編輯。二〇一三年五月我有一篇刊登在《財富》雜誌跟蘭伯西有關的文章，題目是〈骯髒的藥〉（*Dirty Medicine*），它算是這本書的一個起點，當時擁有出類拔萃的編輯功力和判斷力、敬業精神一流的Nick Varchaver，令我獲益良多，如今他是非營利新聞報導組織ProPublica的資深編輯。

二〇一四年，我開始著手寫這本書，我需要來自全球各地的報導做為素材。感謝全球深度報導網（Global Investigative Journalism Network，簡稱GIJN）的執行主任David Kaplan協助我聯繫印度、迦納、中國和其他各地的優秀記者。是GIJN開啟了那扇通往國際社群的大門，裡頭的記者臥虎藏龍，對我的整個寫作計畫啟發良多，提供了許多協助。我非常感激調查故事聯合組織（Story-Based Inquiry Associates）的Mark Lee Hunter的建言，教我如何把多年來累積的報導和成堆資料轉化成一篇篇真實的故事，讓當時一度被卡住的我及時脫困。

國際調查記者同盟組織（Internationl Consortium of Investigative Journalists）副主任Marina

Walker Guevara慨然允許我查看巴拿馬文件（Panama papers，譯註：巴拿馬一家法律事務所於二〇一六年遭國際調查記者同盟組織披露的一批機密文件）和天堂文件（Paradise papers，譯註：二〇一七年十一月五日曝光的一千三百四十萬份海外投資相關文件）的離岸金融公司資料紀錄，Emilia Diaz Struck也耐心地指導我如何在這些紀錄文件正確搜找。出版自由基金會（Freedom of the Press Foundation）編輯部數位安全主任Harlo Holmes和數位安全訓練師Olivia Martin也在數位檔案加密技術、風險評估和消息來源保密通信這些方面提供了寶貴的指導與協助。

在我的整個報導過程中，我非常倚賴一個叫做FDAzilla（譯註：FDA與Godzilla〔酷斯拉〕的結合，意指它內容資料的龐大）的資料庫，FDA在全球各地做過的查驗工作都可以在這裡找得到，此外也提供重要的輔助資料。當我的支出不斷攀升，預算緊縮時，這個網站的共同創辦人Tony Chen和執行長Michael de la Torre仍允許我繼續使用，甚至為我提供客製化的資料。其他的外部組織也提供了寶貴的協助。STATS.org的主任Rebecca Goldin博士幫忙我把統計學的概念翻譯成淺顯的英文。Sorenson法律事務所的Peter Sorenson和Stotter and Associates LLC聯合法律事務所的Daniel J. Stotter精通資訊詢問自由權被延宕的這類官司，是他們協助我向FDA取得我所要求的文件紀錄。

此外，我也很感謝這一路以來招待過我或者在我報導的旅程中曾與我分享當地知識的眾多貴人：Sophy Burnham、Kathy Sreedhar、Vivienne Walt、Anton Harber和Rimjhim Dey。

我萬分感謝許多組織的慷慨支持，讓我能夠完成報導。卡內基公司（Carnegie Corporation）選定我為二〇一五年安德魯·卡內基會員（Andrew Carnegie Fellow），並提供大筆資金。艾弗爾・史隆基金會（Alfred P. Sloan Foundation）透過它的公眾認知科學、科技和經濟計畫（Public Understanding of Science, Technolgoy, and Economics program）提撥了一筆款項給我。我尤其要感謝史隆基金會的副總和計畫負責人Doron Weber對我這套寫作計畫的信心。紐約市立大學（簡稱CUNY）克雷格・紐馬克新聞研究所（Craig Newmark Graduate School of Journalism）麥格勞商業新聞中心（McGraw Center for Business Journalism）提供我麥格勞商業新聞研究生獎學金，麥格勞中心的執行主任Jane Sasseen從不吝付出他的時間與建言。喬治・波爾克的調查性報導獎（George Polk Award for Investigative Reporting）也提供了必要的資助。

有幾位優秀的記者對這本書貢獻良多。Ariel Bleicher為這本書擔任了一年的研究助理，施展出敏銳的報導功力和優雅的文筆。在印度，Syed Nazakat幫我找到正確的方法來對付印度商業網絡和政府官僚所建構起來的複雜世界。Kent Mensah在迦納的及時協助。Sunny Yang在中國對我的協助。Doris Burke和Andrew Goldberg幫忙鑽研法律和金融紀錄。擅長分析數據的科學記者Sony Salzman曾在我身邊工作三年，要是沒有Sony，這本書根本不可能抵達終點。Kelsey Kudak靠著卓越的技術為這本書完成事實核查作業。但若還有任何錯誤，全算在我頭上。

另外還有幾位很出色的編輯也令我銘謝在心。現在在蘭登書屋（Penguin Random House）任職的Hilary Redmon幫哈潑柯林斯出版集團（Ecco/HarperCollins）購得了這本書的版權，初期給了我不少寶貴的指導和建言。非小說敘事文體的編輯大師Domenica Alioto協助打造出這本書的架構。在Ecco裡，我尤其感激Emma Janaskie，她技術嫻熟地完成這本書的編輯，讓它進入生產作業。這裡也格外感恩我背後那偉大的團隊：Daniel Halpen、Miriam Parker、Gabriella Doob、

Meghan Deans、Caitlin Mulrooney-Lyski和Rachel Meyers。也特別感謝哈潑柯林斯的William S. Adams，謝謝他傑出的法律審查作業和無比的耐心。

要是沒有我的朋友兼經紀人Tina Bennett的智慧、勇氣和卓識遠見，這本書不可能存在。即便是在最艱難的時刻，她對我的支持也從來沒有動搖過。

我很感謝我的朋友、同事和家人，他們總是對內容細讀討論，提供最好的編輯建議，讓這本書在各方面都能更上一層樓：Matthew Dalton、Philip Friedman（這本書的書名是他想的）、Sony Salzman、我母親Elinor Fuchs、我父親Michael O. Finkelstein，他們總是先睹為快，是一群極具洞察力的讀者。

Maryam Mohit和Erik Blachford協助我解碼金融紀錄，Bryan Christy的編輯建言非常具有先見之明。Maureen N. McLane不吝為我發揮她那無與倫比的辭藻潤色工夫。而我的繼母Vivian Berger也在爭議的解決上提供我專家級的意見。

我要謝謝我的朋友和家人，包括Lindy Friedman、Tracy Straus和我的妹妹Claire Finkelstein，謝謝他們在寫作過程中的始終支持。我每天都和Julia Freedson對話，是這些對話讓我撐了下去。我最愛的朋友Karen Avenoso（生於一九六七年，歿於一九九八年）仍活在我的每一張書頁裡。

我兩個至愛的孩子Amelia和Isobel總是確保我不會和書頁以外的世界脫節。在這個好像永遠沒有盡頭的寫作計畫裡，她們發揮了無比的耐心，全力支持我，逗我開心。（她們甚至建議我，下次改寫童書好了。）我先生Ken Levenson總是在各方面協助我。他會在各個階段鼓勵我，在我長途出差採訪的時候，幫我照顧打理這個家，遇到棘手的報導和寫作問題時，總是能提供睿智的忠告，拜讀我的每篇草稿。

最後要特別感謝我手邊的眾多消息來源，因為他們在乎藥品的完好性以及病患的福祉，才會把他們的資訊交付給我。在他們當中有很多人花了好幾個小時、甚至幾年的時間，耐心處理我的提問，協助我了解複雜的過程。若是沒有他們，就沒有這本書。

辭彙表

Accutane/Sotret：抗青春痘用藥。ＦＤＡ於一九八二年核可羅氏藥廠的原廠藥Accutane®（中文商品名：羅可坦膠囊）。二〇〇二年，ＦＤＡ核可蘭伯西實驗室製造的學名藥Sotret®。活性成分是異維Ａ酸（isotretinoin）。

ＡＩＰ：申請誠信政策（Application Integrity Policy）。當ＦＤＡ懷疑某家公司的申請案有欺詐情事，便會使出的一種制裁手段。ＦＤＡ會靠ＡＩＰ來中止審核這家公司待決的申請案，直到對方證明自己的數據精準無誤為止。

ＡＮＤＡ：簡易新藥申請書（Abbreviated New Drug Application）。由學名藥公司編纂的學名藥申請書，提交給ＦＤＡ請求核可。用產業術語來說，ＡＮＤＡ就是所謂的「金鐘罩」。

ＡＰＩ：活性藥物成分（active pharmaceutical ingredient）是藥物裡頭的生物活性成分。它是藥物成品裡最重要的成分，也往往是最昂貴的成分。

AUC：曲線下面積（the area under the curve），是在圖表裡被繪製出來的。AUC可以呈現出藥物在一名病患的血液裡隨時間推移所產生的總濃度。

Bioequivalence：生體相等性。這是FDA用來確定學名藥在體內發揮的作用是否類似原廠藥的一個標準。根據FDA的統計公式，學名藥在血液中的濃度不得低於原廠藥在血中濃度的百分之八十或高於百分之一百二十五。信賴區間百分之九十。

brand-name drug：原廠藥。製藥公司所發現或所研發成功的藥物，通常都受到專利權的保護。原廠藥製造商有時候被稱之為創新公司（innovator companies）。

Bulk drugs：原料藥。用來製作活性藥物成分或藥物成品的最初原料。

CDER：藥品審評和研究中心（Center for Drug Evaluation and Research）。FDA的分支機構，專門監管原廠藥和學名藥，負責審評新藥申請案，並在核准過後負責監督藥物的安全。

cGMP：現行優良藥品製造標準（Current good manufacturing practices），如美國聯邦法規第二十一篇（Code of Federal Regulations, Title 21）所概述，規範裡頭清楚載明了FDA對製造設施作

業方式的期待值。

chromatogram：色譜圖。利用高效液相色譜儀所製造出來的一種圖表，將藥物樣本的成分分離出來後所得出的結果。

Coreg®/carvedilol：治療高血壓和心臟衰竭的原廠藥和學名藥。FDA於一九九七年核准葛蘭素史克藥廠所製造的原廠藥Coreg®。後來幾款學名藥都是用這個藥物的活性成分卡菲蒂羅（carvedilol）來稱呼。

Demadex®/torsemide：用來治療充血性心臟衰竭病患體液滯留的原廠藥和學名藥。FDA於一九九三年核准羅氏藥廠的原廠藥Demadex®。學名藥則都是用該藥物的活性成分托拉塞米（torsemide）來稱呼。

excipients：賦形劑。藥物裡的非活性成分，裡頭可能包括染色劑、防腐劑和填充劑。

FDA：美國食品藥物管理局（U.S. Food and Drug Administration）。FDA是聯邦機構，負責監管全美食品、藥物和醫療器材的安全和品質。

FDA investigator：FDA調查員。受過製造設施查驗訓練的FDA員工。調查員有時也被稱為是稽查員或消保官。

Form 483：四八三表格。當FDA調查員在製造設施裡進行查驗時，若是發現有違反現行優良藥品製造標準，這些調查發現就會被記錄在一種叫作四八三的表格裡。

furosemide：呋塞米。一種用來治療充血性心臟衰竭病患體液滯留問題的學名藥。原廠藥Lasix®是於一九六〇年代首度被核可使用。

gabapentin：加巴噴丁。一種抗癲癇藥物，以藥物裡的活性成分加巴噴丁來命名。原廠藥Neurontin®是輝瑞藥廠所製造，於一九九三年獲得核可。

generic drug：這種藥物製劑可以在體內發揮類似原廠藥的藥效，通常是在原創藥物的專利期屆滿後才能上市販售。根據FDA的規定，學名藥若要在生體相等性上得到核可，「其劑型、安全性、強度、給藥途徑、品質、性能特徵和預期用途」都得跟原廠樣一樣才行。

heparin：肝素。一種抗凝血藥物，可用來預防血液凝固。

HPLC：高效液相色譜儀（high performance liquid chromatography）。可在藥物樣本裡分離和量化出成分的一種常見技術。藥物製造商會使用HPLC機器來鑑定和測量藥物裡的雜質。

import alert：進口警示。是FDA向它的外地工作人員所發布的公告，要求他們在入境口岸扣押被認定不安全的貨物。進口警示可以針對特定類型的產品或者某特定製造廠的產品來發布。

Lipitor ®/atorvastatin：有助於降低膽固醇的原廠藥和學名藥。FDA於一九九六年核准輝瑞的原廠藥Lipitor®（中文商品名是立普妥），後來又核准蘭伯西的仿製版學名藥阿托伐他汀（atorvastatin），它是用活性成分阿托伐他汀鈣（atorvastatin calcium）來命名。

NAI：不需採取任何措施（No Action Indicated）。這是FDA調查員完成製造設施的查驗作業後用來分級的三種等級之一。NAI的意思是調查員未查到在現行優良藥品製造標準下的違規問題，該設施不需要採取糾正措施。

OAI：官方必須採取行動（Official Action Indicated）。這是FDA調查員完成製造設施的查驗作業後用來分級的三種等級之一。OAI的意思是調查員查到在現行優良藥品製造標準下有嚴重的違規問題，建議該設施立刻採取糾正措施，不然就得面臨更嚴厲的監管處分。

PEPFAR：美國總統救助愛滋病應急計畫（President's Emergency Plan for AIDS Relief），由小布希總統（George W. Bush）於二〇〇三年推出。這個計畫迄今為止仍在資助低成本學名藥的購買，提供給非洲和其他地方的愛滋病患。

Pravachol®/pravastatin：可用來降低膽固醇的原廠藥和學名藥。FDA於一九九一年核准必治妥施貴寶藥廠的原廠藥Pravachol®。後來的學名藥都是以藥物裡的活性成分普伐他汀（pravastatin）來稱呼。

Prograf®/tacrolimus：可用在移植患者身上抑制免疫系統、預防器官排斥的原廠藥和學名物。FDA於一九九四年核准了安斯泰來製藥公司（Astellas）的原廠藥Prograf®（中文商品名是普樂可復）。後來的學名藥都是用藥物裡的活性成分他克莫斯（tacrolimus）來稱呼。

SAR：自評報告（Self-Assessment Report）。一份於二〇〇四年在蘭伯西實驗室內部編纂的機密文件，詳載該公司內部大量數據造假的問題。

substandard drug：不合格藥物。藥物不符合FDA或其他正式監管機構所設定的品質標準。

Toprol XL®/metoprolol succinate extended-release：長效型的乙型阻斷劑原廠藥和學名藥，可用

來治療胸痛和高血壓。FDA於一九九二年核准了阿斯利康製藥公司（AstraZeneca）的原廠藥Toprol XL®。後來的學名藥都以裡頭的活性成分琥珀酸美托若爾（metoprolol succinate）來稱呼。

USP：美國藥典（United States Pharmacopeia）。獨立的非營利組織，為處方藥的製作方式建立和協調出全球的標準。

VAI：自願要求採取改進措施（Voluntary Action Indicated）。這是FDA調查員完成製造設施的查驗作業後用來分級的三種等級之一。VAI的意思是調查員查到在現行優良藥品製造標準下有一些問題，建議該設施自動採取糾正措施。

warning letter：警告函。這是FDA對一家製造商的正式通知，警告它的設施違反FDA的規定，必須立刻解決信函裡所詳載的問題，不然就得面對額外的強制措施。

Wellbutrin XL®/Budeprion XL：用來治療憂鬱症的長效性原廠藥和學名藥。FDA於一九八五年首度核准葛蘭素史克藥廠的原廠藥Wellbutrin XL®（中文商品名：威克倦），後來又核准梯瓦公司的學名藥Budeprion XL。這種藥物的活性成分是鹽酸安非他酮（bupropion hydrochloride）。

註釋

序言

p.41 完成八十一場查驗作業之後：FDA, Establishment Inspection Report, Wockhardt Ltd., Aurangabad, India, March 18–22, 2013. 彼得・貝克查驗的完整列表，以及所有其他FDA調查員的列表，可見網站：https://fdazilla.com/.

p.42 超過美國境內：進口藥品成長與海外藥廠相關圖表來自 Pew Charitable Trust, Pew Health Group, "After Heparin: Protecting Consumers from the Risks of Substandard and Counterfeit Drugs," July 12, 2011, 22.

p.43 有高達四分之一的美國病患：Ketaki Gokhale, "Urine Spills Staining Image of Wockhardt's Generic Drugs," *Bloomberg,* September 27, 2013.

p.44 正快步朝他走來：協助重建這一幕的文件包含：FDA, Form 483, Inspectional Observations, Wockhardt Ltd., Aurangabad, India, March 18–22, 2013; FDA, Establishment Inspection Report, Wockhardt Ltd., Aurangabad, India, March 18–22, 2013; FDA, Warning Letter (WL: 320-13-21), July 18, 2013; news stories, including Pallavi Ail, "USFDA Says Team Threatened during Wockhardt Inspection," *Financial Express,* May 28, 2014.

p.45 有黑色顆粒：FDA, Establishment Inspection Report, 13–18.

p.46 進口美國市場的藥物發出限令：Reuters, May 23, 2013. Accessed December 14, 2018. https://in.reuters.com/article/wockhardt-fda-revenue-loss /wockhardt-hit-by-fda-import-alert-on-drug-plant-idINDEE94M093 20130523.

p.46「在一個月內或至多不超出兩個月」：沃克哈特有限公司並未回應重複

徵詢意見的郵件與電話。然而，FDA發布進口警告後，沃克哈特的總執行長Habil Khorakiwala 發出緊急會議通知。通話中，他試圖向調查員保證公司正努力完成FDA主要的顧慮，並計畫雇用一名美國顧問以協助「這間機構在一個月內或至多不超出兩個月達成標準」。當投資者追問時，Khorakiwala 說FDA在瓦魯吉廠發現眾多瑕疵的原因，是該處其中一座工廠量產的產品是導向非美國市場。FDA最終調查這間工廠，發現它的設置，並未明確符合嚴謹的美國標準。 Habil Khorakiwala, “Wockhardt Conference Call to Discuss U.S. FDA Report on Waluj Facility,” May 24, 2013, http://www.wockhardt.com/pdfs/Wockhardt-Investor-Call -USFDA-Import-Alert-version-final.pdf (accessed December 3, 2018).

第一章　遠見之士

p.49 必治妥施貴寶的研發中心：校園的描述來自一份二〇一五年的實地訪查。

p.52 二〇〇一年，蘭伯西的全球銷售量幾近十億美元，進軍美國市場也才短短三年：關於蘭伯西及其創始人在美國商業的詳細資訊可見：Bhupesh Bhandari, *The Ranbaxy Story: The Rise of an Indian Multinational* (Delhi: Penguin Books India, 2005); *Legends Are Forever: The Story of Ranbaxy* (Ranbaxy Global Corporate Communications, 2015); P. Indu, *Ranbaxy's Globalization Strategies and Its Foray into the U.S.* (ICMR Center for Management Research, 2005).

p.52 FDA已經核可它的十幾項藥物申請：在二〇〇一年，FDA 已核准蘭伯西的十七項申請書，如列於 *Orange Book: Approved Drug Products with Therapeutic Equivalence Evaluations* (Rockville, MD: U.S. Department of Health and Human Services, Food and Drug Administration, Center for Drug Evaluation and Research, Office of Pharmaceutical Science, Office of Generic Drugs).

p.52 美國有一半藥物供應是由：Ann M. Thayer, “30 Years of Generics,” *Chemical and Engineering News,* September 29, 2014.

p.54 為碩士論文做最後衝刺：P. T. Vasudevan and D. S. Thakur, “Soluble and

Immobilized Catalase," *Applied Biochemistry and Biotechnology,* 49, no. 3 (1994): 173–89, doi:10.1007/bf02783056.

第二章 淘金熱

p.58 簡易新藥申請書（Abbreviated New Drug Application，簡稱ANDA）所附的關鍵文件：U.S. Department of Health and Human Services, Food and Drug Administration, "Abbreviated New Drug Application (ANDA)," updated May 17, 2018, https://www.fda.gov/Drugs/Development ApprovalProcess/HowDrugsareDevelopedandApproved/Approv alApplications/AbbreviatedNewDrugApplicationANDAGenerics /default.htm (accessed January 10, 2018).

p.59 第一個一年賺進一百億的金雞母藥物：John Simons, "The $10 Billion Pill," *Fortune,* January 20, 2003; Katherine Eban, "The War over Lipitor," *Fortune,* May 6, 2011.

p.60 準備提交給FDA的文件已經完成最後版本：Keith Webber, FDA CDER, letter to Scott D. Tomsky, Ranbaxy, November 30, 2011.

p.60「二〇〇二年八月十九日收訖」：Abha Pant, Ranbaxy Laboratories Ltd., letter to Office of Generic Drugs, August 19, 2002, vi.

p.60 簡易新藥申請書第76–477號：U.S. Food and Drug Administration, Center for Drug Evaluation and Research, *Approval Package for Application Number: ANDA 076477Orig1s000,* November 30, 2011, https://www.accessdata.fda.gov/drugsatfda_docs/anda /2011/076477Orig1s000.pdf (accessed May 24, 2018).

p.62 立普妥就像天色灰濛的風景難以捉摸：輝瑞靈鄂斯杰地製造廠的這句景象描繪出自二〇一四年八月的一趟調查旅行。

p.62 眼前這場仗：輝瑞與蘭伯西間的交涉紀錄可見 Pfizer Inc. et al. v. Ranbaxy Laboratories Ltd., et al. (U.S. District Court for the District of Delaware, August 2, 2006), Pacer Case Locator Case 06-1179, https://ecf.ded.uscourts.gov /cgi-bin/HistDocQry.pl?363128528119674-L_1_0-1 (accessed May 23, 2018).

p.62 CNN的工商記者把它評為：Aaron Smith, "Investors Biting Nails over Lipitor,"

CNN Money, August 2, 2005.

p.63 特別的的腺體專門製造宣傳：Nora Ephron, "Oh Haddad, Poor Haddad," *New York,* November 25, 1968.

p.64 標榜低價藥物的好處：Ronald Reagan, "Remarks on Signing the Drug Price Competition and Patent Term Restoration Act of 1984," September 24, 1984, Reagan Library, https://www.reaganli brary.gov/research/speeches/92484b.

p.65「一個你可以把原料丟進混合桶內」：引述賽飛的此句來自 Herbert Burkholz, *The FDA Follies* (New York: Basic Books, 1994), 26. 尾註中，Burkholz將此句標註為與美國眾議院能源商務委員會資深調查員大衛．奈爾森的私人對話。

p.66 一個清朗寒冽的晚上：Provigil®競爭與在FDA停車場等候的記載出現在lawsuit Federal Trade Commission v. Cephalon, Inc., Civil Action No. 2:08-cv-2141MSG (U.S. District Court for the Eastern District of Pennsylvania, August 12, 2009), www.ftc.gov, https://www.ftc.gov/sites/default /files/documents/cases/2009/08/090812cephaloncmpt.pdf (accessed June 15, 2018).

p.67 在書面說明裡：U.S. Department of Health and Human Services, Food and Drug Administration, Center for Drug Evaluation and Research, Office of Generic Drugs, "Guidance for Industry: 180-Day Exclusivity When Multiple ANDAs Are Submitted on the Same Day," July 2003, 4.

p.67 當過蘭伯西執行長的達溫德．辛格．布拉在公司贊助的一本書所做的解釋：*Legends Are Forever,* 54.

p.69 二〇〇三年五月，蘭伯西的高層們：這一幕的重建有賴數份文件。馬利克在蘭伯西調查期間向FDA刑事調查員們描述博卡雷頓的事件。他們將他於二〇一〇年二月二十六日的敘述詳載在Rajiv Malik, "Memorandum of Interview," Food and Drug Administration, Office of Criminal Investigations, February 26, 2010. 蘭伯西高層將 Sotret 檢測結果摘要於一份標題為"Sotret-Investigation Report"的四頁文件。

p.71 因服用原廠版的這種藥物而自殺之後：Jennifer Frey, "A Double Dose of Heartache," *Washington Post,* January 10, 2001. 弗雷記述密西根民主黨代表

Bart Stupak 之子BJ的自殺。

第三章　富人的貧民窟

p.74 購物廣場在哈里亞納省都市發展管理局的鼓勵下跟著進來：這句描述的佐證資料為 2011 census data released by the Directorate of Census Operations in Haryana (accessed December 20, 2017) and multiple news articles, including Vidhi Doshi, "Gurgaon: What Life Is Like in the Indian City Built by Private Companies," *Guardian,* July 4, 2016.

p.74 驢子和豬隻就大搖大擺地行走：對古爾岡省梅勞利–古爾岡路蘭伯西實驗室與塔庫爾在古爾岡第一階段區住家的描述來自二〇一五年一月的實地考察。

p.74 結果，反而被BBC譏為：Shalu Yadav, "India's Millennium City Gurgaon a 'Slum for the Rich'?" *BBC Hindi,* August 17, 2012.

p.76 印度的新聞界稱這家公司的創辦人之子帕溫德："Cover Story: India's Best Managed Company," *Business Today,* March 13, 2005.

p.79 他對愛戴他的印度群眾說道：Celia W. Dugger, "Whatever Happened to Bill Clinton? He's Playing India," *New York Times,* April 5, 2001.

p.80 哪怕在非洲，他們的藥品：*Legends Are Forever,* 46.

p.80 每錠價格幾近兩美元：Shankar Vedantam and Terence Chea, "Drug Firm Plays Defense in Anthrax Scare," *Washington Post,* October 20, 2001.

p.80 它的五分之一：Manu Joseph, "Indian Cipro Copies Don't Pay Off," *Wired,* November 8, 2001.

p.81「我們一定要在這裡好好頌揚這幾家公司」：Biman Mukherji, "No AIDS Progress without Affordable Medicine, Clinton Says in India," *Agence France-Presse,* November 21, 2003.

p.81 就像蘭伯西下一任的總經理布萊恩博士：Randeep Ramesh, "Benign Buccaneer: Interview Brian Tempest, Chief Executive Designate of Ranbaxy," *Guardian,* March 27, 2004.

p.82「對人道主義的努力」：Rohit Deshpande, Sandra J. Sucher, and Laura Winig, “Cipla 2011,” Case Study N9-511-050, Harvard Business School, May 3, 2011.

p.82電動巴士拋錨了：“Indian Officials Red-Faced after Clinton’s Taj Mahal Bus Breaks Down,” *Agence France Presse,* November 23, 2003.

第四章　品質會自成一種語言

p.83〈危害分析重要管制要點〉：涵蓋食品與藥物的CFR Title 21可見FDA 網站：https://www.accessdata.fda.gov/scripts/cdrh/cfdocs/cfcfr/cfrsearch.cfm (accessed June 15, 2018).

p.85爐子上的鍋子裡頭有幾塊肉——是狗肉：此幕根據採訪與二手資料重建。我依資訊自由法向FDA申請初期查驗文件，但FDA表示所有與赫爾蘭德斯查驗相關的文件，包含FDA 483表格已於二〇〇五年卡崔娜颱風損毀。

p.86他在路易斯安納州阿比塔斯普林斯的謝爾曼製藥廠：基於資訊自由法，我請求一九九四年謝爾曼製藥廠查驗作業紀錄相關查廠報告與後續483表格，結果FDA已按檔案留存期限清除該紀錄。因此，這幾幕是我透過訪談與二手資料重建。謝爾曼製藥廠也名列在一份違反FDA申請誠信政策的公司名單裡，見 U.S. Food and Drug Administration, “Application Integrity Policy—Application Integrity Policy List,” updated October 7, 2011, https://www.fda.gov/ICECI/En forcementActions/ApplicationIntegrityPolicy/ucm134453.htm (accessed June 19, 2018).

p.88一九六二年修正案裡才首度登場的：Garnet E. Peck, “Historical Perspective,” *Food Drug Cosmetic Journal,* August 1979.

p.89列出檢測新的調配物時該遵守的七點準則：Mona Nasser et al., “Ibn Sina’s *Canon of Medicine:* 11th Century Rules for Assessing the Effects of Drugs,” *Journal of the Royal Society of Medicine* 102, no. 2 (2009): 78–80, https://www.ncbi.nlm.nih.gov/pmc/articles/PMC2642865/ (accessed December 28, 2017).

p.89《麵包法》：Peter Cartwright, *Consumer Protection and the Criminal Law: Law, Theory, and Policy in the U.K.* (Cambridge: Cambridge University Press, 2001), 152, http://assets.cambridge.org/97805215/90808/frontmatter/9780521590808_

frontmatter.pdf (accessed December 28, 2017).

p.89 所謂的藥典：Lembit Rägo and Budiono Santoso, "Drug Regulation: History, Present and Future," in *Drug Benefits and Risks: International Textbook of Clinical Pharmacology,* 2nd ed., rev., edited by C. J. von Boxtel, B. Santoso, and I. R. Edwards (Amsterdam: IOS Press and Uppsala Monitoring Centre, 2008), 65–77, http://www .who.int/medicines/technical_briefing/tbs/Drug_Regulation_His tory_Present_Future.pdf (accessed December 28, 2017).

p.89 摒除這個國家：The Authority of the Medical Societies and Colleges, *Pharmacopoeia of the United States of America* (Boston: Wells and Lilly, for Charles Ewer, 1820). See also Jeremy A. Greene, *Generic: The Unbranding of Modern Medicine* (Baltimore: Johns Hopkins University Press, 2014), 27.

p.89 出版了一本具有爭議性的書：Friedrich Christian Accum, *A Treatise on Adulterations of Food, and Culinary Poisons. Exhibiting the Fraudulent Sophistications of Bread, Beer, Wine, Spiritous Liquors, Tea, Coffee, Cream, Confectionery, Vinegar, Mustard, Pepper, Cheese, Olive Oil, Pickles, and Other Articles Employed in Domestic Economy. And Methods of Detecting Them* (London: printed by J. Mallett, sold by Longman, Hurst, Rees, Orme, and Brown, 1820), https://trove.nla.gov.au/work/19480247?selectedversion=NBD4018878 (accessed December 28, 2017).

p.90 下巴很寬，個性一絲不苟的醫師：Dale A. Stirling, "Harvey W. Wiley," *Toxicological Sciences* 67, no. 2 (June 1, 2002): 157–58, https://academic.oup .com/toxsci/article/67/2/157/1635211 (accessed December 28, 2017).

p.90「衛生餐桌試驗」：National Endowment for the Humanities, Chronicling America, "The Washington Times, December 14, 1902, Page 14, Image 14," https://chroniclingamerica.loc.gov/lccn/sn84026749/1902-12-14/ed-1/seq-14/ (accessed December 28, 2017).

p.90 爆發白喉大流行：U.S. Food and Drug Administration, Center for Biologics Evaluation and Research, Office of Communication, Training, and Manufacturers Assistance, "The St. Louis Tragedy and Enactment of the 1902 Biologics Control Act," Commemorating 100 Years of Biologics Regulation.

p.90 喉嚨痛苦地扭曲抽搐：Paul A. Offit, *The Cutter Incident: How America's First Polio Vaccine Led to the Growing Vaccine Crisis* (New Haven, CT: Yale University Press, 2007), 58.

p.91 不僅沒有藥效，甚至具有致命性：Samuel Hopkins Adams, "The Great American Fraud," *Collier's Weekly*, October 7, 1905, https://books.google.com/books?id=fd_S2Van52EC&printsec=frontcover&source =gbs_ge_summary_r&cad=0#v=onepage&q&f=false (accessed December 28, 2017).

p.92 展出有害的食品：U.S. Food and Drug Administration, Center for Biologics Evaluation and Research, "The American Chamber of Horrors," Histories of Product Regulation.

p.92 一〇七人因服用一種叫做磺胺酏劑的液狀抗生素而喪命，其中許多是孩童：Carol Ballentine, "Sulfanilamide Disaster," *FDA Consumer,* June 1981.

p.93 將近三百人因服用抗生素磺胺胼唑（sulfathiazole）藥片而陷入昏迷：John P. Swann, "The 1941 Sulfathiazole Disaster and the Birth of Good Manufacturing Practices," *PDA Journal of Pharmaceutical Science and Technology* 53, no. 3 (May/ June 1999): 148–53, https://www.ncbi.nlm.nih.gov/pubmed/10754705 (accessed December 28, 2017).

p.93 什麼是優良的控管系統：Dale E. Cooper, "Adequate Controls for New Drugs," *Pharmacy in History* 44, no. 1 (2002); John P. Swann, "The 1941 Sulfathiazole Disaster and the Birth of Good Manufacturing Practices," *Pharmacy in History* 40, no. 1 (1999).

p.93 販售一種商品名叫做Kevadon的藥物：Linda Bren, "Frances Oldham Kelsey: FDA Medical Reviewer Leaves Her Mark on History," U.S. Food and Drug Administration, *FDA Consumer* (March/April 2001), http:// web.archive.org/web/20061020043712/http:/www.fda.gov/fdac/fea tures/2001/201_kelsey.html (accessed December 28, 2017).

p.94 所謂的基福弗・哈里斯修正案：Cornelius D. Crowley, "Current Good Manufacturing Practices," *Food and Drug Law Journal* (March 1996).

p.94 修正案重新定義了藥物摻假的意思是什麼：Cooper, "Adequate Controls for

New Drugs."

p.95 主配方的複本以及每一個製造步驟的文件紀錄：*Federal Register* (June 20, 1963): 6385–87.

p.95 FDA針對美國市場臨床上最重要和最普及的藥物進行大型調查：Seymore B. Jeffries, "Current Good Manufacturing Practices Compliance—A Review of the Problems and an Approach to Their Management," *Food and Drug Law Journal* (December 1968).

p.96 受FDA監管的國外製造廠數量首度超過美國本土：Pew Charitable Trust, Pew Health Group, "After Heparin: Protecting Consumers from the Risks of Substandard and Counterfeit Drugs," July 12, 2011.

p.97 事先通知就成了用來解決這一堆問題的應急之道：FDA對書面提問回應道：「FDA查廠作業採事前通知的理由眾多，如確保設施於查驗期間供有適當人員。」

第五章　危險信號

p.101 就曾在管理評鑑上得到類似的評語：Christopher King, "Management Development Report: Dinesh Thakur," Kelly & King, August 3, 2004.

p.105 來自世界衛生組織的報告：World Health Organization, "Inspection Report," Vimta Labs, Hyderabad, India, July 26–27, 2004.

第六章　自由鬥士

p.112 他離開學校，去了沙巴馬提道場：霍加．阿卜杜勒．哈密德博士人生的許多細節取自他的自傳：K. A. Hamied, *A Life to Remember* (Bombay: Lalvani Publishing House, 1972).

p.112 他的話對我們來說猶如律法：K. A. Hamied, "Oral History Reminisces of India's History Freedom Struggle from 1913 Onwards," interview by Uma Shanker, Centre of South Asian Studies, January 13, 1970.

p.113 甘地暗地指示哈密德趁機進入這個市場：Peter Church, *Added Value: 30 of India's Top Business Leaders Share Their Inspirational Life Stories* (New Delhi: Roli Books Pvt., 2010), 85.

p.113 讓他在孟買優美的海濱區卡菲廣場那裡租到一棟富麗堂皇的公寓：Hamied, *A Life to Remember*, 111.

p.114 一九五三年，他被任命為孟買的郡長：Ibid., 240.

p.114 印度奉行的是已然過時的一九一一年英國專利法：Y. K. Hamied, "Indian Pharma Industry: Decades of Struggle and Achievement," address on the occasion of Dr. A. V. Rama Rao's seventieth birthday, Hyderabad, April 2, 2005.

p.115 印度總理英迪拉．甘地個性悲天憫人：Deshpande, Sucher, and Winig, "Cipla 2011," 2.

p.115 一九七〇年的印度專利法：Ibid.

p.116 很少有人像派蒙漢．辛格的運氣那麼好：派蒙漢．辛格與蘭伯西早期生活的史料取自 Bhandari, *The Ranbaxy Story*; and *Legends Are Forever*.

p.116 派交易融資有限公司：Bhandari, *The Ranbaxy Story,* 29.

p.117 派蒙漢有兩名堂兄弟蘭吉特和古爾伯西：Ibid.

p.117 當他覺得跟某家義大利藥廠的結盟：Ibid., 40.

p.118 推出了羅氏藥廠原廠藥 Valium®（中文商品名：煩寧）的仿製版學名藥：Ibid., 47.

p.118 院長寫了封信給派蒙漢：Ibid., 51.

p.118 公司甚至得找來十六名當地僧侶舉辦祈福大會：*Legends Are Forever,* 52.

p.119 一九八七年，兩名蘭伯西的高層出差前往美國：Ibid., 45.

p.119 瓦里斯是一位走在時代尖端的政治爭端挑動者和反傳統信仰者：Margalit Fox, "Agnes Varis, 81, Founder of Drug Company," *New York Times,* August 3, 2011.

p.120 一九八九年，高齡七十一歲的他：Bhandari, *The Ranbaxy Story,* 90.

p.120隨著兩個弟弟繼承來的事業相繼失敗之後：辛格家族角力的完整記載見 ibid., 90–107. See also Shyamal Majudal, "The Ranbaxy Clash," in Majudal, *Business Battles: Family Feuds That Changed Indian Industry* (New Delhi: Business Standard Books, 2014).

p.120「小時候我哥哥每天都在我的後背塞辣椒」：Bhandari, *The Ranbaxy Story,* 111.

p.121「政府與企業家之間的傳聲筒經理人」：See Majudal, "The Ranbaxy Clash."

p.121這場鬥爭共有幾十個高層加入：Bhandari, *The Ranbaxy Story,* 143–51.

第七章　一天一美元

p.123每年的訂閱預算高達十五萬美元：Donald G. McNeil Jr., "Selling Cheap 'Generic' Drugs, India's Copycats Irk Industry," *New York Times,* December 1, 2000.

p.123「什麼是愛滋病？」：尤蘇夫・哈密德博士致力對抗愛滋病流行的記載為數眾多，其中助益良多的記載包含Michael Specter, "India's Plague: Are Cheap Drugs Really the Answer to AIDS?" *The New Yorker,* December 17, 2001; *Fire in the Blood: Medicine, Monopoly, Malice,* documentary film directed by Dylan Mohan Gray, 2013.

p.123就在五年前，也就是一九八一年：Deshpande, Sucher, and Winig, "Cipla 2011," exhibit 1, AIDS timelines.

p.124不過孟買的紅燈區裡已經風起雲湧：Bob Drogin, "Bombay: Epicenter of Disaster," *Los Angeles Times,* November 26, 1992.

p.124愛滋病重挫非洲：Mark Schoofs, "The Agony of Africa," *Village Voice,* November/December 1999, http://www.pulitzer.org/winners/mark-schoofs (accessed May 25, 2018). See also UNAIDS Joint United Nations Programme on HIV/AIDS, "AIDS Epidemic Update: December 1998," December 1998, http://data.unaids.org/publications /irc-pub06/epiupdate98_en.pdf (accessed December

8, 2018).

p.124 最大的產業竟是棺木製造業：Neil Darbyshire, "Land Where Only Coffin Makers Thrive," *Telegraph,* June 24, 2002.

p.124 這個疾病在二〇二五年以前預計將造成九千萬名非洲人死亡：Joint United Nations Programme on HIV/ AIDS (UNAIDS), *AIDS in Africa: Three Scenarios to 2025,* January 2005, http://www.unaids.org/sites/default/files/media_asset/jc1058-aids inafrica_en_1.pdf (accessed December 8, 2018).

p.124 一九九一年，某印度公立實驗室的研究主任拉瑪・勞博士：Peter Church, *Added Value: 30 of India's Top Business Leaders Share Their Inspirational Life Stories* (New Delhi: Roli Books Pvt., 2010), 92.

p.125 一九九七年，在納爾遜・曼德拉的領導下：Helene Cooper, Rachel Zimmerman, and Laurie McGinley, "AIDS Epidemic Puts Drug Firms in a Vise: Treatment vs. Profits," *Wall Street Journal,* March 2, 2001, https://www.wsj.com/articles/SB983487988418159849 (accessed May 25, 2018); see also Deshpande, Sucher, and Winig, "Cipla 2011," 5.

p.127 二〇〇〇年九月二十八日，他站上講台：Y. K. Hamied, speech at the Round Table Conference, European Commission, Brussels, September 28, 2000. This scene is also recounted in Specter, "India's Plague."

p.128 於是《紐約時報》用頭版詳盡：McNeil, "Selling Cheap 'Generic' Drugs, India's Copycats Irk Industry."

p.128 史上最駭人的地震之一：R. Bendick et al., "The 26 January 2001 'Republic Day' Earthquake, India," *Seismological Research Letters* 72, no. 3 (May/June 2001): 328–35, doi:10.1785/gssrl.72.3.328 (accessed June 15, 2018).

p.128 當時甫卸任總統職務的比爾・柯林頓特地募款：David Remnick, "The Wanderer: Bill Clinton's Quest to Save the World, Reclaim His Legacy—and Elect His Wife," *The New Yorker,* September 18, 2006.

p.129 麥克尼爾的報導第二天早上被發表在《紐約時報》的頭版：Donald G. McNeil Jr., "Indian Company Offers to Supply AIDS Drugs at Low Cost in Africa," *New York Times,* February 7, 2001.

p.129 這就像《華爾街日報》對此事件所做的結論：Cooper, Zimmerman, and McGinley, "AIDS Epidemic Puts Drug Firms in a Vise."

p.129「大藥廠，這些吃人不吐骨頭渣的王八蛋，」：Neelam Raj, "Cipla: Patients before Patents," in *The Politics of the Pharmaceutical Industry and Access to Medicines,* edited by Hans Löfgren (New York: Routledge/Social Science Press, 2018).

p.130「我是別有用心」：Deshpande, Sucher, and Winig, "Cipla 2011," 6.

p.130 世界各地的人開始結合一氣，聯手對抗藥廠：Adele Baleta, "Drug Firms Take South Africa's Government to Court," *The Lancet* 357, no. 9258 (March 10, 2001), doi:10.1016/S0140-6736(00)04158-1 (accessed June 15, 2018).

p.130 柯林頓基金會於是介入：Celia W. Dugger, "Clinton Makes Up for Lost Time in Battling AIDS," *New York Times*, August 29, 2006, https://www.nytimes.com/2006/08/29/health/29clinton.html (accessed June 15, 2018).

p.131 可是二〇〇三年一月二十八日，他竟在他的國情咨文演說裡語出驚人地宣布他將推出一個新的計畫：Ethan B. Kapstein and Joshua W. Busby, *AIDS Drugs for All: Social Movements and Market Transformations* (Cambridge: Cambridge University Press, 2013), 138.

p.131 前任執行長藍道爾・托比亞斯：John W. Dietrich, "The Politics of PEPFAR: The President's Emergency Plan for AIDS Relief," *Ethics and International Affairs* 21, no. 3 (Fall 2007): 277–93.

p.132 二〇〇四年三月，包括約翰・麥肯和泰德・甘迺迪在內的六名參議員：Senators John McCain, Russell D. Feingold, Ted Kennedy, Lincoln Chafee, Olympia Snowe, and Dick Durbin, letter to the Honorable George W. Bush, March 26, 2004.

p.133 蘭伯西成了第一家靠PEPFAR計畫取得其中一種抗愛滋病藥物核可的學名藥公司："Appendix VI: Generic HIV/AIDS Formulations Made Eligible for Purchase by PEPFAR Programs under the HHS/FDA Expedited Review Process, through December 10, 2006," United States President's Emergency Plan for AIDS Relief, 2006, https://www.pepfar.gov/press/82131.htm (accessed June 21,

2018); *The Power of Partnerships: The United States President's Emergency Plan for AIDS Relief: Third Annual Report to Congress on PEPFAR,* 2007, https://www.pepfar.gov /documents/organization/81019.pdf (accessed June 19, 2018).

第八章　聰明的做事方式

p.134 他提出辭呈：Rajiv Malik, "Memorandum of Interview," Food and Drug Administration, Office of Criminal Investigations, February 26, 2010. MOI上描述「他說博卡雷頓會議後，他在飛往印度的航班上擬出辭呈。馬利克在二〇〇三年六月一日提交辭呈，但多待了大約兩個月。」

p.134 在二〇〇三年六月：根據MOI，馬利克與其蘭伯西團隊受雇於維也納的山德士學名藥廠，他們在那裡待了兩個月。

p.135 阿南特・馬謝卡博士提出了一種說法：古納特・阿南特・馬謝卡博士擔任印度科學與產業研究部總主任。他在一份影響深遠的文章摘要他對甘地式創新概念的看法：R. A. Mashelkar and C. K. Prahalad, "Innovation's Holy Grail," *Harvard Business Review* (July/August 2010), https://hbr.org/2010/07/innovations-holy-grail (accessed January 10, 2018).

p.136 它通常也代表「更好」的意思：有些印度領導的學名藥製藥商反駁說他們能製造更好的藥物，卻受限於法規要求他們的產品跟原廠藥相似。西普拉，尤蘇夫・哈密德博士解釋雖然他的化學家都是世界頂尖，「我必須跟原廠一樣糟。」

p.136 一九六一年，兩名戰地軍醫：邁蘭初期歷史的記載來自 John T. Seaman and John T. Landry, *Mylan: 50 Years of Unconventional Success: Making Quality Medicine Affordable and Accessible* (Canonsburg, PA: Mylan, 2011).

p.136「潔白如新」：Ibid., 65.

p.137「布雷施和寇里」：Ibid., 114.

p.139 靠一些「手腕」：Carolyn Y. Johnson, "FDA Shames Drug Companies Suspected of Abusive Tactics to Slow Competition," *Washington Post,* May 18, 2018, http://www.highbeam.com/doc/1P4-2040528829.html?refid=easy_hf (accessed November 12, 2018).

p.140 再把受測者血液裡的藥物濃度繪製成圖，上面會有極為重要的生體相等性曲線：Sam H. Haidar, Barbara Davit, Mei-Ling Chen, Dale Conner, Laiming Lee, Qian H. Li, Robert Lionberger, Fairouz Makhlouf, Devvrat Patel, Donald J. Schuirmann, and Lawrence X. Yu, "Bioequivalence Approaches for Highly Variable Drugs and Drug Products," *Pharmaceutical Research* 25, no. 1 (2007): 237–41, doi:10.1007/s11095-007-9434-x.FDA生體相等性標準的更多細節亦可見 "Preface," in *Orange Book*; Lynda S. Welage, Duane M. Kirking, Frank J. Ascione, and Caroline A. Gaither, "Understanding the Scientific Issues Embedded in the Generic Drug Approval Process," *Journal of the American Pharmaceutical Association* 41, no. 6 (2001): 856–67, doi:10.1016/s1086-5802(16)31327-4.

p.141 因此FDA於一九九二年：FDA在一九九二年七月發表生體相等性核心概念大綱的指導手冊："Statistical Procedures for Bioequivalence Studies Using a Standard Two Treatment Cross-over Design" (Washington, DC: FDA, Center for Drug Evaluation and Research, 1992). 該指導手冊建議以統計分析藥物動力學，包含AUC與Cmax。它提出以90%信賴區間計算均值比，以及信賴區間落在百分之八十至百分之一百二十五之生體相等性。FDA將此方法訂定為平均生體相等性。然而，生體相等性的爭議直至一九九二年手冊才塵埃落定，文件可見：Robert Schall's "Bioequivalence: Tried and Tested" (*Cardiovascular Journal of Africa* 21, no. 2 [April 2010]: 69–70) 因為FDA公布規範的同一時間，生物統計學家Sharon Anderson與Walter W. Hauk對訂為生體相等的藥物是否在不同病患體內以相同方式運作提出疑問。被稱作個體生體相等性的這個概念成為研究與爭議的新領域。不過，個體生體相等性的新概念是否為合理考量或不必要的慎重仍有疑慮。根據Schall與其他批評者，FDA在二〇〇三年手冊基本上無視這個概念，改為複述一九九二年平均生體相等性的定義，見 "Guidance for Industry: Bioavailability and Bioequivalence Studies for Orally Administered Drug Products: General Considerations" (Washington DC: FDA, Center for Drug Evaluation and

Research, March 2003).

p.141 嬌生公司的抗癲癇藥：Natasha Singer, “J&J Unit Recalls Epilepsy Drug,” *New York Times,* April 14, 2011, https://prescriptions.blogs.nytimes.com/2011/04/14/j-j-unit-recalls-epilepsy-drug/ (accessed July 16, 2018).

p.142 藥物申請數量：Seaman and Landry, *Mylan,* 121.

第九章　工作任務

p.145「這大家知道嘛，」他打招呼時順道這樣說：迪奈許．塔庫爾與阿朗．庫馬互動的細節，有部分來自塔庫爾離開蘭伯西一年後動筆草擬的記述。二〇一三年五月訪問時，阿朗．庫馬否認他與塔庫爾分享資訊，並宣稱他是與公司分享。他認定是管理部門發起調查，因為該部門對不當行為並不知情。我近期嘗試聯絡他，不過他並未回應。塔庫爾述及阿朗．庫馬分享資訊以供評鑑與報告執行，呼應拉吉達．庫馬與FDA刑事調查員面談所述，「當庫馬被問到管理該事務的經理阿朗．庫馬，除了蘭伯西AVR產品之外，是否有曝光其他蘭伯西產品，庫馬毫不遲疑地答『有』。拉吉達指示阿朗．庫馬與塔庫爾提供一份風險評估與蘭伯西AVR產品疑難的摘要。」Rajinder Kumar, “Food and Drug Administration Office of Criminal Investigations, Memorandum of Interview,” April 10, 2007.

p.147 隱瞞未售出的存貨：“Ex-Bristol-Myers Execs Plead Not Guilty,” Associated Press, June 22, 2005. 二〇一〇年四月法院依專家證詞裁決之後，檢察官以刑事罪起訴兩人。本案於二〇一二年兩人與美國證券交易委員會達成和解告終。Richard Vanderford, “Ex-Bristol Myers Exec Settles SEC Profit Inflation Suit,” *Law 360,* April 2, 2012.

p.146 庫馬用一種漫不經心的語氣說道，同時翻著他辦公桌上的一份報告：迪奈許．塔庫爾準備的十頁報告後來被稱作蘭伯西事務總檔。

p.159 庫馬向這些人秀了二十四張PowerPoint投影片：二〇〇四年十月十四日由迪奈許．塔庫爾準備，並由拉吉達．庫馬在會議上報告，被蘭伯西高層稱為自我評鑑報告。它也出現在美國聯邦與蘭伯西有關的報告當中，由檢察官於二〇〇九年十一月十七日呈報給蘭伯西律師。庫馬博士也向FDA刑事調查員述說會議室裡發生的事件。Rajinder Kumar, "Food and Drug Administration Office of Criminal Investigations, Memorandum of Interview," April 10, 2007.

p.161 就連那台做出PowerPoint投影片的筆電也被完全拆開：庫馬回憶錄對此描述道：「譚彼斯指示所有擁有簡報複本的人摧毀這份報告。他也下令摧毀製作該報告的電腦。」

第十章　全面隱瞞

p.165 他們決心要好好利用這場濕漉漉的活動：Ramesh Adige, "Clinton Library Dedication," *Ranbaxy World: A Bi-Annual External Newsletter of Ranbaxy* (August, 2003): 9. 取自柯林頓基金會網站，捐款金額在一定範圍內列表，見：https://www.clintonfoundation.org/contributors.

p.166 這家公司的行銷人員在時事通訊《蘭伯西世界》裡清楚說明了這些遠大的夢想：*Ranbaxy World,* 2, 18.

p.167 製藥董事長馬爾溫德 ・辛格：Amberish K. Diwanji (deputy managing editor), "The Rediff Interview/Malvinder Singh, President, Ranbaxy," *Rediff,* November 25, 2004, http://www.rediff.com/money/2004/nov/25inter.htm (accessed May 29, 2018).

p.176「資源逐年減少」：Food and Drug Administration, "Drug Manufacturing Inspections Program (Foreign CGMP Pilot Protocol)," compliance program circular, October 1, 2006.

p.178 印度的原料藥大本營：Raksha Kumar, "Planned 'Pharma City' to Pump Out Cheap Indian Drugs Is Making Indian Villagers Sick with Anger," *South China Morning Post,* February 17, 2018, https:// www.scmp.com/week-asia/business/article/2133347/planned-pharma-city-pump-out-cheap-indian-drugs-making-villagers (accessed September 21, 2018).

p.178 至少美國政府問責署一九九八年的報告：U.S. Government Accountability Office, "Food and Drug Administration: Improvements Needed in the Foreign

Drug Inspection Program," GAO/HEHS-98-21 (Washington, DC: GAO, March 17, 1988).

p.179 查驗摘要裡提到：FDA, "Establishment Inspection Report," Ranbaxy Laboratories Ltd., Paonta Sahib, India, December 17–21, 2004.

p.180 賈威尼會做出這樣的結論，八成是曾直接經過：Stein Mitchell & Muse LLP, "Unregistered Use of 4°C Refrigerators to Conceal Drug Defects," February 21, 2011. 這份報告由迪奈許・塔庫爾的律師團隊為蘭伯西案準備，見註：「二〇〇四年 ，PSCWICO1，一台一千八百公升ThermoLab安定性檢測冷藏箱在二〇〇四年二月購入，二〇〇四年五月安裝，並在二〇〇四年五月五日起開始運轉。」

第十一章　世界的地圖

p.184 他的舊老闆巴博海亞：Rajinder Kumar, "Food and Drug Administration Office of Criminal Investigations, Memorandum of Interview," April 10, 2007. 在與庫馬博士的面談中，FDA調查員註記：「譚彼斯告訴庫馬，巴博海亞威脅公開蘭伯西的詐欺行為並收取超過一百萬美元做為賠償。」

p.184 就像十八個月前：V. K. Raghunathan, "Indian Engineer Killed for Exposing Graft," *Straits Times,* December 12, 2003.

p.185「印度的蘭伯西實驗室在愚弄你們」："Malvinder Singh," "PEPFAR & ARVs," email to Randall Tobias, Mark Dybul, and Adriaan J. Van Zyl, August 15, 2005.

p.186 於是他又寫了一次，這次是更明確地寫給："Malvinder Singh," "Fwd: Pepfar & ARVs," email to Gary Buehler, Jane Axelrad, David Horowitz, Joseph Famulare, Steven Galson, Warren Rumble, and Robert West, August 17, 2005.

p.186 一封內容鏗鏘有力但又急迫的電子郵件："Malvinder Singh," "Re: Fwd: PEPFAR & ARVs," email to FDA commissioner Lester Crawford, August 29, 2005.

p.188 在後來寫給里維拉—馬丁內斯的一封電郵裡："Malvinder Singh," "RE:

PEPFAR & ARVs,"email to Edwin Rivera-Martinez, September 9, 2005.

p.191 一份長達五頁的作業任務備忘錄：U.S. Department of Health and Human Services, Food and Drug Administration, Branch Chief, Investigations and Preapproval Compliance Branch, HFD-322, "Request for 'For Cause' Investigation FACTS #678634," memorandum sent to Director, Division of Field Investigations, HFC-130, October 7, 2005.

第十二章　製藥界的法老王

p.192 馬爾溫德的父親帕溫德個性嚴肅：馬爾溫德・默罕・辛格的童年及家族史的描述取自 Bhandari, *The Ranbaxy Story*.

p.193 他的管理風格盛氣凌人：馬爾溫德・辛格管理風格、生活風格與個人品味的描繪取自印度媒體有關他與他兄弟的數篇文章，包含："The Rediff Interview/Malvinder Singh, President, Ranbaxy"; Archna Shukla, "Ranbaxy Revs Up," *Business Today,* September 10, 2006, http://archives.digitaltoday.in/businesstoday/20060910/cover1.html (accessed June 8, 2018); Moinak Mitra and Bhanu Pande, "Ranbaxy's Singhs Ready to Build Empire," *Economic Times,* April 17, 2009, https://economictimes.indiatimes.com/magazines/corporate-dossier/ranbaxys-singhs-ready-to-build-empire/articleshow/4412356.cms (accessed June 8, 2018).

p.193 封他為「製藥界的法老王」：Joe Mathew, "Newsmaker: Malvinder Mohan Singh: Pharaoh of Pharma," *Business Standard,* January 12, 2007, https://www.business-standard.com/article/beyond-business/newsmaker-malvinder-mohan-singh-107011201042_1.html (accessed June 6, 2018).

p.193 二〇〇五年的第十九名：Naazneen Karmali, "India's 40 Richest," *Forbes,* December 10, 2004, https://www.forbes.com/2004/12/08/04indialand.html#629040502bae (accessed June 15, 2018); Naazneen Karmali, "India's 40 Richest," *Forbes,* December 15, 2005, https://www.forbes.com/2005/12/15/india-richest-40_05india_land.html#5fa54b954faf (accessed June 15, 2018).

p.193「我要看見利潤！」：Katherine Eban, "Dirty Medicine," *Fortune,* May 15, 2013.

p.193 價值十萬美元的香檳色旗艦款賓士房車：Archna Shukla, "Cars the Super Rich Drive," *Business Today,* October 22, 2006.

p.195 接受杜克大學商學院的校友雜誌訪問時：John Manuel, "Singhing the Same Tune," *Exchange* (Summer 2001): 34–35.

p.195 北部喜馬偕爾省的帕奧恩塔薩希布製造廠：帕奧恩塔薩希布製造廠的完整查驗列表可在 FDAzilla 網站找到：https://fdazilla.com/.

p.195 這台冷藏箱沒有登記在冊、空間大到可以讓人走進去，恆溫設定在攝氏四度：FDA, "Establishment Inspection Report," Ranbaxy Laboratories Ltd., Paonta Sahib, Simour District, India, February 20–25, 2006.

p.196「因為我們當時不曉得有要求要看這份清單。」："Re: Ranbaxy's Responses to Food and Drug Administration (FDA) Warning Letter of June 15, 2006." Alok Ghosh, Vice President, Global Quality, to Mr. Nicholas Buhay, Acting Director, Division of Manufacturing and Product Quality, August 29, 2006.

p.196「我們還不清楚這些『備用』樣本的實際用途」：Nicholas Buhay, Acting Director, Division of Manufacturing and Product Quality, CDER, FDA, U.S. Department of Health and Human Services, "Warning Letter" to Ramesh Parekh, Vice President, Manufacturing, Ranbaxy Laboratories Ltd., June 1, 2006, 4.

p.196 布朗和霍蘭動身前往德瓦斯查驗：FDA, "Establishment Inspection Report," Ranbaxy Laboratories Ltd., Dewas, India, February 27– March 2, 2006.

p.197「不能在實驗室操作以外的地方由非執行檢測者進行更改」：Ibid., 21.

第十三章　步出暗處

p.207「既然這是一場較正式的會議」："Malvinder Singh," "Re: Information Meeting," email to Debbie Robertson, September 19, 2006.

p.208 二○○六年十一月二十九日，辛格找來公司的五位高層：這幕重建部分參考二○○六年十一月二十九日蘭伯西與FDA會議。

p.210 查驗作業的任務單：U.S. Department of Health and Human Services, FDA, Karen Takahashi, Consumer Safety Officer, HFD325, "Request for 'For Cause' Assignment FACTS #792363, Firm: Ranbaxy Laboratories, Ltd., Paonta Sahib, Himachal Pradesh, India FEI: 3002807978," to Rebecca Hackett, Branch Chief, HFC-130, January 16, 2007.

p.211 赫爾蘭德斯在二〇〇七年一月二十六日抵達：FDA, "Establishment Inspection Report," Ranbaxy Laboratories Ltd., Paonta Sahib, India, January 26–February 1, 2007.

第十四章 「不要交給FDA」

p.213 就在這消息從新澤西州傳到新德里時，蘭伯西發布了一則聲明：Patricia Van Arnum, "Ranbaxy Comments on Merck KGaA Generics Rumors, Confirms Federal Raid in NJ," *PharmTech,* February 15, 2007, http://www.pharmtech.com/ranbaxy-comments-merck-kgaa-generics-rumors-con firms-federal-raid-nj (accessed September 21, 2018).

p.214 它是該公司針對Sotret的配方問題所記錄的機密報告：Ranbaxy, "Sotret—Investigation Report" (four-page internal document).

p.217 也就是美國世界通訊那位揭發了近四十億美元假帳的內部審計員：Cynthia Cooper, *Extraordinary Circumstances: The Journey of a Corporate Whistleblower* (Hoboken, NJ: Wiley, 2009), 281.

p.218 擔任過莫尼卡．陸文斯基的辯護律師：Saundra Torry, "Lewinsky Legal Team Brings Credibility," *Washington Post,* June 4, 1998.

p.220 回溯到美國內戰：Henry Scammell, *Giantkillers: The Team and the Law That Help Whistle-Blowers Recover America's Stolen Billions* New York: Atlantic Monthly Press, 2004), 36.

p.220 用六百四十美元的價格販售馬桶座給五角大廈這種惡名昭彰的舞弊案：Eric Wuestewald, "Timeline: The Long, Expensive History of Defense Rip-offs," *Mother Jones*, December 18, 2013, https://www.motherjones.com/politics/2013/12/

defense-military-waste-cost-timeline/ (accessed September 21, 2018).

第十五章　「這問題有多大？」

p.223 堆在後面的辦公室裡：FDA的媒體公關單位回應一份詢問機構是否例常審查年報的書面提問時答道：「報告有被適當審查。」

p.226 需要FDA查驗的海外設施數量從五百件一飛沖天：Pew Charitable Trust, "After Heparin: Protecting Consumers from the Risks of Substandard and Counterfeit Drugs," July 12, 2011.

p.235 它的無菌設施沒有獲得FDA的核准：蘭伯西未能改善調查員二〇〇八年二月十二日483表格提出之所有事項的七個月後，FDA發布一封警告函道：「直至貴設施完成所有修正且可由FDA確認貴設施遵循CGMP法規止，本辦事處將建議否決列有任何劑型成品或活性藥物成分之製造地的申請案。」Richard L. Friedman, Division of Manufacturing and Product Quality, Office of Compliance, Center for Drug Evaluation and Research, Silver Spring, MD, to Mr. Malvinder Singh, "Warning Letter 320-08-03," September 16, 2008.

p.236 二〇〇七年十二月十二日，USAID：Jean C. Horton, Acting Director, Office of Acquisition and Assistance, USAID, "Re: Show Cause," letter to Venkat Krishnan, Vice President and Regional Director, Ranbaxy Laboratories Inc., December 12, 2007.

p.236 站在廠址邊緣的他：FDA, "Establishment Inspection Report," Ranbaxy Laboratories Ltd., Paonta Sahib, Himachal Pradesh State, India, March 3–7, 2008.

p.237 情緒「很激動焦急」：Ibid., 44.

p.237 撤回他克莫司申請案：Dr. T. G. Chandrashekhar, "Re: Ranbaxy's Responses to Food and Drug Administration (FDA) Form 483 Observations of Batamandi during Inspection Conducted March 3–7, 2008," letter to John M. Dietrick, May 1, 2008.

第十六章　鑽石和紅寶石

p.238「我內心是個創業家」：Archna Shukla, "Like Father Like Son," *Business Today,* August 13, 2006.

p.238 蘭伯西的損益表底線卻在「下降中」："Corporate Profile—Finding a Cure for Ranbaxy's Ills," *AsiaMoney,* March 1, 2006.

p.239 外科醫生上班的時候竟碰上：Vidya Krishnan, "Private Practice: How Naresh Trehan Became One of India's Most Influential DoctorBusinessmen," *The Caravan—A Journal of Politics and Culture,* February 1, 2015.

p.240 在十一個國家設有製藥工廠：Daiichi Sankyo, "Ranbaxy to Bring in Daiichi Sankyo as Majority Partner; Strategic Combination Creates Innovator and Generic Pharma Powerhouse," news release, June 11, 2008, https://www.daiichisankyo.com/media_inves tors/media_relations/press_releases/detail/005635.html (accessed June 15, 2018).

p.240「印度會是一張王牌」：Eiichiro Shimoda, "Daiichi Sankyo Targets Generics," *Nikkei Weekly,* June 16, 2008.

p.245 公領域裡：在一份書面聲明裡，馬爾溫德．辛格否認欺瞞第一三共：「由於美國 FDA 與司法部調查皆於公領域進行，也有特地通知第一三共企業，因此給予第一三共的資訊沒有錯誤呈現或隱瞞。」他轉而歸咎日本公司對蘭伯西的不良處理，「依照將近十個月的盡職調查，所有第一三共企業取得蘭伯西治理權超過三年以上，所提出之詐欺或隱瞞控訴皆屬不實，僅為轉嫁蘭伯西在該企業監管下，因製造的藥品出現玻璃顆粒，使藥品服用不安全而必須召回阿托伐他汀（Gx版本的立普妥）的損失（有趣的是阿托伐他汀是在二〇一二年十一月，於第一三共企業申訴流程期間被召回的）。」

p.246 這場交易是「衝動下的決定」：Eban, "Dirty Medicine."

p.246 二〇〇八年七月三日，馬里蘭州美國聯邦地方法院總檢察官：United States of America v. Ranbaxy Inc., and Parexel Consulting, Motion to Enforce Subpoenas and Points and Authorities (U.S. District Court for the District of

Maryland, Southern Division, July 3, 2008).

p.249 其他二十七項申請案：根據 FDA的橘皮書，也就是FDA核准藥品總錄，自二〇〇五年八月至二〇〇八年八月期間，該機構核可二十七項蘭伯西提交的獨家簡易新藥申請書，其中包含十一種不同藥物的不同劑型。

第十七章　你怎麼就是搞不懂！」

p.250「計畫性執行的一種詐欺模式」：United States of America v. Ranbaxy Inc., and Parexel Consulting, Motion to Enforce Subpoenas and Points and Authorities (U.S. District Court for the District of Maryland, Southern Division, July 3, 2008).

p.250 在應記者要求所做的一次審慎採訪裡：Eban, "Dirty Medicine."

p.252CDER主任珍納特・伍德卡克："FDA Issues Warning Letters to Ranbaxy Laboratories Ltd., and an Import Alert for Drugs from Two Ranbaxy Plants in India," *FDA News,* news release, September 16, 2008.

p.252 黛博拉・奧托告訴記者們：FTS-HHS FDA, "Transcript of Media Briefing on Ranbaxy Labs," news release, September 17, 2008.

p.253FDA還有什麼籌碼：在一份書面聲明裡，黛博拉・奧托對她的評論引發機構內憤慨一事回應道：「機構內無人告知我，本人的評論被他們認為對FDA用以對付蘭伯西的案件有誤導或毀損。若他們提早告知，本人必會考量與說明周全。」

p.254FDA宣布它將對蘭伯西施以手邊最嚴厲的懲罰手段：Saundra Young, "FDA Says India Plant Falsified Generic Drug Data," CNN, February 25, 2009, http://edition.cnn.com/2009/HEALTH/02/25/fda.india.generic.drugs/index.html (accessed June 11, 2018).

p.258 噤聲不提SAR：一份發言人提供的書面聲明裡，拉文敘・撒姆坦尼說：「雖然我無法論及任何受律師與客戶保密協定的事，但我能告訴你我與第一三共分享的所有證物皆以遵守此保密協定的方式完成。解決 FDA與司法部在第一三共旗下蘭伯西藥廠的事務後，我在二〇一四年選擇離開去開啟新的旅程，並與宇根勉博士維持良好關係。」

第十八章　國會醒了

p.265 環遊世界的旅行機票和昂貴家具的收據："Guilty Plea in Drug Case," *New York Times,* May 26, 1989, https://www.nytimes.com/1989/05/26/ business/guilty-plea-in-drug-case.html (accessed May 21, 2018).

p.265 都是邁蘭製藥公司聘來的。邁蘭是西維吉尼亞州一家備受尊崇的學名藥公司：Milt Freudenheim, "Exposing the FDA," *New York Times,* September 10, 1989.

p.265 大規模的調查，並將那堆垃圾：Edmund L. Andrews, "A Scandal Raises Serious Questions at the FDA," *New York Times,* August 13, 1989.

p.265 丁格爾所屬的委員會揭發了看似無底洞的貪污腐敗真相：Malcolm Gladwell and Paul Valentine, "FDA Battles for Authority amid Generic-Drug Scandal," *Washington Post,* August 16, 1989, https://www.washingtonpost.com/archive/politics/1989/08/16/fda-battles-for-authority-amid-generic-drug-scandal/54ef2d8b-4a9d-45b0-851a-4446d139137e/?noredirect=on&utm_term=.33b423bb01c7 (accessed July 31, 2018).

p.265「一池應該被抽乾的髒水」：William C. Cray and C. Joseph Stetler, *Patients in Peril? The Stunning Generic Drug Scandal* (n.p., 1991), 113.

p.265 一九八九年舉辦的國會聽證會：See Cray and Stetler, *Patients in Peril?*

p.266「被來勢兇猛的工作量吞沒的恐怖世界」：Seaman and Landry, *Mylan,* 62.

p.266 該執行長曾給了查理斯．張兩萬三千美元："Founder of Generic Drug Firm Fined, Gets Jail Term in Bribery," *Los Angeles Times,* September 15, 1989, http://articles.latimes.com/1989-09-15/news/mn-183_1_generic-drug (accessed May 21, 2018).

p.267 詐欺或貪污罪：檢察長終於抓到 FDA學名藥辦公室主任馬文．賽飛，雖然本性良善又坦率對待調查員，他卻有《華盛頓郵報》所謂「午餐問題」。他享受和產業高層的例行性午餐，而後者在用餐期間賄賂他並在隨後買單。他已在十年前因這項陋習遭訓斥。醜聞正值高峰之際，他簽署一份終止午餐的宣誓書，但實際上卻未停止。一九九〇年，賽飛因兩度偽證遭起訴，被處以德克薩斯監獄十個月有期徒刑。賽飛在那裡分配到的鞋子並不合腳，而他患有糖尿病，容易染上足部感染症。待獄方將他送醫時，賽飛一條腿的膝蓋以下已需截肢。Phil McCombs, "The Bungled Punishment of Prisoner Seife," *Washington Post,* April 3, 1992.

p.267 對學名藥產業的信心：Joe Graedon and Teresa Graedon, "Generic Drugs Still a Good Buy," *Buffalo News,* September 13, 1989, http://buffalonews.com/1989/09/13/generic-drugs-still-a-good-buy/ (accessed May 21, 2018).

p.268 二〇〇八年已經增長到九千多萬公斤：Pew Health Group, Pew Charitable Trusts, "After Heparin: Protecting Consumers from the Risks of Substandard and Counterfeit Drugs," white paper, March 201125.

p.268「接二連三可能引爆的不定時炸彈」：FDA與國會緊繃局勢場景的重建所根據的國會聽證會複本包含：Janet Woodcock and Deborah Autor, "The Heparin Disaster: Chinese Counterfeits and American Failures," testimony before a hearing of U.S. House of Representatives Committee on Energy and Commerce, Subcommittee on Oversight and Investigations, April 29, 2008; William Hubbard, "FDA'S Foreign Drug Inspection Program: Weaknesses Place Americans at Risk," testimony before hearing of U.S. House of Representatives Committee on Energy and Commerce, Subcommittee on Oversight and Investigations, April 22, 2008.

p.268 中國進口的廉價活性成分：Cheryl A. Thompson, "FDA Admits to Lacking Control over Counterfeit Drug Imports," *Health-System Pharmacists News* (American Society of Health-System Pharmacists), June 9, 2000.

p.269 團隊日以繼夜地調查：Beth Miller, "Drama in the Dialysis Unit," *Outlook* (Office of Medical Public Affairs, Washington University in St. Louis) (Spring 2009), https://core.ac.uk/download/pdf /70380372.pdf (accessed May 28, 2018).

p.270 廠名發音類似的工廠：Marc Kaufman, "FDA Says It Approved the Wrong Drug Plant," *Washington Post,* February 19, 2008.

p.270終於在二〇〇八年二月抵達常州：Richard L. Friedman, Public Health Service, FDA, "Warning Letter" to Dr. Van Wang, WL: 320-08-01, April 21, 2008.

p.271它很類似肝素：Amanda Gardner, "Researchers Identify Contaminant in Tainted Heparin," *Washington Post,* April 23, 2008.

p.273「還在繼續積極調查。」：FDA, "Postmarket Drug Safety Information for Patients and Providers—Information on Heparin," last updated November 1, 2018, https://www.fda.gov/Drugs/DrugSafety/PostmarketDrugSafetyInformationforPatientsandProviders/default.htm.

p.274「只要把你的頭往左或往右偏一下」：Suketu Mehta, *Maximum City: Bombay Lost and Found* (New York: Random House, 2004), 192.

第十九章　解出方程式裡的X

p.276節目裡正在詳述美國是如何從中國進口為數龐大的摻假食品和原料：Richard Knox, "As Imports Increase, a Tense Dependence on China," NPR, *Morning Edition,* May 25, 2007.

p.278是靠藥物在為他的病人設下最佳的防線：Bernard J. Gersh et al., "2011 ACCF/AHA Guideline for the Diagnosis and Treatment of Hypertrophic Cardiomyopathy," *Circulation* 124 (December 8, 2011): e783– 831, http://circ.ahajournals.org/content/124/24/e783 (accessed May 29, 2018).

p.280「跟產品的藥效無關」：二〇一三年，凱倫・威爾莫林停止服用格倫馬克製藥的普伐他汀那年，格倫馬克製藥公司在多名消費者投訴藥品散發強烈魚腥味後，召回數批三項不同藥品，包含二十四萬六千五百二十八瓶普伐他汀。格倫馬克製藥公司發言人說明公司無法評論威爾莫林這則特定投訴，因為她的案件從未直接回報給公司：「病患安全是我們的第一優先考量，而我們對所有宣稱有不良反應或產品品質的投訴皆嚴肅以待。」See "Glenmark Recalls Three Drugs from U.S. Market," *Economic Times,* May 23, 2013.

p.280 一些病人跟他一樣憤慨：二〇一三年對多種 Zydus 藥品的病患投訴出現在網站 MedsChat.com and ConsumerAffairs.com.

p.281 開始上市第一代的學名藥：Sarah Turner, "AstraZeneca to Launch Generic of Its Own Heart Drug," *MarketWatch,* November 22, 2006, https://www.marketwatch.com/story/astrazeneca-to-launch-generic-version-of-its-own-heart-drug (accessed May 29, 2018).

p.282 山德士之後，後者就乖乖召回了自家的藥品：Tom Lamb, "Sandoz Metoprolol Succinate ER Tablets Recall Has Been Done Rather Quietly," *Drug Injury Watch,* December 5, 2008, http://www.drug-injury.com/druginjurycom/2008/12/generic-drug-recall-metoprolol-er-tablets-by-sandoz--recall-metoprolol-er-tablets-by-sandozwwwipcrxcompharmacy-industry-n.html (accessed May 29, 2018).

p.282「與美國《藥典》(USP) 專論裡的溶離度試驗不符」：克利夫蘭診所的藥師並非唯一疑惑艾塞克斯為何能獲准販售不符USP專論藥品的人。獨立藥物檢測組織消費者實驗室也曾調查該藥物與藥品仿單並發表一份報告，見 "Drug Investigation: Toprol XL vs. Generic Metoprolol Succinate Extended-Release (ER) Tablets," product review, Consumer Lab.com, December 31, 2008, http://coyo.ga/www.consumerlab.com /reviews/Toprol_vs_Generic_Metoprolol/Toprol/ (accessed May 29, 2018.)

p.282 艾塞克斯宣布全面召回六十幾項產品：Tom Lamb, "January 2009: ETHEX Corp. Issues Voluntary Recall of All Pills Due to Suspected Manufacturing Problems," *Drug Injury Watch,* February 2, 2009, http://www.drug-injury.com/druginjurycom/2009/02/ethex-corporation-issues-nationwide-voluntary-recall-of-products-press-release-includes-list-of-all-generic-drugs-by-ethex.html (accessed May 29, 2018).

p.282 支付兩千七百多萬美元：Federal Bureau of Investigation, "Ethex Corporation, a Subsidiary of KV Pharmaceutical, Pleads Guilty to Two Felonies and Agrees to Pay United States $27,568,921 for Fine, Restitution, and Forfeiture," news release, March 2, 2010, https://archives.fbi.gov/archives/stlouis/press-releases/2010/sl030210.htm (accessed December 10, 2018).

p.285 布朗從此再也不敢碰這個藥：在一份書面聲明裡，雷迪博士稱它的他克莫斯安全有效，是以FDA相同標準製成的原廠藥。自藥物於二〇一〇年上市後，該公司表示它已為美國市場製造超過五億六千九百萬粒膠囊，只收到二十件藥品無效的投訴，當中大多是在藥物上市初期前兩年。該公司表示，「在上市週期初期收到無效投訴是很常見的，因為病患還在適應學名藥取代原廠研發藥品的概念。」

p.285「雷迪博士藥廠仿製普樂可復」：根據FDA的MedWatch資料庫，來自Loma Linda於二〇一三年十月二十八日的報告以「效價強度疑義」建檔。

p.286 他們在二〇一七年發表研究結果：Rita R. Alloway, Alexander A. Vinks, Tsuyoshi Fukuda, Tomoyuki Mizuno, Eileen C. King, Yuanshu Zou, Wenlei Jiang, E. Steve Woodle, Simon Tremblay, Jelena Klawitter, Jost Klawitter, and Uwe Christians, "Bioequivalence between Innovator and Generic Tacrolimus in Liver and Kidney Transplant Recipients: A Randomized, Crossover Clinical Trial," *PLOS Medicine,* November 14, 2017, doi:10.1371/journal.pmed.1002428.

第二十章　耐力考驗

p.292 但後來一位司法部官員否認了這件事：一位司法部高層在一份回應數則提問的書面聲明當中，未加指明地提到，「司法部不認同先前未出聲的人員指控。這些指控不實，也不能從任何管道影響調查結果。」

第二十一章　一口又深又黑的井

p.302 三十年來，喬伊和泰莉．格雷登：格雷登夫婦幾年來對學名藥的觀點，以及消費者評論與對特定藥物的投訴，可至他們的網站找尋：http://www.peoplespharmacy.com/.

p.303 發表在一九九八年的一篇報紙專欄裡：Joe Graedon and Terry Graedon, "Are Generic Equivalents as Good as Brand Name Drugs?" part 2 of 3, *King Features Syndicate,* May 18, 1998.

p.303 二〇〇二年，喬伊・格雷登聯絡了FDA：Joe Graedon and Teresa Graedon, "The Generic Drug Quandary: Questions about Quality," in *Best Choices from the People's Pharmacy: What You Need to Know before Your Next Visit to the Doctor or Drugstore* (New York: Rodale, 2006), 22.

p.304 低於原廠藥血液濃度的百分之八十，或高於百分之一百二十五：*Statistical Procedures for Bioequivalence Studies Using a Standard Two-Treatment Crossover Design* (Washington, DC: FDA, CDER, 1992).

p.305 服用過它的病患就開始投書給格雷登夫婦：在 Toprol XL 和 Wellbutrin XL 學名藥上市後，格雷登夫婦看見病患投訴增加了，當中許多能在他們的網站上找到 (http://www .peoplespharmacy.com/).

p.307 就有八十五封跟Budeprion XL®不良反應有關的投訴信：Anna Edney, "Teva Pulls Version of Wellbutrin XL on Effectiveness," Bloomberg, October 4, 2012.

p.308 消費者實驗室檢測了三百毫克錠："Generic Bupropion Is Not Always the Same as Brand-Name Wellbutrin," ConsumerLab.com, October 12, 2007, updated October 17, 2013, https://www.consumer lab.com/reviews/Wellbutrin_vs_Generic_Bupropion/Wellbutrin/ (accessed May 29, 2018).

p.308 格雷登和FDA的坦普兩人同時被洛杉磯的某廣播節目邀請：Larry Mantle, producer, "Generic Drug Safety," KPCC, *AirTalk,* December 19, 2007.

p.309 向消費者保證當初核准Budeprion XL®三百毫克錠的劑量是正確的決定：FDA, Division of Drug Information (DDI), "Drug Information Update—Review of Therapeutic Equivalence Generic Bupropion XL 300 Mg and Wellbutrin XL 300 Mg," news release, April 16, 2008.

p.310 只是回頭複查了二〇〇三年梯瓦公司送交的藥物申請書：雖然梯瓦公司行銷與販售 Budeprion 的學名藥，藥品是由英帕克斯實驗室製造與研發，後者在二〇〇三年申請書向FDA提供生體相等性的數據。藥品撤回後，梯瓦公司以錯誤呈現其生體相似性對英帕克斯提告。這些事件報導於 Roger Bate et al., "Generics Substitution, Bioequivalence Standards, and International Oversight: Complex Issues Facing the FDA," *Trends in Pharmacological*

Science 37, no. 3 (December 2015), doi:10.1016/ j.tips.2015.11.005; and Dan Packel, "Impax Must Pay for GSK Wellbutrin Settlement, Teva Says," *Law360*, August 31, 2017, https://www.law360.com/articles/959538/impax-must-pay-for-gsk-wellbutrin-set tlement-teva-says (accessed May 29, 2018).

p.312 梯瓦公司和英帕克斯實驗室計畫在FDA的指導下對三百毫克錠的Budeprion XL®進行生體相等性的檢測研究：Andy Georgiades, "Teva Aims to Quell Concerns with Generic Wellbutrin Trial," *Wall Street Journal* (Toronto), December 2, 2009.

p.312 並沒有跟威克倦有一樣的「治療相等性」：FDA於二〇一二年公布它的發現後，梯瓦公司發表聲明：「在接到美國藥物食品管理局的聯絡後，梯瓦公司立即終止英帕克斯三百毫克錠Budeprion XL舶運。FDA指導手冊的更新，影響產品生體相似性的分級，並不反映任何安全事務。梯瓦公司的首要之務是為我們的病患供應品質優良的藥物。」對本書所提出的評論及請求回應，梯瓦公司並未回應。

p.313 全球法規情報和政策副總一職，而他的新東家正是梯瓦公司：Pat Wechsler, *Bloomsberg News,* "Teva Hires Gary Buehler Away from FDA," *SFGate,* February 9, 2012, https://www.sfgate.com/business/article/Teva-hires-Gary-Buehler-away-from-FDA-3170563.php (accessed June 10, 2018).

p.314 被嚇到的她眼睜睜的看著那隻蟲子：卡拉．斯托弗儘管是向FDA申訴，她的投訴卻不曾送達雷迪博士製藥公司。該公司表示：「二〇一一年至今，雷迪博士未曾接獲此產品膠囊錠與昆蟲相關的溝通或投訴。」不良事件的紀錄已自FDA藥品品質回報系統（ Drug Quality Reporting System，DQRS）(MedWatch Reports) 資料庫移除。卡拉．斯托弗的投訴被登記在DQRS資料庫第1603903號。每年FDA從病患、看護與大眾收到上百萬件這類回報，見Lichy Han, Robert Ball, Carol A. Pamer, Russ B. Altman, and Scott Proestel, "Development of an Automated Assessment Tool for MedWatch Reports in the FDA Adverse Event Reporting System," *Journal of the American Medical Informatics Association* 24, no. 5 (September 1, 2017): 913–20, doi:10.1093/jamia/ocx022.

第二十二章　價值六億美元的金鐘罩

p.316一群美國參議員在二〇一一年三月提醒過FDA局長的事："U.S. Sen. Harkin and Others Urge FDA to Avoid Delays of Generic Drug Approvals," *Pharma Letter,* March 16, 2011, https://www.thepharmaletter.com/article/us-sen-harkin-and-others-urge-fda-to-avoid-delays-of-generic-drug-approvals (accessed December 11, 2018).

p.316跟輝瑞有過協議："Ranbaxy, Pfizer Sign Truce over Lipitor," *Economic Times,* June 19, 2008, https://economictimes.indiatimes.com/industry/healthcare/biotech/pharmaceuticals/ranbaxy-pfizer-sign-truce-over-lipitor/articleshow/3143801.cms (accessed December 11, 2018).

p.317「誰都不知道它會從哪裡冒出來。」：Eban, "The War over Lipitor."

p.318公司是靠很低的利潤在營運：Ashish Gupta, "The Pills That Saved Ranbaxy," *Fortune India,* August 5, 2012, https://www.fortune india.com/ideas/the-pills-that-saved-ranbaxy/100819 (accessed May 28, 2018).

p.318自從二〇〇二年以來，就陸續有審核者抓到異常之處：蘭伯西阿托伐他汀申請異況的描繪，以及FDA與蘭伯西的交流往返，取自FDA, Center for Drug Evaluation and Research, *Approval Package for Application Number: ANDA 076477Orig1s000, Sponsor: Ranbaxy, Inc.,* November 30, 2011, https://www.accessdata.fda.gov/drugsatfda _docs/anda/2011/076477Orig1s000.pdf (accessed May 24, 2018).

p.319古爾岡省的蘭伯西研發實驗室也查到類似的欺騙行徑：FDA, "Establishment Inspection Report," Ranbaxy Laboratories, Gurgaon, India, April 27–May 12, 2009.

p.319二〇〇九年二月，它搬出罕見的申請誠信政策：FDA, Center for Drug Evaluation and Research, "Enforcement Activities by FDA—Regulatory Action against Ranbaxy," updated May 15, 2017, https://www.fda.gov/Drugs/GuidanceComplianceRegulatoryInformation/EnforcementActivitiesbyFDA/ucm118411.htm (accessed May 28, 2018).

p.326 強硬態度表示它不會理會邁蘭的訴訟："District Court Dismisses Mylan's Complaint against FDA Concerning Generic Lipitor," *Orange Book Blog,* May 2, 2011, http://www.orangebookblog.com/2011/05/district-court-dismisses-mylans-complaint-against-fda-concerning-generic-lipitor.html (accessed May 28, 2018); Mylan Pharms. v. FDA and Ranbaxy Labs, 789 F.Supp.2d 1, Civil Action No. 11-566 (JEB) (U.S. District Court for the District of Columbia, 2011).

p.326 華爾街分析師已經繪製出幾種假想情況下的複雜流程圖：Eban, "The War over Lipitor."

p.326 決定性的建議：Director, Office of Compliance, "Proposal to Review Ranbaxy's Atorvastatin ANDA," memo to Director, Center for Drug Evaluation and Research, Food and Drug Administration, May 11, 2011.

p.328 每兩年查驗一次：當時FDA致力於每兩年對各製造廠查驗一次。這在二〇一二年隨FDA安全與創新法（FDA Safety and Innovation Act，FDASIA）的通過而變更，風險基礎模型成為評估何時查廠的法源依據：Jerry Chapman, "How FDA And MHRA Decide Which Drug Facilities To Inspect—And How Often," Pharmaceutical Online, July 13, 2018, https://www.pharmaceuticalonline.com/doc/how-fda-and-mhra-decide-which-drug-facilities-to-inspect-and-how-often-0001 (accessed February 7, 2019).

p.328 FDA調查員抵達多安薩：FDA, "Establishment Inspection Report," Ranbaxy Laboratories, Toansa, India, November 21–25, 2011.

p.331 晚上八點十二分，FDA發布新聞稿："FDA Confirms Nod for Ranbaxy's Generic Lipitor," *Reuters,* December 01, 2011, https://www.reuters.com/article/us-ranbaxy/fda-confirms-nod-for-ranbaxys-generic-lipitor-idUSTRE7B007L20111201 (accessed June 11, 2018).

p.331 阿朗·梭尼（Arun Sawhney）對員工：Vikas Dandekar, "Ranbaxy Launches AG Version of Caduet as CEO Likens Lipitor Deal with Teva to an Insurance Policy," *The Pink Sheet,* December 6, 2011.

p.331 幾近六億美元：Ashish Gupta, "The Pills That Saved Ranbaxy," *Fortune India,*

August 5, 2012.

p.331 都不幸地被一一印證：“Ranbaxy Halts Generic Lipitor Production after Recall: FDA,” *Reuters,* November 29, 2012, https://www.reuters.com/article/us-ranbaxy-lipitor-idUSBRE8AS1C620121129 (accessed May 24, 2018).

第二十三章　電燈開關

p.336 主管們帶他們到MP-11廠：FDA, Form 483, Inspectional Observations, Ranbaxy, Toansa, India, December 7–14, 2012.

p.337 簽過名的人並沒有確實做好清潔工作：Ibid., 2–3.

p.341 可向美國市場販售藥物的印度工廠數量劇增：根據FDAzilla網站，FDA調查員穆拉利達拉·賈威尼在二〇〇一至二〇一一年間完成九十座設施的查廠作業。對這些紀錄的一份分析顯示中，至少四十一次查廠，FDA未曾先查訪設施並評估工廠是否可出口至美國市場。賈威尼核可四十一座設施當中的三十五座，約為百分之八十五的核可率。

p.341 他在印度的第五場查驗作業是在孟買的RPG生命科學公司：FDA, “Establishment Inspection Report,” RPG Life Sciences Ltd., Ankleshwar, India, November 20–24, 2012.

p.341 一家位在卡利尼的製造工廠：FDA, “Form 483: Inspectional Observations,” Fresenius Kabi Oncology Ltd., Nadia, India, January 14–18, 2013.

p.342 他看到很像是用同一個藥物樣本較早之前所做的檢測：Ibid., 1.

p.346 二〇一三年三月十八日，彼得·貝克抵達沃克哈特有限公司的主要工廠: FDA, “Form 483: Inspectional Observations,” Wockhardt Ltd., Aurangabad, India, March 18–22, 2013.

p.348「應變計畫，再前往當地。」：FDA, Establishment Inspection Report, Wockhardt Ltd., Waluj, Aurangabad, March 18–22, 2013, 7. FDA 團隊在該次查廠遭遇的威脅記載於 Pallavi Ail, “USFDA Says Team Threatened during Wockhardt Inspection,” *Financial Express* (Mumbai), May 28, 2014.

第二十四章　我們都是冠軍

p.353 五億美元的和解金來一次解決：Ranbaxy Laboratories, "Ranbaxy Laboratories Sets Aside $500 Million to Settle U.S. Probe, Signs Consent Decree with FDA," news release, December 21, 2011.

p.354 貝托火大地回應某位又要求展期兩個月的檢察官：Conversation with Andrew Beato, January 3, 2013, notes taken by Dinesh Thakur.

p.358 莫茨核准了這樁和解案：United States of America v. Ranbaxy USA, Inc., Ranbaxy Pharmaceuticals, Inc., Ranbaxy Laboratories, Inc., Ranbaxy, Inc., Ohm Laboratories, Inc., Ranbaxy Laboratories Ltd., filed by Dinesh S. Thakur, Settlement Agreement (U.S. District Court for the District of Maryland, Southern Division, May 10, 2013), PACER Case Locator Case 1:07-cv-00962-JFM.

p.359 出現在《財富》雜誌：Eban, "Dirty Medicine."

p.360 第一三共就發布新聞稿：Daiichi Sankyo, Media Relations, "Ranbaxy Announces Improved Business Standards and Quality Assurance Initiatives," news release, May 22, 2013. https://www.daiichisankyo.com/media_investors/media_relations/press_releases/de tail/005976.html (accessed December 16, 2018).

第二十五章　當機的檔案

p.363 全球共有九家製造工廠：Katie Thomas, "Mylan Buys Drug Maker of Generic Injectables," *New York Times,* February 27, 2013.

p.364 大半歸功於布雷施的成就：Gardiner Harris, "Deal in Place for Inspecting Foreign Drugs," *New York Times,* August 13, 2011.

p.364 卡納塔克省班加羅爾無菌注射劑工廠：FDA, "Form 483: Inspectional Observations," Mylan Laboratories Ltd., Bangalore, India, June 17–27, 2013.

p.365 這家工廠非常馬虎：Ibid.

p.365「這很可能造成單向氣流的破壞」：Ibid., 3.

p.365 調查員在手套的裝運箱裡找到「數隻被壓扁的蟲子」：Michael Smedley, Acting Director, Office of Manufacturing and Product Quality, CDER, Office of Compliance, FDA, "Warning Letter" to Venkat Iyer, CEO, Agila Specialties Private Ltd., September 9, 2013, 2.

p.367 他和他的團隊一再超越所訂的目標：二〇一一年至二〇一七年間，邁蘭公司向美國能源商務委員會申請的代理顯示該公司全球註冊的申請數量超越訂定目標。其中一例包含二〇一二年目標為一百四十件全球申請，但實際申請數量為一百七十一件；U.S. Securities and Exchange Commission, proxy statement, Mylan Inc., April 12, 2013, 26. 另一例如二〇一七年，目標申請數量為一百三十五件，實際遞出的數量是一百八十四件。U.S. Securities and Exchange Commission, proxy statement, Mylan N.V., May 30, 2018, 46. 根據其代理，全球申請的目標數量占拉吉達·馬利克每年一季的獎勵薪酬總獎金的三分之一。

p.367 哄抬價格：Alex Nixon, "Firestorm Grows over Price Hikes on EpiPen," *Pittsburgh Tribune Review,* August 25, 2016.

p.368 大約占了該公司收入的百分之十：布雷施二〇〇七年賠償金的圖表取自U.S. Securities and Exchange Commission, proxy statement, Mylan Inc., April 5, 2010, 26. 她二〇一五年的賠償金來自 U.S. Securities and Exchange Commission, proxy statement, Mylan N.V., May 30, 2018, 53. 二〇一四年布雷施與馬利克的賠償金來自 U.S. Securities and Exchange Commission, proxy statement, Mylan N.V., May 23, 2017, 62. EpiPen 提供百分之十的公司營收圖表來自U.S. Congress, Full House Committee on Oversight and Government Reform, "Reviewing the Rising Price of EpiPens: Testimony of Heather Bresch, CEO of Mylan," 114th Cong., 2nd sess., September 21, 2016, https://oversight.house.gov/hearing/reviewing-rising-price-epipens-2/, 54.

p.368 一夜之間，布雷施成了：Andrew Buncombe, "Mylan CEO's Salary Soared by 671% as Firm Hiked EpiPen Prices," *Independent,* August 26, 2016.

p.368 在一場慘不忍睹的美國全國廣播公司財經頻道（簡稱CNBC）的訪問裡：Dan Mangan, "Mylan CEO Bresch: 'No One's More Frustrated than Me' about EpiPen Price Furor," CNBC, *Squawk Box,* August 25, 2016.

p.368 這一點怎麼都說不通：二〇一七年八月十七日，邁蘭公司與邁蘭特殊股份有限公司同意和解虛假陳述訴訟案，並為將EpiPen錯誤標示為學名藥而非原廠藥，賠償四億六千五百萬美元給美國司法部，以避免賠償更大件的Medicaid 訴訟。U.S. Department of Justice, Office of Public Affairs, "Mylan Agrees to Pay $465 Million to Resolve False Claims Act Liability for Underpaying EpiPen Rebates," news release, August 17, 2017.

p.368《匹茲堡郵報》（*Pittsburgh Post-Gazette*）揭發：Patricia Sabatini and Len Boselovic, "MBA Mystery in Morgantown: Questions Raised over How WVU Granted Mylan Executive Her Degree," *Pittsburgh PostGazette,* December 21, 2007.

p.368 指控執行董事長羅伯特・寇里：Tracy Staton, "Think EpiPen Is Mylan's First Scandal? Here's a Timeline of Jet Use, an Unearned MBA, and More," *FiercePharma,* September 2, 2016, https:// www.fiercepharma.com/pharma/think-epipen-mylan-s-first-scandal-here-s-a-timeline-jet-use-resume-fakery-and-more (accessed June 13, 2018).

p.369 布雷施發現自己在宣過誓的約束下：U.S. Congress, Full House Committee on Oversight and Government Reform, "Reviewing the Rising Price of EpiPens: Testimony of Heather Bresch, CEO of Mylan," 114th Cong., 2nd sess., September 21, 2016, https://oversight.house.gov /hearing/reviewing-rising-price-epipens-2/ (accessed June 19, 2018).

p.371 在九天的查驗時間內：FDA, "Form 483: Inspectional Observations," Mylan Laboratories Ltd., Sinnar, Nashik District, Maharastra, India, September 5–14, 2016.

p.371「儀器失常」、「電力喪失」：Ibid., 7.

p.371 不到兩個月，三個調查員：FDA, "Form 483: Inspectional Observations," Mylan Pharmaceuticals Inc., Morgantown, West Virginia, November 7–18, 2016.

p.372「數據生成的完整性和可信度」：FDA, "Warning Letter 320-17-32" (re: Mylan Laboratories Ltd., Nashik, FDF), letter to Rajiv Malik, President, Mylan Pharmaceuticals Inc., April 3, 2017.

第二十六章　終極檢測實驗室

p.378 病得很重的十三歲男孩：Jason W. Nickerson, Amir Attaran, Brian D. Westerberg, Sharon Curtis, Sean Overton, and Paul Mayer, "Fatal Bacterial Meningitis Possibly Associated with Substandard Ceftriaxone—Uganda, 2013," *Morbidity and Mortality Weekly Report* 64, nos. 50– 51 (January 1, 2016), 1375–77, doi:10.15585/mmwr.mm6450a2.

p.378 大批的病患讓這裡分配到的一千五百個床位總是不敷使用：Chris Obore, "Time Bomb: The Inside Story of Mulago Hospital's Troubles," *Daily Monitor,* January 20, 2013, http://www.monitor.co.ug/News/National/Time-bomb-The-in side-story-of-Mulago-hospital-s-troubles/688334-1669688-akvcb7/index.html (accessed June 3, 2018).

p.381 送往法規最寬鬆的市場：全球各地發現藥物品質參差的描繪取自數份科學研究，包含Roger Bate, Ginger Zhe Jin, Aparna Mathur, and Amir Attaran, "Poor Quality Drugs and Global Trade: A Pilot Study," Working Paper 20469 (Cambridge, MA: National Bureau for Economic Research, September 2014), doi:10.3386/w20469; and Richard Preston Mason, Robert F. Jacob, and Seth A. Gerard, "Atorvastatin Generics Obtained from Multiple Sources Worldwide Contain a Methylated Impurity That Reduces Their HMG-CoA Reductase Inhibitory Effects," *Journal of Clinical Lipidology* 7, no. 3 (2013): 287, doi:10.1016/j.jacl.2013.03.096.

p.382 他和韋斯特伯格在疾管局：Nickerson et al., "Fatal Bacterial Meningitis Possibly Associated with Substandard Ceftriaxone— Uganda, 2013."

p.383 每一個樣本的品質評鑑都不合格：Anita Nair, Stefanie Strauch, Jackson Lauwo, Richard W. O. Jähnke, and Jennifer Dressman, "Are Counterfeit or Substandard Anti infective Products the Cause of Treatment Failure in Papua New Guinea?" *Journal of Pharmaceutical Sciences* 100, no. 11 (June 30, 2011): 5059–68, doi:10.1002/jps.22691.

p.383 彼得・貝克查驗這家公司位在北京東北部的工廠時：FDA, "Form 483: Inspectional Observations," CSPC Zhongnuo Pharm (shijiazhuang) Co. Ltd.,

China, March 23–27, 2015.

p.383 不到標準濃度的百分之七十：Elizabeth Pisani, "Losing the War on Bugs," *Prospect* (February 2016).

p.386 他們瞄準了催產素和麥角新鹼：Eric Karikari-Boateng and Kwasi Poku Boateng, *Post-Market Quality Surveillance Project: Maternal Healthcare Products (Oxytocin and Ergometrine) on the Ghanaian Market,* Ghana Food and Drugs Authority, Promoting the Quality of Medicines Program, USAID, February 2013.

p.388 上海迪賽諾，它在濱海新區的工廠通過了WHO的查驗作業：World Health Organization, "Inspection Report," Shanghai Desano Chemical Pharmaceutical Co., China, March 18, 2011.

p.389 高德隆和他的同事們花了四年時間……發表了一篇地標性的報告：J.-M. Caudron, N. Ford, M. Henkens, C. Macé, R. Kiddle-Monroe, and J. Pinel, "Substandard Medicines in Resource-Poor Settings: A Problem That Can No Longer Be Ignored," *European Journal of Tropical Medicine and International Health* 13, no. 8 (August 13, 2008): 1062–72, doi:10.1111/ j.1365-3156.2008.02106.x.

p.389 英國政府極具企圖地委外：Jim O'Neill, "Antimicrobial Resistance: Tackling a Crisis for the Health and Wealth of Nations," *Review on Antimicrobial Resistance* (December 2014), https://amr-review.org /sites/default/files/ AMR%20Review%20Paper%20-%20Tackling%20 a%20crisis%20for%20 the%20health%20and%20wealth%20of%20na tions_1.pdf (accessed June 3, 2018).

p.390 不合格的藥物才是公共衛生的最大威脅：Ian Williams, "The Race to Contain Drug-Resistant Malaria," *NBCNews.com,* January 22, 2011, http:// worldblog. nbcnews.com/_news/2011/01/22/5825008-the-race-to-contain-drug-resistant-malaria (accessed June 3, 2018).

p.390 共同執筆了一篇社評：Paul N. Newton, Céline Caillet, and Philippe J. Guerin, "A Link between Poor Quality Antimalarials and Malaria Drug Resistance?"

Expert Review of Anti-infective Therapy 14, no. 6 (May 23, 2016): 531–33, doi:10.1080/14787210.2016.1187560.

p.391 第一份研究報告，找到了不合格藥物跟抗生素抗藥性之間的關係：Muhammad Zaman and Zohar B. Weinstein, "Evolution of Rifampicin Resistance Due to Substandard Drugs in E. Coli and M. Smegmatis," forthcoming in *Antimicrobial Agents and Chemotherapy,* posted online November 5, 2018.

p.391 二〇一五年報告：Elizabeth Pisani, "Antimicrobial Resistance and Medicine Quality," *AMR Review* (November 2015), https://amr-review.org/sites/default/files/ElizabethPisaniMedicinesQualitypaper .pdf (accessed November 30, 2018).

p.391 一位內華達州的七十幾歲老嫗從印度的長途旅行返家：Lei Chen, "Notes from the Field: Pan-Resistant New Delhi Metallo-Beta-Lactamase-Producing Klebsiella Pneumoniae—Washoe County, Nevada, 2016," *Morbidity and Mortality Weekly Report* 66, no. 1 (January 13, 2017): 33, https://www.cdc.gov/mmwr/volumes/66/wr/mm6601a7.htm?s_cid=mm6601a7_w (accessed June 3, 2018).

p.392「惡夢一樣的細菌」，無藥可醫：Sabrina Tavernise, "Infection Raises Specter of Superbugs Resistant to All Antibiotics," *New York Times,* May 27, 2016.

p.392 只有十分之一的非洲國家：Margareth Ndomondo-Sigonda, Jacqueline Miot, Shan Naidoo, Alexander Dodoo, and Eliangiringa Kaale, "Medicines Regulation in Africa: Current State and Opportunities," *Pharmaceutical Medicine* 31 (November 3, 2017): 383–97, doi:10.1007/s40290-017-0210-x.

第二十七章　蒼蠅多到數不清

p.397 在這篇部落格文章裡，拉爾寫道：Altaf Ahmed Lal, "FDA in India: Going Global, Coming Home," *FDA Voice,* September 24, 2013.

p.399 美國的病患：彼得．貝克在沃克哈特查廠的一年內，該公司開始召回一系列的藥品。Eric Palmer, "Wockhardt Again Recalls Generic of AstraZeneca Drug after It Fails Testing," *FiercePharma* (blog), September 2, 2014.

p.399 克利夫蘭診所的心臟科醫生哈利．利弗寄了一封內容詳盡的關切信函：Dr. Harry M. Lever to Dr. Janet Woodcock, Director, Center for Drug Evaluation and Research, FDA, December 12, 2012.

p.399 利弗收到FDA製藥品質處的詳細回函：Lawrence Yu, "FW: Metoprolol Response," email to Harry Lever, MD, December 19, 2012.

p.400 迪佩什．沙阿和阿圖爾．阿格拉瓦爾兩天前便已抵達：FDA, "Establishment Inspection Report," Wockhardt Ltd., Aurangabad, Maharashtra, India, July 22–31, 2013.

p.400 標示的是「二〇一三年五月預設值」：Ibid., 14.

p.401 對方向他求饒：Ibid., 21.

p.401 發出警告函和進口限令之後：沃克哈特在二〇一三年七月，針對FDA對齊克爾沙納廠的查廠與進口限令發布一份聲明。公司擔保它「已啟動數項步驟來改善 USFDA的觀察結果，將傾盡全力及早解決問題。」"Wockhardt's Chikalthana Plant Hit by USFDA Import Restrictions," *Economic Times*. November 27, 2013, https://economictimes.indiatimes.com/industry/healthcare/biotech/pharmaceuticals/wockhardts-chikalthana-plant-hit-by-usfda-import-restrictions/articleshow/26466331.cms (accessed December 8, 2018).

p.405 一個周日的清晨時分：FDA, "Establishment Inspection Report," Ranbaxy Laboratories Ltd., Toansa, Punjab, India, January 5–11, 2014.

p.406「TNTC（too numerous to count的縮寫），意思是多到數不清」: Ibid., 33.

p.407 誠如某FDA官員後來形容的：FDA官員湯姆．柯斯葛羅在一場產業會議上，稱這是個「令人驚駭的發現」："International Pharmaceutical Quality: Inside the Global Regulatory Dialogue.: Lecture, 2015, https://www.ipqpubs.com/wp-content/uploads/2015/06/Cosgrove-box.pdf (accessed February 10, 2019).

p.407 限制輸往美國市場：Barbara W. Unger, "Does an FDA Import Alert Automatically Equate to an Impending FDA Warning Letter?" *FDAzilla.com* (blog),

April 30, 2016, https://blog.fdazilla.com/2016/04/does-an-fda-import-alert-automatically-equate-to-an-impending-fda-warning-letter/ (accessed December 7, 2018).

p.408四十年來的國情報告：這些年來，印度藥品專家的許多報告已涵蓋印度的藥物管制狀態。最近期的報告包含：Government of India, Ministry of Health and Family Welfare, *Report of the Expert Committee on a Comprehensive Examination of Drug Regulatory Issues Including the Problem of Spurious Drugs,* November 2003; Rajya Sabha, Parliament of India, *Fifty-Ninth Report on the Functioning of the Central Drug Standard Control Organisation (CDSCO),* May 2012; *Report of the Prof. Ranjit Roy Chaudhury Expert Committee to Formulate Policy and Guidelines for Approval of New Drugs, Clinical Trials, and Banning of Drugs,* July 2013.

p.409「如果我必須遵照美國的標準」：Sushmi Dey, "If I Follow U.S. Standards, I Will Have to Shut Almost All Drug Facilities: G. N. Singh Interview with Drug Controller General of India," *Business Standard,* January 30, 2014, https://www.business-standard.com/article/economy-policy/if-i-follow-us-standards-i-will-have-to-shut-almost-all-drug-facilities-g-n-singh-114013000034_1.html (accessed June 18, 2018).

p.410比其他任何國家都來得高：FDA對相互承認機制的內部紛爭被記錄在FDA歷史辦公室口述歷史計畫的員工訪談中。更多細節見以下口述歷史：Walter M. Batts, "History of the Food and Drug Administration," interviewed December 13 and 20, 2011; Stephanie Gray, "History of the Food and Drug Administration," interviewed April 11, 2000; Linda Horton, "History of the Food and Drug Administration," interviewed December 28, 2001; Gerald "Jerry" E. Vince, "History of the Food and Drug Administration," interviewed December 2, 1998; and Andrew Von Eschenbach, "History of the U.S. Food and Drug Administration," interviewed September 15, 2013.

p.410「意向聲明」大功告成，這是一份四頁文件：Dr. Margaret Hamburg, Commissioner of the U.S. Food and Drug Administration, and Keshav Desiraju, Secretary of India's Department of Health and Family Welfare, signatories to

“Statement of Intent between the Food and Drug Administration of the United States of America and the Ministry of Health and Family Welfare of the Republic of India on Cooperation in the Field of Medical Products,” New Delhi, India, February 10, 2014.

p.411 蘭伯西的高層還趁機遊說：Gardiner Harris, “Medicines Made in India Set Off Safety Worries,” *New York Times,* February 14, 2014, https://www.nytimes.com/2014/02/15/world/asia/medicines-made-in-india-set-off-safety-worries.html (accessed June 18, 2018).

p.411 鑫格開嗆了：Sumeet Chatterjee and Zeba Siddiqui, “UPDATE 1—U.S. Regulator on India Visit Calls for Greater Drug Safety Collaboration,” *Reuters,* February 18, 2014, https://www.reuters.com/article/fda-hamburg-india/update-1-u-s-regulator-on-india-visit-calls-for-greater-drug-safety-collaboration-idUSL3N0LN38W20140218 (accessed June 18, 2018).

第二十八章　資格

p.417 在記者面前毀謗他：“Some Brands of Nationalism Can Be Injurious to Your Health!” *Governance Now*, March 8, 2016, https://www.governancenow.com/news/regular-story/some-brands-nationalism-can-be-injurious-your-health (accessed December 16, 2018).

p.417 塔庫爾終於被帶進瓦德翰的辦公室：Dinesh S. Thakur, Executive Chairman, Medassure, to Honorable Dr. Harsh Vardhan, Minister of Health and Family Welfare, Government of India, October 19, 2013.

p.417「既得利益的一個蛇窩」：Pritha Chatterjee, “MCI Corrupt, Clinical Trials Body a Snake Pit: Harsh Vardhan,” *Indian Express,* July 18, 2014.

p.422 吸引了他們的注意：Richard Preston Mason, Robert F. Jacob, and Seth A. Gerard, “Atorvastatin Generics Obtained from Multiple Sources Worldwide Contain a Methylated Impurity That Reduces Their HMG-CoA Reductase Inhibitory Effects,” *Journal of Clinical Lipidology* 7, no. 3 (2013).

p.423引發FDA的防禦性攻擊：普雷斯敦．梅森博士對劣質立普妥學名藥的研究發現出現在《臨床血脂學刊》二〇一三年五／六月號刊——就在蘭伯西因玻璃微粒召回其立普妥學名藥品的六個月後。FDA防衛性地回應梅森的研究。在與 Boomberg 記者的訪談中，CDER主任珍奈特．伍德卡克稱梅森團隊並未使用適當的檢測方法而污染自身樣本。伍德卡克後來在與Mansoor A. Khan共同執筆的論文複述這份抨擊："FDA Analysis of Atorvastatin Products Refutes Report of Methyl Ester Impurities," *Therapeutic Innovation and Regulatory Science* 48, no. 5 (May 27, 2014): 554–56, doi: 10.1177/2168479014536567. 然而，梅森團隊使用USP設立的相同檢測方法，而伍德卡克聲稱為不良測試證據的甲基雜質僅出現在部分結果中。支持此敘事的檔案包含：Mason et al., "Atorvastatin Generics Obtained from Multiple Sources Worldwide Contain a Methylated Impurity That Reduces Their HMG-CoA Reductase Inhibitory Effects," 287; Anna Edney, "Disputing Study, U.S. FDA Says Generics from Abroad Safe," *Bloomberg,* March 25, 2014, http://www.bloomberg.com/news/articles/2014-03-25/disputing-study-u-s-fda-says-generics-from-abroad-safe (accessed July 13, 2018).

p.424「零瑕疵，零影響」：Vishwa Mohan, "PM's Slogan: Zero Defect, Zero Effect," *Times of India,* August 16, 2014.

p.424暫停多家印度藥廠所製造的七百種藥物輸往歐洲：B. V. Mahalakshmi, "EU Bans 700 Generic Drugs for Manipulation of Trials by GVK," *Financial Express,* July 26, 2015.

p.424 GVK生物科技的一位前任員工：二〇一二年五月六日，吹哨者Konduru Narayana Reddy化名「人民安全」寫了一封電子郵件至法國、英國、美國、澳洲與世界衛生組織的藥物管制部門，標題是 "Regulatory Violations and Misconduct of Bioequivalence and Bioavailability Studies for the Past 5 Years by Head-Bio Analytical (V. Chandra Sekhar), GVK Biosciences Private Limited, CRO (India Based-Hyderabad)."

p.425雷布萊在一份爆炸性的報告裡提出了這些發現：ANSM (French Agency on Medicinal Products), Trials and Vigilance Inspection Department, "Final Inspection Report: Investigation of the Clinical Part of Bioequivalence

Trials, with a Specific Focus on Electrocardiograms, May 19–23, 2014, GVK Biosciences," July 2, 2014.

p.425「這裡頭有一個更大的局」：Vidya Krishnan, "A Love Story That Cost GVK Its International Reputation," *The Hindu,* October 9, 2015.

p.426「抓緊你們的帽子，這場風暴超大喔！」：Joe Graedon, "Hold onto Your Hats . . . This Is Incredible!," email to Harry Lever, Erin Fox, Roger Bate, Preston Mason, and Dinesh Thakur, August 12, 2015.

p.429兩份很長的訴狀：Dinesh S. Thakur v. Union of India; Central Drug Standards Control Organisation, Drugs Consultative Committee, Comptroller and Auditor General of India (January 24, 2016); Dinesh S. Thakur v. Union of India (January 28, 2016).

p.431公開抨擊塔庫爾：Zeba Siddiqui, "Pharma Crusader Dinesh Thakur Takes India's Drug Regulators to Court," *Reuters,* March 7, 2016, https://www.reuters.com/article/india-pharma-whistleblower/pharma-crusader-takes-indias-drug-regulators-to-court-idUSKCN0W90C8 (accessed June 20, 2018).

p.432文章貼了上去，標題是：Dinesh Thakur, "A Sincere Attempt to Improve the Quality of Medicine for People around the World," *Dinesh Thakur* (blog), March 11, 2016, http://dineshthakur.com/?s=A sincere attempt to improve the quality of medicine for people around the world&x=0&y=0 (accessed June 20, 2018).

p.433「據我所知」：Dinesh Thakur, "FDC Ban," email to K. L. Sharma, March 23, 2016.

結語

p.434日本鋼鐵製造商神戶製鋼所：Jonathan Soble and Neal E. Boudette, "Kobe Steel's Falsified Data Is Another Blow to Japan's Reputation," *New York Times,* October 10, 2017, https://www.nytimes.com/2017/10/10 /business/kobe-steel-japan.html (accessed June 9, 2018).

p.436 線上刊物《The Wire》的一篇專欄裡：Dinesh Thakur, "Lessons from Ranbaxy: Suffocating Silence Prevented Us from Questioning the Rot in the System," *The Wire,* February 19, 2018, https://thewire.in/business/ranbaxy-suffocating-silence-prevented-us-questioning-rot-system (accessed June 9, 2018).

p.436 鑫格被免職：Zachary Brennan, "India's Drug Regulator Sees Top-Level Shakeup," *Regulatory Affairs Professionals Society,* February 21, 2018, https://www.raps.org/news-and-articles/news-articles/2018/2/india's-drug-regulator-sees-top-level-shakeup (accessed June 9, 2018).

p.436 蘭伯西這家公司已不復存在：雖然蘭伯西實驗室在二〇一五年五月併入太陽製藥時已不存在，但太陽製藥在蘭伯西品牌學名藥的主要市場仍繼續販賣這些藥品。記述這些事件的文檔包含：Sun Pharma, "Sun Pharma Announces Closure of Merger Deal with Ranbaxy," news release, March 25, 2015, https://www.sun pharma.com/sites/default/files/docs/Press%20Release%20-%20Clo sure%20of%20Sun%20Pharma%20&%20Ranbaxy%20merger.pdf; Malvika Joshi and C. H. Unnikrishnan, "Sun Pharma to Retain Ranbaxy Brand Wherever It's Strong," *LiveMint,* April 10, 2014, https:// www.livemint.com/Companies/rSdzvCSLvJesbEaSzgawVJ/Sun-Pharma-to-retain-Ranbaxy-brand-wherever-its-strong.html (accessed July 27, 2018); "Ranbaxy's Journey as a Company to End after Merger with Sun," *Hindu BusinessLine,* April 20, 2014, https://www.thehindubusinessline.com/companies/ranbaxys-journey-as-a-company-to-end-after-merger-with-sun/article20756422.ece# (accessed July 27, 2018); Sun Pharmaceutical Industries Ltd., "Annual Report of Subsidiary Companies," 2017–2018, http://www.sunpharma.com/investors/annual-report-of-subsidiary-companies (accessed July 27, 2018).

p.436 把這個燙手山芋便宜賣：Chang-Ran Kim and Zeba Siddequi, "India's Sun Pharma to Buy Struggling Ranbaxy for $3.2 Billion," *Reuters,* April 7, 2014, https://www.reuters.com/article/us-daiichi-sankyo-ranbaxy-sunpharma/indias-sun-pharma-to-buy-struggling-ranbaxy-for-3-2-billion-as-daiichi-sankyo-retreats-idUSBREA3600L20140407 (accessed June 9, 2018).

p.437 第一三共在新加坡針對前任蘭伯西執行長馬爾溫德．辛格所提出的仲裁案也獲得勝訴：Prabha Raghavan, "Delhi High Court Upholds Daiichi's Rs 3,500-Crore Arbitral Award against Singh Brothers," *Economic Times,* February 2, 2018, https://economictimes.indiatimes.com/industry/healthcare/biotech/pharmaceuticals/delhi-high-court-upholds-daiichis-rs-3500-crore-arbitral-award-against-singh-brothers/articleshow/62723186.cms (accessed June 9, 2018).

p.437 面臨到新的指控，說他們這家公開上市的公司非法取走七千八百萬美金：Ari Altstedter, George Smith Alexander, and P. R. Sanjai, "Indian Tycoons Took $78 Million Out of Hospital Firm Fortis," *Bloomberg,* February 9, 2018.

p.437 他們做出類似指控：Ari Altstedter, "Billionaire Singh Brothers Accused by New York Investor of Siphoning Cash," *Bloomberg,* January 28, 2018, https://www.bloomberg.com/news/articles/2018-01-28/billionaire-singh-brothers-accused-in-lawsuit-of-siphoning-money (accessed June 9, 2018).

p.438「一種榨乾式的債務陷阱」：Arun Kumar, "Fortis Founder Shivinder Singh Drags Elder Brother Malvinder Singh to NCLT," *Economic Times,* September 5, 2018.

p.438 兩兄弟應先進行調解：ET Bureau, "Malvinder Singh and Shivinder Singh Ready for Mediation," *Economic Times,* September 15, 2018.

p.439 面臨到新的嚴重指控：Generic Pharmaceuticals Pricing Antitrust Litigation, Plaintiff States' (Proposed) Consolidated Amended Complaint (Eastern District of Pennsylvania, October 21, 2017).

p.439 可能在藥物之間出現交叉污染：FDA, Establishment Inspection Report, Mylan Laboratories Ltd., Morgantown, West Virginia, March 19–April 12, 2018.

p.440 這封警告函做出回應：Mylan N.V., "Mylan Statement in Response to FDA Warning Letter Relating to Morgantown Plant," news release, November 20, 2018.

p.440 結合多門學科展開廣泛調查之後：Dr. John Peters, Director, Division of Clinical Review, Office of Generic Drugs, FDA, to Dr. Harry Lever, Medical Director, Hypertrophic Cardiomyopathy Clinic, March 31, 2014.

p.440 召回他們的琥珀酸美托若爾：Zeba Siddiqui, "Dr Reddy's Recalls over

13,000 Bottles of Hypertension Drug—FDA," *Reuters,* July 19, 2014.

p.441 核發的簽證寥寥可數：Adam Minter, "Is China Blocking FDA Inspectors?" *Bloomberg,* February 28, 2014.

p.443 那人「拔腿就跑，衝出實驗室」：FDA, "Form 483: Inspectional Observations," Zhejiang Hisun Pharmaceutical Co., Taizhou, China, March 2–7, 2015, 7.

p.443 十五分鐘後，一位經理回來：FDA, "Warning Letter" to Zhejiang Hisun Pharmaceutical Co., Taizhou, China, December 31, 2015.

p.443 終止了它與浙江海正藥業的合夥：二〇一七年十一月十日，貝克查廠大約兩年半之後，輝瑞售出其在海正輝瑞製藥百分之四十九的股份，但保留製造、販售與分配合股下庫存與生產線上商品。"Pfizer Sells Its 49% Equity Share in Hisun Pfizer Pharmaceuticals, "；news release, November 10, 2017.

p.443 貝克前往遼東半島的大連：FDA, "Form 483: Inspectional Observations," Pfizer Pharmaceuticals Ltd., Dalian, China, April 13–17, 2015.

p.443 他在這裡也發現到：輝瑞發言人對大連廠事件回應道：「輝瑞已回應並改善大連製造廠合格前查廠報告提出的問題。FDA於483表格引述的問題並不意指任何品質或安全疑慮，也不會對目前市面上大連製造廠生產的產品有任何衝擊。」

p.444 詐騙行為向來是這裡的地方通病：二〇一六年，由中國本身的省食品與藥物管制局（SFDA）執行的調查，發現中國公司交付審查核准的臨床試驗數據有百分之八十皆為捏造。Fiona Macdonald, "80% of Data in Chinese Clinical Trials Have Been Fabricated," *Science Alert,* October 1, 2016, https://www.sciencealert.com/80-of-the-data-in-chinese-clinical-trial-is-fabricated (accessed September 30, 2018).

p.445 進而危及到FDA的經費：處方藥使用者費用法（PDUFA）在一九九二年許可FDA向申請諸新藥物的公司尋求費用。後續法規擴展所謂「使用者費用」系統已涵蓋學名藥與醫材產業。整體而言，使用者費用占目前FDA百分之四十的總預算。這個系統並非毫無異議，有些論述提及使用者費用產生的營收，可能會限制FDA做出中立的管制決策。FDA發言人說處方藥使用者費用協助FDA提供藥品申請的「即時審核」。 J. Carroll, "PDUFA

Faces Rough Reauthorization," *Biotechnology Healthcare* (July 2007); see also Tara O'Neill Hayes and Anna Catalanotto, "Primer: FDA User Fees," *American Action Forum,* August 22, 2017.

p.446 那些「隱匿實情」的製藥公司「愈來愈混不下去」：Michael Mezher, "FDA Official Highlights Foreign Supply Chain Challenges," *Regulatory Affairs Professionals Society,* May 5, 2017, https://www.raps.org/regulatory-focusTM /news-articles/2017/5/fda-official-highlights-foreign-supply-chain-chal lenges (accessed June 9, 2018).

p.446 讓違規問題看起來不是那麼嚴重：中國浙江省濱海新區醫藥產品公司在其會議室挾持一名FDA調查員，將她困在該處數小時，要求她刪除拍攝的照片。對於身處中國的FDA成員而言，公司很明顯拒絕依法查廠，因此其藥品需被阻擋。一名FDA監督人員致信給馬里蘭高層：「不用說，他們先是拒絕查廠，接著拒絕承認我們調查員行使查廠的公權力。我們需要立即對此設施發布進口限令。」然而，FDA總部的一位高層快速對「聲明我們在外國領域具有權力」示警。另一名高層接著介入，提到困住FDA調查員的工廠管理人並未表現「明確拒絕」。這起事件記載於Kelli Giannattasio, "Re: For Cause Inspection of Bangli Medical Products," email to Susan F. Laska and Sherry Bous, July 27, 2016.

p.446 改採馬里蘭州官員的判決結果：FDA在一份書面聲明解釋道：「FDA有權也確實改變工廠合規評估。調查員初步蒐集的工廠數據會受法規事務處和藥品審評中心審理，將附加資訊納入考量。大多情況下，設施無法在查廠當下提供紙本作業回應，卻能在後續做出更有利洞察事務的檔案。評估也會根據設施合規與修正發現問題的意願改變。」

p.446 該局解除了大約一半的限令：E. J. Lane, "U.S. FDA Ingredient Exceptions from Banned Zhejiang Hisun Plant Draw Scrutiny," *FiercePharma,* July 25, 2016, https://www.fiercepharma.com/pharma-asia/u-s-fda-ingredient-exceptions-from-banned-zhejiang-hisun-plant-draw-scrutiny (accessed June 9, 2018).

p.448 等級降為VAI：Tamara Felton Clark, Branch Chief, Global Compliance Branch 4, "Reclassification of Surveillance Inspection: VAI as Inspection Classification,"

CMS File—Work Activity 161861, Zheijiang Huahai Pharmaceutical Co., Ltd. (FEI 3003885745), September 7, 2017.

p.449 FDA都會事先通知印度的製藥公司：Mathew Thomas, Dean Rugnetta, Solomon Yimam, Daniel Roberts, and Shiva Prasad, "Office of International Programs, U.S. FDA India Office (INO) Meeting Minutes," proceedings of FDA, IPA, CDSCO meeting, India International Centre, New Delhi, November 3, 2016. 對內，FDA高層已突然停止印度試辦計畫，而二〇一五年七月閃電且無預警的查驗作業，十六個月後卻有通知印度籍公司。二〇一八年，被記者問及為何FDA停止計畫，機構發言人在一份書面聲明回應道：「評估試辦後決定中止計畫。」

國家圖書館出版品預行編目(CIP)資料

謊言之瓶：學名藥奇蹟背後,全球製藥產業鏈興起的內幕、利益與真相/凱瑟琳.埃班(Katherine Eban)著；高子梅譯. -- 一版. -- 臺北市：臉譜出版, 城邦文化事業股份有限公司出版：英屬蓋曼群島商家庭傳媒股份有限公司城邦分公司發行, 2021.05
面；　公分. -- (臉譜書房；FS0130)
譯自：Bottle of lies : the inside story of the generic drug boom
ISBN 978-986-235-948-8(平裝)

1.製藥業 2.學名藥 3.品質管理

418.614　　110006852

城邦讀書花園
www.cite.com.tw

ISBN 978-986-235-948-8
Printed in Taiwan.

臉譜書房　FS0130

謊言之瓶

學名藥奇蹟背後，全球製藥產業鏈興起的內幕、利益與真相

Bottle of Lies: The Inside Story of the Generic Drug Boom

原著作者｜凱瑟琳・埃班（Katherine Eban）
譯　　者｜高子梅
責任編輯｜陳雨柔
封面設計｜徐睿紳
內頁排版｜極翔企業有限公司
行銷企畫｜陳彩玉、楊凱雯、陳紫晴

發 行 人｜涂玉雲
總 經 理｜陳逸瑛
編輯總監｜劉麗真
出　　版｜臉譜出版
城邦文化事業股份有限公司
台北市民生東路二段141號5樓
電話：886-2-25007696　傳真：886-2-25001952
發　　行｜英屬蓋曼群島商家庭傳媒股份有限公司
台北市中山區民生東路141號11樓
客服專線：02-25007718；25007719
24小時傳真專線：02-25001990；25001991
服務時間：週一至週五上午09:30-12:00；下午13:30-17:00
劃撥帳號：19863813　　戶名：書虫股份有限公司
讀者服務信箱：service@readingclub.com.tw
城邦網址：http://www.cite.com.tw
香港發行所｜城邦（香港）出版集團有限公司
香港灣仔駱克道193號東超商業中心1樓
電話：852-25086231　傳真：852-25789337
新馬發行所｜城邦（新、馬）出版集團
Cite (M) Sdn. Bhd. (458372U)
41-3, Jalan Radin Anum, Bandar Baru Sri Petaling,
57000 Kuala Lumpur, Malaysia.
電話：+6(03)-90563833　傳真：+6(03)-90576622
電子信箱：services@cite.my

一版一刷｜2021年5月　ISBN 978-986-235-948-8
定價｜499元